ILDIKÓ BOLDIZSÁR
Die Königin, die unter dem Tisch saß und weinte

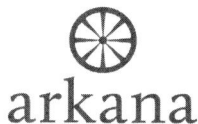

arkana

ILDIKÓ BOLDIZSÁR

Die Königin, die unter dem Tisch saß und weinte

Die Ur-Kraft heilender Geschichten

Aus dem Ungarischen
von Eva Zador

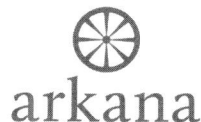

arkana

Die Originalausgabe erschien 2018 unter dem Titel
»Hamupipőke Facebook-profilja« bei Jelenkor Kiadó Kft.

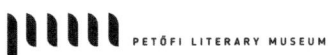

Die Übersetzung dieses Buches wurde gefördert vom Büro für Buch- und
Übersetzungsförderung des Petőfi Literatur Museums. Der Verlag bedankt sich dafür.

Dieses Buch ist auch als E-Book erhältlich.

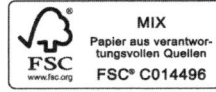

Verlagsgruppe Random House FSC® N001967

1. Auflage
Deutsche Erstausgabe
Copyright © der deutschsprachigen Ausgabe 2018
by Arkana, München,
in der Verlagsgruppe Random House GmbH,
Neumarkter Str. 28, 81673 München
Copyright © 2018 Boldizsár Ildikó
Published by arrangement with Sárközy & Co. Literary Agency
Umschlaggestaltung und Innengestaltungsentwurf:
ki 36 Editorial Design, München
Redaktion: Judith Mark
Satz: Buch-Werkstatt GmbH, Bad Aibling
Druck und Bindung: GGP Media GmbH, Pößneck
Printed in Germany
ISBN 978-3-442-34239-6
www.arkana-verlag.de

Besuchen Sie den Arkana Verlag im Netz

»Mir ist eine Geschichte eingefallen.
Darf ich sie erzählen?«

Inhalt

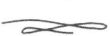

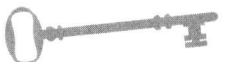

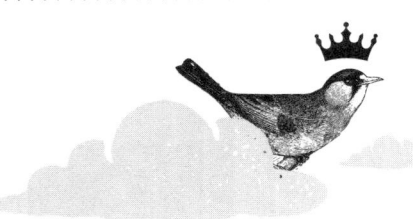

DAS MÄRCHEN ALS KOMPASS

Seit es die Welt gibt, geraten Menschen von Zeit zu Zeit in Schwierigkeiten: mal mit sich selbst, mal mit ihrer Umwelt. In allen Epochen der Menschheitsgeschichte gibt es Krisen, und dasselbe gilt für die Geschichte jedes einzelnen Menschen. Für unsere Lebensqualität ist es entscheidend, was wir mit unseren Krisen anfangen. Überwinden wir sie, oder bleiben wir in ihnen stecken? Lösen wir sie, oder ringen wir mit ihnen? Können wir uns entwickeln und verändern? Oder, um es in der Sprache der Märchen zu sagen, machen wir uns auf den Weg, oder erstarren wir zu Stein?

Nach der Lektüre tausender Märchen wurde mir klar, dass sie uns Wege der Krisenbewältigung zeigen. Es sind Wege, die zeitlos gültig sind und die ihre heilsame Wirkung unzählige Male unter Beweis gestellt haben.

Wir Menschen haben praktisch immer vor irgendetwas Angst, seien es Blitze, wilde Tiere, die Dunkelheit, Krankheiten oder andere Menschen – die Liste ist lang. Fast immer handelt es sich um Dinge, die uns unerwartet treffen und für die wir keine Abwehrstrategie parat haben. Schon sehr früh haben Menschen nach Auswegen aus schwierigen und bedrückenden Situationen gesucht. Die Erfahrungen, die sie dabei machten, haben sie in Geschichten zusammengefasst. So entstanden die Märchen. Sie können uns auch heute dabei helfen, Krisen zu bewältigen, denn die inneren Prozesse, die wir in einer Krise durchleben, sind in Märchen in Bilder gefasst – Metaphern, die einen Ausweg aus den Schwierigkeiten zeigen.

Für uns moderne Menschen ist es jedoch nicht immer ganz leicht, diese Bilder zu verstehen, die Märchen also zu entschlüsseln. Das liegt daran, dass wir den Bezug zum Weltbild und zur Sprache der Märchen und Mythen verloren haben. Wenn es in einem 1000 Jahre alten Märchen heißt, dass »die Drachen die Sonne, den Mond und die Sterne vom Himmel stahlen«, bedeutet das nichts anderes als: »Das Leben ist vollkommen aussichtslos, nichts hat einen Sinn.« Vor 1000 Jahren ebenso wie heute gibt es nur einen einzigen Ausweg: Das verlorene Licht muss wiederbeschafft und mit dem Drachen muss abgerechnet werden. Keine leichte Aufgabe – damals wie heute.

Ich habe Menschen in vielen verschiedenen Lebenslagen Märchen erzählt – Kindern, die noch nicht geboren waren; Frauen, die in den Wehen lagen; Kleinkindern, die die Welt verstehen wollten, und Jugendlichen auf der Suche nach sich selbst. Ebenso jungen Erwachsenen, die Angst vor dem Erwachsenwerden und den damit verbundenen Verpflichtungen hatten, Männern und Frauen in der Mitte des Lebens, alten Menschen und Sterbenden. Ich habe erzählt bei Beerdigungen und Hochzeiten, in Gefängnissen, Erziehungsheimen, Kinderheimen, Blindeneinrichtungen, Büchereien, Banken, Schulen, an Universitäten und in Krankenhäusern. Durch die Märchen bin ich vielen verschiedenen Menschen begegnet. Unter ihnen gab es Frühgeborene, kranke Kinder, Erwachsene, die schwer oder unheilbar erkrankt waren. Es gab einen Mann, der im Koma lag. Einen Studenten, der nicht mehr wusste, wo's langging, einen Mann, der mit 50 seinen Weg verloren hatte. Ich bin Frauen und Männern begegnet, die mit einer unglücklichen Beziehung oder Ehe zu kämpfen hatten, verlassenen Frauen, betrogenen Ehemännern. Ich saß Kindern und Eltern gegenüber, die depressiv waren, Witwen, die keinen neuen Partner mehr fanden, und alten Menschen, die sich auf den Tod vorbereiteten. Ich habe auch Sterbende getroffen, die sich vor dem Tod fürchteten. Die Märchen haben mich in alle Bereiche des Lebens geführt, und den Menschen, die mir begegneten, erzählte ich jeweils andere Geschichten – jeweils so, wie es die Situation und der einzelne Mensch erforderten.

Ganz unabhängig davon, in welcher Lebenssituation die Menschen zu mir kommen, fällt mir dazu immer eine Geschichte ein. Nehmen wir an, ein Mann oder eine Frau sitzt mir gegenüber und erzählt mir sein/ihr Leben: Die eine Hälfte meines Gehirns hört zu, merkt sich bestimmte Dinge, fragt, reflektiert – die andere Hälfte aber macht sich auf den Weg und bewegt sich frei durch Raum und Zeit. Erinnert sich. Sucht den Kern dessen, was mir gerade berichtet wird, und sucht nach dem Augenblick, in dem aus einer ähnlichen Lebenssituation irgendwann vor langer Zeit ein Märchen entstand. Dieses alte Märchen suche ich, um es an den Menschen weiterzugeben, der mir jetzt gerade gegenübersitzt, weil er in seiner eigenen Geschichte nicht weiterkommt. Vielleicht sind die Märchen ja gerade deswegen über Jahrhunderte erhalten geblieben, damit sie uns in einer solchen Situation zur Verfügung stehen. Ich bin überzeugt, dass jede Lebenssituation ihr eigenes, passendes, vor langer Zeit zum ersten Mal erzähltes Märchen hat – man muss es nur finden. Das ist der Kern meiner Arbeit: seit langer Zeit überlieferte Geschichten zu finden, die Menschen dabei helfen, Krisen zu überwinden. Einige der Märchen, die ich gefunden habe, möchte ich in den einzelnen Kapiteln dieses Buches vorstellen.

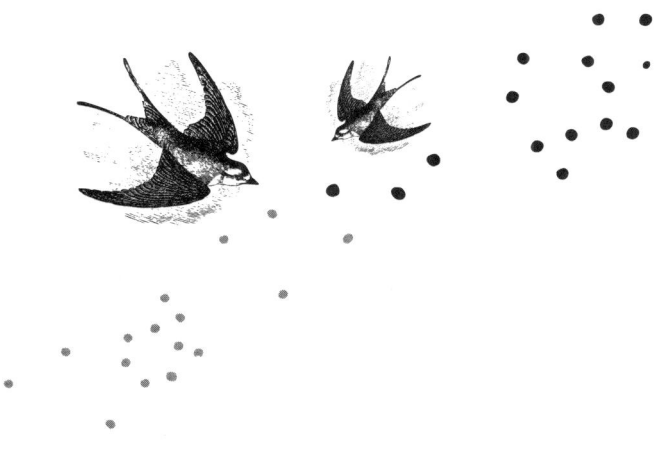

Seit über 30 Jahren beschäftige ich mich mit der Erforschung von Märchen und Mythen, und durch sie habe ich wohl das meiste über die Menschen und die Welt gelernt. Jahrelang untersuchte ich, wovon die einzelnen Märchen eigentlich handeln. Die meisten Märchen zeigen, dass eine schlechte Situation ins Gute gewendet werden kann, dass wir unsere Einschränkungen überwinden und unsere Ängste besiegen können. Die Helden der Märchen finden sich mit einem Problem nicht ab, sondern suchen beharrlich nach seiner Lösung. Märchen schildern also nicht nur Schwierigkeiten, sondern auch, wie man sie bewältigt. Auf dem Weg zur Lösung eignet der Held sich Fähigkeiten an, über die er zu Beginn der Geschichte nicht verfügte.

Märchen sagen uns: Was schlecht läuft, lässt sich verändern. In ihnen gibt es nicht »die Welt«, die schlecht funktioniert; vielmehr ist es der Mensch, der die Möglichkeiten, die die Welt ihm bietet, nicht erkennt. Er trifft falsche Entscheidungen, die dann Probleme verursachen. Die »Welt« ist in der symbolischen Sprache der Märchen gleichermaßen das Universum, unser Wohnort und unser Innenleben. Als ich merkte, dass diese drei Dinge zusammenhängen und das Märchen sie alle miteinander verknüpft, verstand ich, dass ein Märchen nichts anderes ist als eine Geschichte, die in der Lage ist, Ordnung in das Chaos zu bringen und das Gleichgewicht zwischen Außen- und Innenwelt wiederherzustellen. Das ist einer der Gründe für die heilende Kraft der Märchen.

Ich betrachte die Märchen als eine repräsentative Sammlung archetypischer menschlicher Erfahrungen. Aus dem Wissen, das mir die Märchen vermittelt haben, habe ich eine therapeutische Methode entwickelt. Bei meiner therapeutischen Arbeit geht es mir nicht um die Anwendung von wissenschaftlich bewiesenen Kriterien für das, was »normal« und »gesund« ist. Vielmehr suche ich die Antwort auf die Probleme meiner Klienten in einem seit Jahrtausenden überlieferten Wissensbestand. Wenn ich – egal wo – Schwierigkeiten sehe, frage ich mich als Erstes: Was sagen wohl die Märchen dazu?

Auf dem Weg, der zur Wiederherstellung der Ordnung führt, ist genau jenes Märchen Kompass und Orientierungspunkt, das exakt auf die jeweilige Situation passt. Es bestimmt die Richtung und benennt das zu erreichende Ziel. So bewegen wir uns von einem Schauplatz des Märchens zum nächsten, und an jedem verweilen wir etwas, um uns anzuschauen, welche Aufgabe der Ort jeweils birgt. Wir bearbeiten diese Aufgaben; wir sehen uns an, welche Möglichkeiten sie enthalten, und nach und nach gelangen wir zum Ende der Geschichte. Die strenge Ordnung der Märchen ermöglicht keine Ausflüchte, keine Abwehr, kein Verzagen und keine Resignation. Die Nadel des »Märchen-Kompasses« zeigt nach einigen Ausschlägen nach rechts und links die Richtung an; manchmal kommt es aber auch vor, dass sie sich im Kreis dreht, bevor sie uns den Weg weist. Genau dasselbe tut ein Mensch, der auf der Suche nach sich selbst oder einem Ausweg aus seinen Problemen ist.

Übrigens habe auch ich selbst durch eine Lebenskrise zu den Märchen gefunden. Eines meiner Kinder war im Alter von fünf Jahren schwer erkrankt. Ich saß im Krankenhaus an seinem Bett und tat, was eine Mutter in einer solchen Lage eben tut: Ich erzählte. Ich hatte keinerlei therapeutisches Ziel, hatte nicht die geringste Ahnung von der heilsamen Kraft der Märchen. Doch als ich meinem Sohn ein bestimmtes Märchen erzählte, wurde er plötzlich ganz blass, dann wieder rot, begann zu zittern und klammerte sich an mich. Am Ende des Märchens entspannte er sich. Sein Gesicht wurde ruhig. Von da an wollte er nur noch dieses eine Märchen hören. Nach einigen Tagen verbesserte sich sein Zustand, doch damals kam ich nicht auf die Idee, dass das Märchen dabei eine Rolle gespielt haben könnte. Ich war den Ärzten dankbar und fragte sie, ob ich auch Patienten auf anderen

Stationen Märchen erzählen dürfte. Man erlaubte es mir, und von da an ging ich regelmäßig ins Krankenhaus, um zu erzählen. Ich hatte keine Ahnung, dass ich »Märchentherapie« betrieb. Mein einziges Ziel war damals, den Patienten das Leben zu erleichtern. Die Story-Therapie-Methode *Metamorphoses* entwickelte sich aus diesem Erzählen im Krankenhaus. Als ich sah, welch positive Wirkung die Märchen und das Erzählen auf die Patienten hatten, wurde ich neugierig. Ich wollte verstehen, was da beim Erzählen genau passierte. Was bewirkte, dass die Patienten sich nach und nach besser fühlten, während sie den Geschichten lauschten? Natürlich wollte ich auch herausfinden, warum bestimmte Märchen eine derartige Wirkung bei den Patienten auslösten, während sie auf andere gleichgültig reagierten. Mir fiel auf, dass die Patienten in verschiedenen Abschnitten ihrer Krankheit jeweils andere Märchen zu brauchen schienen. Gab es eine Beziehung zwischen den Patienten und den Märchen?

Märchen zu erzählen und erzählt zu bekommen ist in jedem Fall gut. Wir können eine Geschichte erzählen, um aus ihr zu lernen, um Kräfte zu sammeln, um uns zu amüsieren, um jemanden zum Lachen zu bringen oder zu trösten, um zu heilen oder einfach nur die Dinge weiterzudenken – immer der jeweiligen Situation entsprechend. Die Märchen geben gültige und unendlich einfache Antworten darauf, was es bedeutet, »glücklich zu leben«, und sie geben uns die Möglichkeit, unsere eigene Geschichte neu zu denken oder umzugestalten, wenn wir in Schwierigkeiten geraten sind.

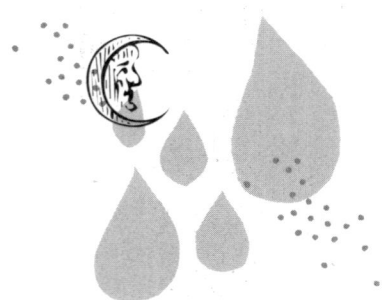

Alle Menschen, egal, ob Kinder oder Erwachsene, hören gern Märchen, allerdings jeder auf seine Weise. Es gibt Menschen, die zunächst einmal die Geschichte verzaubert, und andere, die darin unmittelbar die Möglichkeit zur Begegnung mit sich selbst erkennen. Erzählen schafft darüber hinaus Gemeinschaft. Wenn wir uns zu einem Menschen setzen, der in einer schwierigen Situation steckt, und ihm oder ihr etwas erzählen, was uns gerade einfällt, ist schon unsere bloße Anwesenheit Stütze und Trost. Wenn wir ein Märchen, statt vorzulesen, auswendig erzählen, setzen wir weitere positive Prozesse in Gang: Unser Zuhörer wird sich weniger bedrängt und belastet fühlen, die Lebenskraft wächst, und er oder sie blickt hoffnungsvoller auf das eigene Leben. Beim *gezielten Erzählen* – dem Erzählen einer der Situation entsprechenden Geschichte – verlagert sich der Akzent. Gezielt erzählte Märchen zeigen die Wege auf, die zur Wiederherstellung des Gleichgewichts führen, ganz ohne dass wir eigens darauf hinweisen müssen. Das zu erleben ist für einen Menschen, der in einer Krise steckt, ungemein spannend und motivierend. Er weiß nicht, wie ihm geschieht, doch wenn das Märchen zu seiner Situation passt, wird er sich seiner Wirkung nicht entziehen können. Er wird immer wieder aufs Neue zu der Geschichte zurückkehren und über einzelne Motive nachdenken. Er wird spüren, dass das Märchen »irgendwie« ihm gilt, auch wenn er zunächst nicht versteht, wie. Dieses Rätsel muss der Zuhörer lösen, damit die Botschaft des Märchens erkennbar wird. Märchen fordern Menschen also dazu auf, ihre eigene Situation zu entschlüsseln und ihr inneres Gleichgewicht wiederherzustellen. So kommen sie einer Klärung der krisenhaften Situation näher. Die Energie, die zur Entschlüsselung aufgewendet wird, ist Teil des Prozesses, der zur Wiederherstellung der inneren Ordnung und zur Heilung führt.

Eine Krise erlebt jeder Mensch auf seine ganz persönliche Weise, aber alle Krisen haben etwas gemeinsam: Sie bringen uns aus dem

Gleichgewicht – körperlich, seelisch oder geistig. Der Verlust des Gleichgewichts ist auch in den Märchen ein Thema: In einem bislang gut funktionierenden System verändern sich die Dinge plötzlich, laufen nicht mehr so wie bisher. Jemand gerät in Gefahr, etwas verschwindet – das Gleichgewicht ist dahin. Es muss ein Held kommen, der dafür kämpft, das verlorene Gleichgewicht wiederherzustellen; ein Held, der zeigt, wie man glücklich leben könnte. Das ist heutzutage genauso schwierig wie in früheren Zeiten.

In den Märchen bleiben nur die »falschen Helden« unglücklich. Sie erkennt man daran, dass sie nicht vorankommen. Sie scheitern an den Prüfungen, haben keine Ausdauer, Kraft, Disziplin und Geduld. Vor dem Ziel ergreifen sie die Flucht oder erstarren zu Stein. Sie verweigern sich den Möglichkeiten, die sich ihnen bieten. Sie können sich nicht weiterentwickeln, nicht entfalten, bleiben in sich selbst erstarrt. Sie sind in einem Realitätsverlust gefangen oder in ihre Emotionen verstrickt.

Das Glück stellt sich je nach Märchentyp unterschiedlich dar. In den *Tiermärchen* ist beispielsweise derjenige glücklich, der nicht von anderen zum Abendessen verspeist wird. Oder derjenige, der sich selbst verteidigen kann, einer Zwangslage entkommt, eine Kraft besiegt, die eigentlich stärker ist als er selbst. In den *Legendenmärchen* hängt das Glück davon ab, dass man die universal gültigen Gesetze der Schöpfung kennt und einhält. Oder davon, dass man wagt, sich einer unbekannten Kraft anzuvertrauen. Im Gegensatz zu den Tiermärchen kämpft der Held nicht gegen eine andere Kraft, sondern er gibt sich ihr hin. In den *Novellenmärchen* sind diejenigen glücklich, die in Bildern denken können, die die Sprache der Symbole verstehen und die Welt um sich herum mit unbeeinträchtigten Sinnesorganen wahrnehmen. Sie erkennen, was um sie herum, was mit und in ihnen geschieht, und handeln bewusst, vertrauen sich nichts und niemandem an. Von den *Teufelsmärchen* ließe sich sagen, dass in ihnen derjenige glücklich wird, der sich vom Teufel befreit, doch wäre es übertrieben, hier von Glück zu sprechen. Denn der Kampf mit dem Teufel zehrt so sehr an den Kräften des Helden, dass am Ende nur die Erleichterung bleibt: Es ist gelungen. Die *Spott-, Schwank-* und *Lügenmärchen* kümmert es wenig, ob ihre Helden glücklich sind oder nicht. Sie zeigen Zustände, und zwar genau solche Zustände, die dem Glück im Wege stehen. Die Mehrzahl der *Kettenmärchen* wiederum zeigt Wege zur Wiederherstellung der Ordnung nach einem Verlust. In ihnen wird derjenige glücklich, der wiedererlangt, was er verloren hat.

Die meisten glücklichen Märchenhelden finden sich in den *Zaubermärchen,* allerdings ist dort jeder auf seine eigene Weise glücklich. Ich habe 450 Typen von Zaubermärchen und zahlreiche Variationen unter dem Gesichtspunkt betrachtet, was ihre Darsteller glücklich macht. Die Antworten fielen ganz unterschiedlich aus. Die Glückseligkeit des Drachentöters entspringt beispielsweise der Vernichtung von Ungeheuern, die die Welt bedrohen. Ihn macht nicht die Durchsetzung seiner eigenen individuellen Interessen glücklich. Er kämpft für andere, und obwohl er am Ende die Königstochter bekommt, hat er während seiner Herrschaft dennoch am ehesten die Blüte des Reiches und das Wohl der Menschen im Auge. Einen anderen Helden macht glücklich, dass er der Gefangenschaft eines Ungeheuers entrinnt. Oder dass er eine gefährliche Kraft bezwingt. Dass er andere verstehen kann und selbst verstanden wird. Dass er von seinen schlechten Eigenschaften erlöst wird. Dass er in der Lage ist, sich zu verändern und zu verwandeln. Den Baum erklimmt, der bis in den Himmel reicht. Seine Gefährtin findet, sich versöhnt und vergibt. Erreicht, wofür er losgezogen ist. Seinen Weg zu Ende geht.

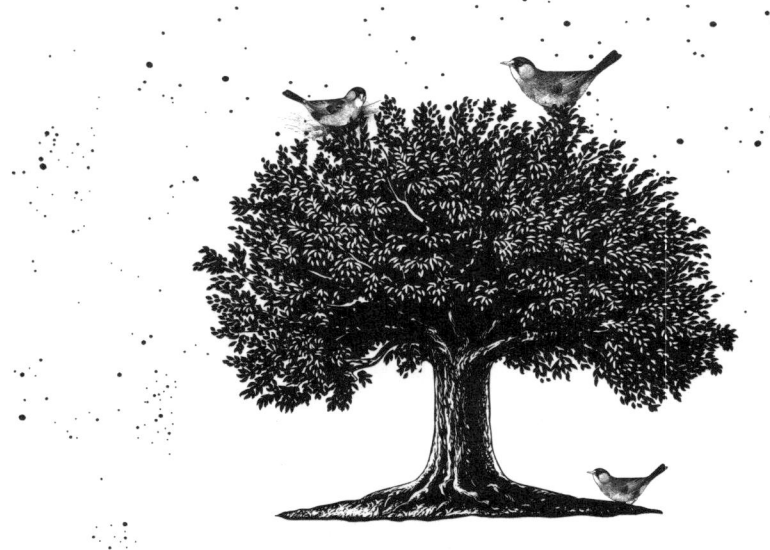

FINDE DEIN MÄRCHEN!

Es gibt viele Arten, die Welt kennenzulernen. Eine davon ist die Lektüre oder das Anhören von Mythen und Märchen. Märchen vermitteln uns das Wissen darüber, wie die Welt funktioniert und welche Aufgaben wir in ihr zu erfüllen haben. Wir erfahren, wer uns dabei hilft und wie wir den feindlichen Kräften begegnen können, die sich uns in den Weg stellen. Die Märchen weiten unseren Handlungsspielraum aus, indem sie uns zeigen, wie wir uns etwas vorstellen, ja sogar tun können, von dem jeder behauptet, es sei unmöglich.

Märchen halten wissenschaftlichen Welterklärungsmustern nicht stand. Es gibt Geschichten, die behaupten, dass die Pilze aus dem von Petrus weggeworfenen Brotteig entstanden sind und die Schildkröte sich durch den Neid einer geizigen Frau in der Welt verbreitet hat. Jeder weiß, dass das nicht stimmt. Und dennoch fasziniert uns die Möglichkeit, dass es auch so hätte sein können, immer wieder aufs Neue. Das Unmögliche kann – ebenso wie in den Märchen – auch in unserem Leben jederzeit möglich werden.

Märchen sind keineswegs der Gegenpol zur Rationalität. Die meisten von ihnen beschäftigen sich mit durchaus rationalen Dingen. Die Tiermärchen etwa mit der Erschaffung und Stabilisierung der moralischen Ordnung, die Novellenmärchen mit der Stärkung von Vernunft und symbolischem Denken, die Schwankmärchen mit dem Erkennen dessen, was falsch läuft. Sogar Zaubermärchen beinhalten Motive, die sich im Alltag auf praktische Weise nutzen lassen. Was all die wundersamen Dinge angeht, die in Märchen vor sich gehen, so sind sie keineswegs Ausdruck des Irrationalen. Vielmehr lässt sich sagen, dass uns diese Wunder ermöglichen, an die Unbegrenztheit unserer Möglichkeiten zu glauben. Denn unsere Möglichkeiten sind in der Tat grenzenlos, nur die Energie, die wir investieren, um sie zu erreichen, kann endlich sein.

Früher wollten die Menschen mithilfe von Geschichten nicht nur die Welt, sondern auch sich selbst und andere verstehen und erklären. Sie hörten zu, nahmen wahr und verstanden. Ihre Menschenkenntnis spiegelt auch heute noch gültige Wahrheiten wider. Wir können uns selbst in Geschichten erkennen, die mehrere tausend Jahre alt sind, denn letztlich handelt jedes Märchen von uns, auch wenn sicherlich manche Geschichten besser zu unserer aktuellen Lebenssituation passen als andere. Ich mache häufig die Erfahrung, dass Menschen, die in Lebenskrisen stecken, in eine Beziehung mit jahrhundertealten Geschichten treten können, um ihr negatives Bild von der Welt und sich selbst zu revidieren.

Denn in jeder Situation, in die das Leben uns bringt, stecken wir mitten in einer Geschichte – und wenn wir Glück haben, ist diese Geschichte unsere eigene. Probleme treten erst dann auf, wenn wir versuchen, eine andere Geschichte zu leben als unsere eigene. Oder aber, wenn in unserem Märchen nichts mehr voranzugehen scheint, wir uns in unserem eigenen Leben verirrt haben, nicht mehr erkennen, wer unsere Helfer und wer unsere Gegenspieler sind oder sie sogar verwechseln. Dann können wir die Geschichte umschreiben oder in eine andere Geschichte hinübertreten. Beide Herangehensweisen bergen zahlreiche Möglichkeiten. Indem wir einen Bezug zu den überlieferten Geschichten herstellen, lassen wir ihre zunächst verschlüsselten Botschaften lebendig werden. Dann können wir Märchen sogar zu einem Teil unserer alltäglichen Praxis machen. Jeder Mensch kann seinem eigenen »persönlichen Märchen« begegnen und mit seiner Hilfe die Chancen erkennen, die in seinem Leben verborgen sind. Die Anknüpfungspunkte zwischen der Geschichte und dem eigenen Leben zu finden ist das Ziel. Sind sie gefunden, können wir ins Gleichgewicht zurückfinden. Indem wir die kollektiven Muster »unseres« Märchens mit den individuellen Mustern unseres Lebens verknüpfen, aktivieren wir Lebensenergie, die bislang nicht genutzt werden konnte.

WO SIEHST DU DICH IN DEINEM MÄRCHEN?

Im Märchen kommen die Helden von Zeit zu Zeit auf ihrem Weg nicht weiter. Sie gehen ihn dann aber dennoch zu Ende, indem sie beispielsweise etwas von der Welt verstehen lernen, sich von ihren Eltern lösen, die richtige Braut finden oder einfach nur Frieden in sich selbst.

Um ein Märchen in den Dienst unserer Entwicklung stellen zu können, müssen wir uns selbst in ihm finden. Die wichtigste Frage ist dabei nicht, mit welcher Figur wir uns identifizieren, sondern wo wir uns in der Geschichte sehen. An welchem Schauplatz erkennen wir uns wieder? Warum sind wir gerade dort? Wie sind wir dorthin gelangt? Was machen wir da gerade? Schon aus diesen Antworten kann sich ergeben, dass wir *früher einmal* vielleicht in die falsche Richtung aufgebrochen sind und das der Grund für unser Problem ist. Vielleicht haben wir aber auch die falschen Mittel gewählt, um unsere Ziele zu erreichen, Gegenspieler mit

Helfern verwechselt oder die falsche Kampftechnik gewählt. Es kann auch vorkommen, dass wir uns einem Gegenspieler gegenüber sehen, der vorerst unbesiegbar scheint.

In den Märchen gibt es für jede Situation einen Lösungsschlüssel. Um ihn zu erkennen, muss man herausfinden, wie was funktioniert, was man wie benutzen kann. Welche Geheimnisse bergen die Gegenstände, Pflanzen, Situationen um uns herum? Was könnte jenseits des unmittelbar Sichtbaren verborgen sein? Gegen welchen Gegner kann man mit welcher Methode kämpfen, und wie kann man sich selbst bei der Erlösung anderer erlösen? Die selbstheilende Wirkung der Märchen basiert nicht auf der bloßen Interpretation der Geschichten. Die Gedanken des Märchens wollen verwirklicht, wollen praktisch gelebt werden. Diese Verwirklichung lernen wir von den Helden der Märchen. Das Märchen aktiviert unsere Bereitschaft zum Handeln.

Wir können die Märchen um Hilfe bitten, doch den Ausweg aus unserem Problem müssen wir selbst finden. Die entscheidende Frage lautet: Werden wir zum wahren oder zum falschen Helden? Der Held tritt in einer Geschichte immer dann auf, wenn etwas aus dem Ruder gelaufen ist und die Ordnung wiederhergestellt werden muss. Der Held ist nicht derjenige, der den Drachen tötet, sondern derjenige, der sich im Gleichgewicht befindet. Der abwägt und dafür sorgt, dass innen wie außen von allem genauso viel vorhanden ist, wie zum harmonischen Dasein benötigt wird. Das ist keine leichte Aufgabe. Doch jedem von uns steht die großartige Möglichkeit offen, zum Helden unseres Lebens zu werden. Auch in den schwierigsten Lebenskrisen.

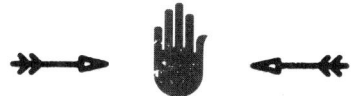

DER MÄRCHENERZÄHLER
ALS THERAPEUT

Die verschiedenen Märchentypen untersuchen die Ursachen und Folgen eines Phänomens, eines menschlichen Verhaltens oder einer Lebenssituation unter jeweils unterschiedlichem Aspekt. Wir finden in den Märchen Beispiele für jede physische, psychische und geistige Form des Daseins. Auf diese Muster, die nun schon seit so langer Zeit überliefert werden, können wir uns stützen – egal, ob wir »einfach nur« glücklich sein möchten oder ob wir aus irgendeinem Grund in eine Krise geraten sind. Doch die Tatsache, dass wir in den Märchen überlieferten und bewährten Lebensweisheiten begegnen, erklärt noch nicht ausreichend, warum uns Märchen immer wieder so stark in ihren Bann ziehen. Selbst der Umstand, dass Märchen eine gewissermaßen magische Wirkung haben, dass sie in der Lage sind, unser Denken zu verändern, liefert keine zufriedenstellende Erklärung.

Im Märchenschatz der Welt lassen sich die europäischen, nordamerikanisch-indianischen, mittel- und südamerikanischen, ozeanischen, indonesisch-indochinesischen, fernöstlichen sowie afrikanischen Märchenregionen deutlich voneinander unterscheiden. In jeder dieser Regionen haben sich eigene Märchengattungen mit eigenem Stil und eigener Überlieferung herausgebildet. Dennoch frage ich mich nicht in erster Linie, worin sich die Märchen der einzelnen Regionen voneinander unterscheiden, sondern was ihnen gemeinsam ist. Gibt es einen Bestandteil, von dem wir sagen können, dass ohne ihn eine Geschichte kein Märchen ist? Was macht das Märchen über die bestehenden Ähnlichkeiten im Aufbau, den Motiven, den Typen und Helden hinaus letztendlich zum Märchen?

In allen Märchenregionen enthalten die Märchen Lehren über universale menschliche Werte. Doch um Märchen wirklich in der Tiefe zu deuten, muss man das Weltbild kennen, gewissermaßen den Glauben und Aberglauben, dem sie entstammen. Das ist zum Beispiel auch der Grund dafür, warum die abendländischen und orientalischen Märchen eine unterschiedliche therapeutische Wirkung haben. Die abendländischen Märchenhelden sind ständig gezwungen zu handeln. Das ist einerseits ungeheuer anstrengend, andererseits aber auch sehr wirkungsvoll, denn sie stellen sich nicht nur vor, wie sie leben möchten, sondern unternehmen auch konkrete, praktische Schritte dazu. Sie lassen nicht zu, dass sich die Dinge von selbst erledigen. Sie übernehmen Verantwortung für sich selbst und andere. Ständig sind sie in Bewegung, »unterwegs«, denn sie wissen, dass man nicht alles, was man braucht, an einem Ort vorfindet. Deshalb begeben sie sich auf die Suche. Ihre Erfahrungen machen sie sich praktisch zunutze. Das gesteckte Ziel erreichen sie erst mit der Überwindung von sieben bis acht Hindernissen oder indem sie eine Reihe von Prüfungen bestehen.

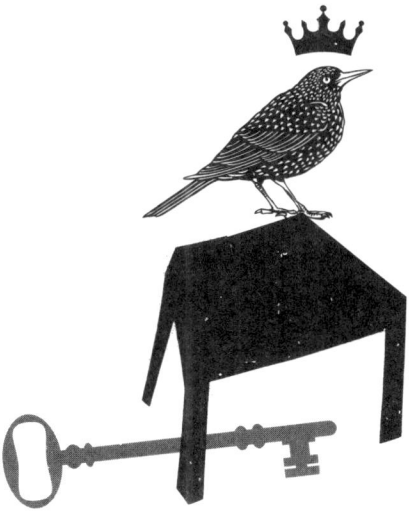

Im Gegensatz dazu akzeptieren die orientalischen Märchenhelden das, was das Schicksal für sie bestimmt hat, wobei sie zugleich die Verpflichtung wahrnehmen, die sie ihrer eigenen Bestimmung schuldig sind. Personen und Dinge, denen sie begegnen, werden in einen Bezug zu dieser Bestimmung gesetzt. Zur Lebensanschauung der orientalischen Märchenhelden gehört, dass man auch an einem einzigen Ort alles, was man braucht, finden kann, wenn sich der Blick einem tieferen Erkennen der Dinge öffnet. Sie akzeptieren auch schwere Lebenslagen, für sie ist selbst der Tod keine Quelle des Unglücks, sondern die Möglichkeit, eine Grenzsituation und den Übergang zu erfahren. Das Tragische ist Teil des Lebens; die Helden der orientalischen Märchen bemühen sich nicht um jeden Preis, das Ungleichgewicht zu korrigieren oder Verluste zu ersetzen, sondern sie wollen lernen, mit Ungleichgewicht und Verlust zu leben. Es gibt Lebenssituationen, in denen nur die orientalischen Märchenhelden dem Menschen helfen können, so wie auch die Märchenhelden des Abendlandes

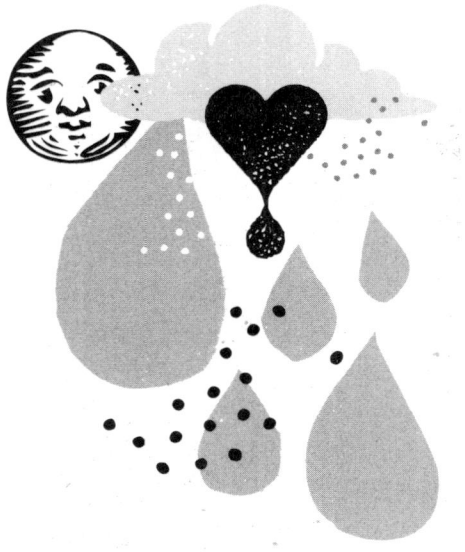

ihre eigenen Kompetenzen für schwierige Situationen besitzen. Die abendländischen Märchenhelden können am effektivsten dabei helfen, ins Handeln zu kommen, die orientalischen, wenn es darum geht, etwas zu akzeptieren.

Allen Märchenregionen gemeinsam ist, dass die Lehre in Form einer Geschichte transportiert wird. Das Wissen vorangegangener Generationen wird weitergegeben. Jede Kultur weiß, dass Geschichten es uns erleichtern, über das zu reden, was ist, sogar über uns selbst. Auch eine Sache zu verstehen und zu akzeptieren ist viel einfacher, wenn wir sie nicht in Form trockener Fakten präsentiert bekommen, sondern mittels einer Geschichte. Von Sokrates ist überliefert, er habe, wenn er etwas gefragt wurde, mit der Gegenfrage geantwortet: Wollt ihr einen Mythos oder Logos hören? Das heißt, soll ich meine Gedanken mithilfe von Bildern und Gefühlen ausdrücken oder mithilfe des Verstandes? Die beiden Möglichkeiten stehen in keinem hierarchischen Verhältnis zueinander und schließen sich auch nicht gegenseitig aus. Beide Vorgehensweisen spiegeln gültige Wahrheiten wider und geben dem Fragenden zufriedenstellende Antworten. Wenn wir mit Märchen auf eine existenzielle Frage antworten, tun wir nichts anderes, als in der Sprache der Bilder das zu erzählen, was wir logisch-systematisch bisher vielleicht vergeblich zu fassen versuchten. Dasselbe gilt auch umgekehrt. Nur gemeinsam sind die beiden Denkweisen in der Lage, die Welt in ihrer Schönheit und Gänze sichtbar zu machen. Darum verstehe ich nicht, wie die jahrtausendealte Tradition des Geschichtenerzählens aus unserem Leben verschwinden konnte. Warum benutzen wir im Unterricht nicht mehr Geschichten, so wie früher? Man könnte alle Schulfächer in die Sprache der Bilder übertragen, sogar die Physik, die Chemie und die Mathematik. Die Menschen brauchen Geschichten, denen sie zuhören und die sie weitererzählen können. *Narrare necesse est – Wir Menschen müssen erzählen,* behauptet der deutsche

Philosoph Odo Marquard: »Wer auf das Erzählen verzichtet, verzichtet auf seine Geschichten; wer auf seine Geschichten verzichtet, verzichtet auf sich selber.«[1] Natürlich werden wir das in Form von Geschichten weitergegebene Wissen nur dann für zuverlässig halten, wenn wir es aus dem Mund eines glaubwürdigen Menschen hören. Deshalb gab es die Märchenerzähler, und deshalb bräuchten wir sie auch heute.

Der Märchenerzähler ist der Bewahrer eines Wissens, das sich über Jahrhunderte angesammelt hat und das er schützt und vermittelt. Er ist verantwortlich für die Qualität des weitergegebenen Wissens, er kann das Gleichgewicht zwischen Ratio und Intuition, rechter und linker Gehirnhälfte erschaffen, er ist zuständig dafür, dass innere Bilder entstehen, er setzt die schöpferische Fantasie in Gang, und es ist seine Verantwortung, unter den Märchentypen zu wählen: Warum entscheidet er sich gerade für dieses eine Märchen, und warum gerade jetzt? Der Märchenerzähler war in den archaischen Gemeinschaften der Vertreter des Unbewussten. Beim Erzählen stand er in ständiger und unmittelbarer Beziehung zu den Zuhörern und konnte das Märchen ihrem aktuellen Zustand anpassen, ohne der Botschaft der Geschichte untreu zu werden oder etwas wegzulassen. Wenn in einem

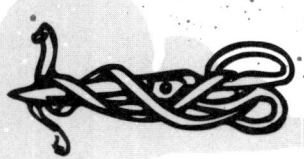

1. Odo Marquard: Narrare necesse est, in: Ders.: *Philosophie des Stattdessen*. Stuttgart 2000, S. 60–65.

Märchen ein wesentliches Element, ein Motiv oder ein wichtiger Satz ausgelassen wird oder aber der Aufbau der Geschichte ins Kippen gerät, entsteht statt der Ordnung Chaos.

Der Märchenerzähler früherer Zeiten wählte das Märchen immer entsprechend der gegebenen Situation. Er erzählte eine Geschichte, wenn er zur Arbeit anregen wollte, und eine andere, wenn es sein Ziel war, die Zuhörer zur Ruhe kommen zu lassen oder zu unterhalten. Wollte er die moralischen Fehltritte der Gemeinschaft deutlich machen, wählte er ein Tiermärchen, Legendenmärchen oder ein Schwankmärchen; wollte er hingegen Trost spenden oder Hoffnung machen, rief er die Helden der Zaubermärchen herbei. In Georgien konnte man als Märchenerzähler sogar von der Steuerlast befreit werden. Der estnische Volkskundler und Ethnologe Richard Viidalepp berichtet, dass bei einzelnen Gruppen der baltischen Völker das Erzählen nicht nur im Alltag der Menschen eine bedeutende Rolle spielte, sondern dem Märchen auch unter dem Gesichtspunkt der Produktion magische Kraft beigemessen wurde.[2] Man meinte, wenn man am Abend nach getaner Arbeit oder vor Weihnachten viel erzählte, würde sich das positiv auf die Entwicklung von Jungtieren auswirken. Die »zur Zeit des Andenkens an die Toten« erzählten Märchen hingegen förderten, dass gescheckte Lämmer und Kälber geboren wurden. Auch andere Völker glaubten an die magische Kraft der Märchen: Die Saat wächst schneller, wenn man ihr ein Märchen erzählt, die Wanderer bekommen durch das Erzählen rascher eine Unterkunft, der Bettler gelangt in kürzerer Zeit an seine Einnahmen für den Tag, der Ladenbesitzer lockt die Käufer mit Märchen an, und ein Märchen kann auch in strittigen Fragen entscheidend sein.

----

2. Richard Viidalepp: A mesélők és a mesemondás körülményei az észteknél. *Ethnographia*, 1969, S. 447–460.

DIE KRAFT DER SCHÖPFERISCHEN FANTASIE

Jeder, der ein Märchen hört oder liest, entscheidet selbst, in welcher Form er einen Bezug zu der Geschichte herstellt: ob er sie für eine gültige Wahrheit hält und über sie nachdenkt oder ob er sich eher an die Fakten hält. Die Frage, ob wir dem Märchen einen Wahrheitsgehalt zugestehen oder nicht, beeinflusst jedoch beim Zuhören nicht unsere Beziehung dazu. Es muss also noch etwas anderes geben, das über den Wahrheitsgehalt der im Märchen verschlüsselten Lehren und Botschaften sowie über den Bezug auf unser eigenes Leben hinaus immer, bei jedem Hören eines Märchens entsteht, und zwar so, dass es unmöglich ist, Richtung, Tiefe und Dauer zu beeinflussen. Dieses »Etwas« ist meiner Meinung nach nichts anderes als der Bewusstseinszustand, in den wir gelangen, wenn man uns eine Geschichte erzählt.

Überall auf der Welt erleben die Zuhörer Märchen in einer Art Trance. Sie grübeln nicht darüber nach, ob die Behauptungen des Märchens wahr sind, sondern sind sich vielmehr sicher, dass es nur so geschehen sein kann, wie der Märchenerzähler sagt. Diese *storytelling trance*[3] entsteht in jeder Situation, in der mündlich erzählt wird. Die »beim Zuhören entstandene intensiv fokussierte Aufmerksamkeit« unterscheidet sich von jeder anderen Aufmerksamkeit. Die Menschen, die sich in einer *storytelling trance* befinden,

3. Fran Stallings: The Web of Silence: Storytelling's Power to Hypnotize, in: *The National Storytelling Journal*, Frühjahr/Sommer 1988, S. 6–19. Hajnal Korbai (Hrsg.): *Az aranytök. Terápiás történetek és mesék traumát átélt gyerekeknek*, Budapest 2010. Ildikó Boldizsár: *Meseterápia – Mesék a gyógyításban és a mindennapokban*, Budapest 2010, S. 319 f.

sind ruhig, wachsam, körperlich reglos, gleichzeitig aber mental aktiv, stark konzentriert; ihre Aufmerksamkeit ist nach innen, auf sich selbst gerichtet, während sie Kontakt zum Märchenerzähler und zur Geschichte halten. Dieser Zustand lässt sich auch mit der Funktion der rechten und der linken Gehirnhälfte beschreiben: In diesen Momenten sind beide Gehirnhälften aktiv, befinden sich sogar im Gleichgewicht. Meiner Meinung nach ist in diesem Zustand unsere schöpferische Fantasie in uns wirksam.

Die schöpferische Fantasie ist eine gültige Erfahrungsmöglichkeit. Im Gegensatz zum rationalen Wissen ist die schöpferische Fantasie ein Wissen, das auf Bildern basiert. Sie ist die Grundlage für die Sinnesbewusstheit, die Intuition – im Grunde eine Art Bewusstseinszustand, der den Verstand mit der Wahrnehmung und den Gedanken mit dem Gefühl verbindet. Nach dem französischen Philosophen Jacques Maritain ist die schöpferische Fantasie nichts anderes als die Interkommunikation zwischen dem inneren Dasein der Dinge und dem inneren Dasein des menschlichen Ich.[4] Jedes Märchen bewahrt das Andenken an jene Zeit, in der der Mensch nicht nur all das, was er wahrnahm und erfuhr, verstehen wollte, sondern in der er ganz fraglos in alledem lebte, weil es seine ganz natürliche Kraftquelle war. Der Mensch war auf eine Weise in der Welt präsent, dass ihm alles, was ihn umgab, zugutekam und auch er allem zugutekam. Er nahm die Welt nicht als etwas wahr, das erst entschlüsselt werden musste, sondern existierte in vollkommener Einheit mit ihr. Jedes Ereignis hatte für ihn Sinn und Bedeutung, und da er sich selbst tatsächlich als Teil eines großen Ganzen wahrnahm, behandelte er die anderen Teile des großen Ganzen mit dem entsprechenden Respekt: Die Erde war heilig, das Feuer war heilig, die Luft war heilig, das Essen, die

---

4. Jacques Maritain: *Creative Intuition in Art and Poetry.* New York 1954, Kapitel 3–4.

Pflanzen, die Bäume, die Tiere waren heilig, und heilig war auch der Mensch an sich. Dieses »Sein als Einheit« haben die Märchen bewahrt. Darum kommen jene Märchenhelden am leichtesten voran, die sich selbst nicht als von der Welt getrennt betrachten. Um auf Maritain zurückzukommen: Diese Helden sind in der Lage, eine Verständigung zwischen ihrem eigenen inneren Dasein und dem inneren Dasein der Gegenstände, Tiere und Personen aufzubauen, die ihnen auf ihrem Weg begegnen.

Wir können also sagen, dass bei der Wissensvermittlung durch Geschichten einer der wichtigsten gemeinsamen Züge nicht im Aufbau der Märchen und in ihrem Motivschatz liegt, sondern in dem Bewusstseinszustand, den das Märchen schafft. In diesem Bewusstseinszustand gewinnen wir Zugang zu unseren unerschlossenen Energieressourcen. Unsere Lebensfähigkeit wird gestärkt. Das Märchen hilft uns dabei, mit dem Leben in einen Dialog zu treten. Und obwohl dieser Dialog auf viele verschiedene Arten stattfinden kann, ist das Wesentliche daran, dass alles in seiner eigenen Sprache angesprochen werden muss. Wenn der Schnittpunkt, an dem sich das innere Dasein der Dinge und das innere Dasein des menschlichen Ich treffen, berührt wird, befinden wir uns im unendlichen Raum der schöpferischen Fantasie.

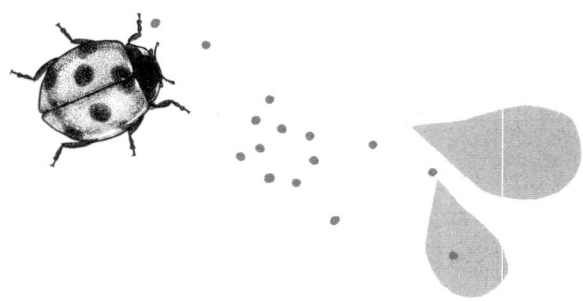

WIE WIRD AUS EINEM MÄRCHEN EINE SELBSTHEILENDE GESCHICHTE?

In der selbstheilenden Märchentherapie übernimmt das Märchen selbst die Rolle und Funktion des Erzählers. Jedes Märchen bietet uns die Chance zur Verbesserung unseres eigenen Lebens: Wir können uns darauf verlassen, dass das Märchen zeitlose Wahrheiten birgt, die wir uns allerdings zunächst erschließen müssen. Danach können wir damit beginnen, die einzelnen Motive des Märchens daraufhin zu betrachten, wie sie unser eigenes Leben bereichern können. Auf diese Weise wird das Märchen zu einer selbstheilenden Geschichte: Wir verknüpfen die persönlichen, subjektiven Aspekte unseres Lebens mit der objektiven, zeitlosen Wahrheit des Märchens.

Grundlage für die (Selbst-)Heilung durch Märchen ist also die intensive Begegnung mit dem Text. Dabei geht es nicht einfach darum, den Text zu verstehen. Vielmehr müssen die objektiven und die subjektiven Anteile feinfühlig miteinander abgestimmt werden. Wenn wir einem Märchen das erste Mal begegnen, entsteht unser erster Eindruck aus der Geschichte als Ganzem. Sobald wir dann beginnen, uns genauer mit einzelnen Aspekten des Märchens zu befassen, wird dieser erste Eindruck revidiert. Die erste Schwierigkeit ergibt sich, wenn wir versuchen, ein Märchen ausschließlich von uns selbst ausgehend zu deuten und die objektiven Aspekte der Geschichte außer Acht lassen. Oder aber umgekehrt: wenn wir ausschließlich objektive Wahrheiten im Märchen suchen und diese nicht auf uns selbst beziehen können. Ein komplettes Verstehen stellt sich nach und nach ein, wenn wir die objektiven und subjektiven Deutungsmöglichkeiten miteinander abstimmen.

Auf der Suche nach der objektiven, zeitlosen Wahrheit des Märchens schauen wir uns an, wer der Held des Märchens ist, was den Konflikt auslöst, wer der Gegenspieler und wer der Helfer des Helden ist und welche Lösung das Märchen für das entstandene Problem anbietet. Bei der subjektiven Interpretation des Märchens beziehen sich unsere Fragen dann auf unsere eigene persönliche Wirklichkeit: Wer bin ich in dem Märchen? Wo liegt der Konflikt, das Problem in meinem Leben? Mit wem oder was bin ich dort konfrontiert? Auf wen kann ich zählen? Welche Möglichkeiten bergen die weiteren Schauplätze des Märchens für mich? Wenn wir unsere objektiven und subjektiven Antworten aufeinander projizieren, machen wir eigentlich nichts anderes, als nach Lösungen für unsere existenziellen Probleme, im schwerwiegenderen Fall für unsere Lebenskrisen zu suchen. Ob und wie gut wir dabei vorankommen, können wir überprüfen, indem wir darauf achten, dass sich möglichst wenig Widersprüche zwischen der objektiven und der subjektiven Erschließung des Märchens ergeben. Dies bringt uns unserer inneren Ordnung näher – und damit dem Abschluss des Selbstheilungsprozesses.

Eine der Stärken der Märchentherapie-Methode *Metamorphoses* liegt darin, dass alle ihre Elemente auf den Märchen aufbauen. Das strukturelle Gerüst des Märchens bietet den Therapierahmen. Bei der Entwicklung von *Metamorphoses* habe ich das von Wladimir Jakowlewitsch Propp ausgearbeitete sogenannte morphologische System der Märchen in die Therapiepraxis übertragen.[5] Das Grundgerüst der Behandlung basiert auf bestimmten Fragen, die sich aus den Märchen ergeben. Im Verlauf der (Selbst-)Heilung wird dann der »Code« des jeweiligen Märchens Schritt für Schritt mit Bezug auf die eigene, persönliche Situation entschlüsselt –

5. Wladimir Jakowlewitsch Propp: *Morphologie des Märchens,* München 1972. Ders.: *Die historischen Wurzeln des Zaubermärchens,* München 1987.

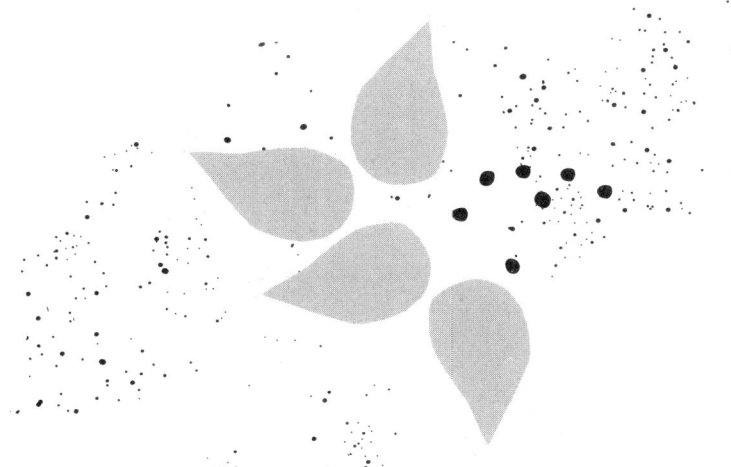

wie das konkret aussieht, werden die einzelnen Kapitel dieses
Buches zeigen. Es gibt Lebenssituationen, in denen es notwendig
sein kann, sich professionelle Unterstützung zu suchen. In diesem
Fall ist das Märchen nicht als selbstheilende, sondern als heilende
Geschichte im Therapieverlauf präsent, die Rolle des Erzählers
hingegen übernimmt der Märchentherapeut.

Die Ausbildung der Märchentherapeuten basiert ebenfalls
auf den Märchen: Sie beschäftigen sich mit Volksmärchen aus
aller Welt und lernen dabei, was die Märchen über Leben, Tod,
Krankheit und Heilung erzählen sowie welche Rolle Heiler und
Patient spielen können, wenn es darum geht, die verloren gegan-
gene Ordnung wiederherzustellen. Angehende Märchentherapeuten lernen als Erstes die Weltbilder kennen, die den Märchen
zugrunde liegen. Später lernen sie dann, die Deutungsebenen des
Märchens voneinander zu trennen, die Muster darin zu erkennen.
Sie eignen sich ein tieferes Verständnis der Märchen an und lernen, in Bildern zu denken. Aus den Märchen entwickeln Story-
Therapeuten auch ein Verständnis dafür, wer ein guter Helfer sein
kann und wie man dazu wird – ganz unabhängig davon, ob man
sich selbst oder anderen helfen will. Welche Einstellungen und
Fähigkeiten braucht man dazu? Worauf muss bei der Selbstanalyse
und im Therapiegespräch geachtet werden?

Die Märchentherapie ist eine weisheitsbasierte Methode, daher erfordert sie ständige Weiterentwicklung und bewusste Präsenz. Weisheit bedeutet nichts anderes als angewandtes Wissen. Wer die Elemente seines eigenen Lebens mithilfe der inneren Ordnung der Märchen auffädelt, entwickelt im Laufe der Zeit ein Verständnis für zunehmend tiefere Schichten. Innerhalb eines Märchens lassen sich nämlich verschiedene Deutungsebenen voneinander trennen: Auf der *Grundebene* sehen wir uns erst einmal nur an, wovon die Geschichte eigentlich handelt. Auf der *kulturgeschichtlichen Ebene* verorten wir das Märchen in jenem Weltbild, aus dem es stammt, und versuchen es einer der verschiedenen Märchengattungen zuzuordnen. Auf der *sozial- oder gesellschaftspsychologischen Ebene* analysieren wir das Verhältnis der Figuren zueinander, also ihr Beziehungssystem. Auf der *universalen menschlichen Ebene* suchen wir nach allgemeingültigen Aussagen zum menschlichen Dasein. Die *metaphysische Ebene* eröffnet sich, wenn wir die Märchen nicht mehr dazu nutzen, eine Ordnung in die seelischen Probleme zu bringen, sondern in ihnen auch die Möglichkeit zu einer geistigen Entwicklung suchen. Die selbstheilende Märchentherapie wirkt vor allem auf der universalen menschlichen Ebene. Daher suchen wir in den Märchen in erster Linie allgemeingültige Aussagen über das menschliche Leben.

Ich möchte im Folgenden auf vier Märchen zu sprechen kommen, die von Anfang an sehr wichtig für meine Arbeit waren. Aus dem ersten dieser Märchen habe ich gelernt, worauf ich achten muss, wenn ich mir die Geschichten anderer Menschen anhöre. Aus dem zweiten, wie ich mich empathisch in die Situation meiner Klienten einfühlen kann, ohne dabei mich selbst zu verlieren. Das dritte Märchen beleuchtet für mich die therapeutische Verantwortung des Klienten. Und das vierte, wie ich am besten dem Wohl der Menschen dienen kann, die sich an mich wenden.

Bevor ich die Erfahrungen, die ich aus den Märchen gewonnen hatte, in der therapeutischen Arbeit mit anderen Menschen anwendete, probierte ich sie erst einmal an mir selbst aus. Dabei stellte ich mir die folgenden Fragen: Worauf muss ich bei der Analyse meiner selbst achten? Wie kann ich mich in das Leid einfühlen, ohne meine eigenen Grenzen zu verlieren? Worin besteht meine Verantwortung für mich selbst; was muss ich tun, um Schwierigkeiten zu bewältigen? Und schließlich: Wie kann ich meinem eigenen Wohl am besten dienen?

Die Märchen der nun folgenden Abschnitte zeigen uns, wie wir vorgehen können, wenn wir uns auf die Suche nach der heilenden und vor allem auch der selbstheilenden Kraft der Märchen begeben.

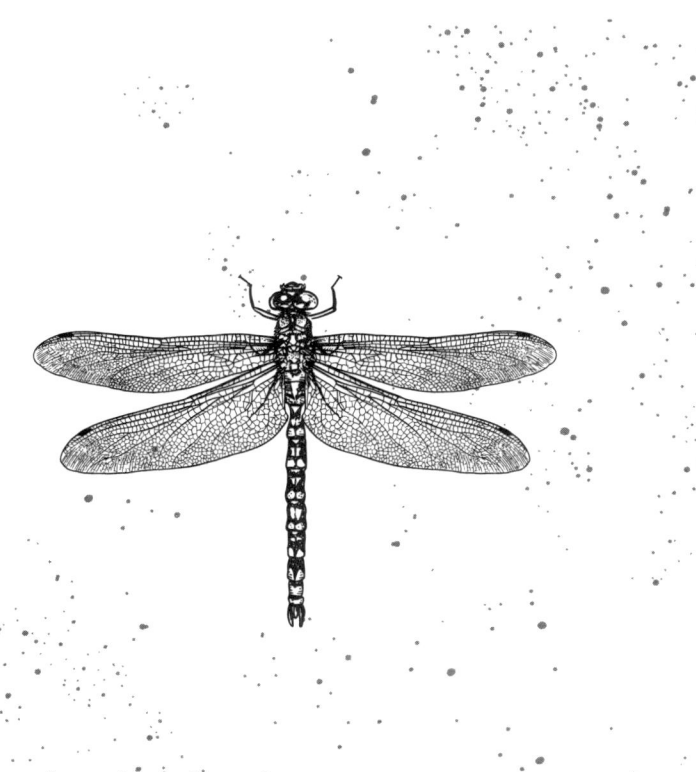

Der kluge Arzt

In Seoul lebte einmal ein Arzt, der weit und breit für sein Können bekannt war. Eigentlich hatte er seine Heilkunst nirgendwo erlernt, sondern war immer seinem eigenen Verstand gefolgt, doch er erkannte die Gemütsstimmung seiner Kranken auf ganz wunderbare Weise, und aus dieser schloss er, welchen Rat er ihnen geben sollte. Darüber hinaus konnte er sich gut in die Lage der Kranken hineinversetzen. Wenn ihn jemand aufsuchte – ganz gleich, ob er aus der Nähe kam oder aus einem fernen Teil des Landes –, bestand die Untersuchung darin, dass der Arzt den Kranken vor sich hinstellte und ihm starr in die Augen blickte, ohne sich nach dem Grund für dessen Besuch oder sein Befinden zu erkundigen. Er fragte nur: »Hier tut es dir weh, nicht wahr?«, oder, wenn er es genauer wissen wollte: »Dies und jenes hat deine Krankheit verursacht, ist es nicht so?« Der Kranke erwiderte dann meist: »Ja, du hast Recht, so ist es wahrhaftig!«, da der Arzt das Leiden fast immer erriet. Die Kranken baten ihn vertrauensvoll, ihr Leiden zu heilen. Der kluge Arzt schrieb ihnen seine Anweisungen auf und schickte sie nach Hause. War der Kranke ein armer Hungerleider, so verlangte er keinen Lohn von ihm.

Eines Tages klopfte bei dem Arzt ein kranker Mann aus der Provinz Gyeonggi an die Tür, der bis auf die Knochen abgemagert war. Schon sein Gesicht erregte Mitleid bei jedem, der ihn nur anschaute. Der Arzt blickte auch diesem Kranken voller Mitgefühl starr in die Augen. Gründlich beobachtete er seine sorgenvollen Züge, das

Glänzen seiner Augen, dann sprach er: »Ich sehe keinerlei körperliche Krankheit! Was mag also der Grund dafür sein, dass du so abgenommen hast und so furchtbar blass bist?«

Der Kranke antwortete: »Du hast Recht, das Leid wohnt nicht in meinem Körper, denn ich verspüre niemals Schmerz, doch hier drinnen, in meiner Seele, da quält mich etwas fürchterlich!«

Nachdem er dies ausgesprochen hatte, zeigte er dem Arzt seinen Nabel. Dieser schaute ihn weiterhin forschend an, und am Ende erzählte der Kranke, was ihm zugestoßen war: »Vor drei Jahren ging ich einmal in den Wald hinaus, um Feuerholz zu schlagen, und nachdem ich ordentlich viel Holz aufgeladen hatte, machte ich mich auf den Heimweg. Eine ganze Weile verspürte ich keine besondere Anstrengung. Doch plötzlich brannte die Sonne so heiß, und es überkam mich ein solcher Durst, dass mir fast schwindlig wurde. Meine Kehle war vollkommen ausgetrocknet. Also legte ich das Feuerholz neben mich, kniete mich am Ufer eines Baches nieder, der ein Stück vom Waldweg entfernt leise dahinplätscherte, hielt meinen Mund an den Spiegel des Wassers und trank langsam, Schluck für Schluck von dem kühlen Nass. Da sah ich deutlich, dass, während ich das Wasser trank, eine Schlange heranschwamm. Es war eine abscheuliche Ringelnatter, und noch bevor ich es hätte verhindern können, glitt sie mir in den Mund, hinein in meinen Rachen und von dort gleich in den Magen. Du kannst dir vorstellen, was ich da fühlte! Ich würgte, solange ich konnte, doch das Tier wollte einfach nicht aus meinem Magen herauskommen! Seitdem lebe ich in fürchterlicher Angst, und kein Arzt kann mein Leid heilen! Nun bin ich zu dir gekommen. Du bist weise und geschickt, dir vertraue ich! Hilf mir!«

Der Arzt versank eine Weile in Gedanken, dann sah er den Kranken wohlwollend an und erklärte: »Es gibt Hilfe für dich! Bitte versuche dich zu erinnern, ob du, als du das Wasser aus dem Bach geschlürft hast, nicht eine Mütze oder eine Art Hut getragen hast – und wenn ja, wie dieser aussah.«

Der Kranke überlegte eine Weile und erwiderte dann, dass er kurz zuvor eine schöne lange Fasanenfeder gefunden und sich diese ins Haar gesteckt habe, beim Trinken aus dem Bach habe nur diese seinen Kopf geschmückt, er habe keine Mütze und auch keinen Hut getragen.

»In Ordnung«, sagte der Arzt beruhigt, »geh jetzt nach Hause, stecke dir wieder eine schöne lange Fasanenfeder ins Haar und eile zu dem Bach, trinke noch einmal einige Schlucke Wasser an derselben Stelle, an der du damals die Schlange verschluckt hast, und du wirst sofort gesund, deine Furcht wird vergehen!« Mit diesen Worten schickte er den Kranken nach Hause und begab sich an seine Arbeit.

Der Kranke machte sich sofort auf den Heimweg, suchte sich eine lange Fasanenfeder, steckte sie sich in seinen Zopf und ging an das Ufer des Baches hinaus. Dort fand er glücklicherweise jenen Ort, an dem ihm das Unglück widerfahren war, er kniete sich nieder und schlürfte genauso wie damals Schluck für Schluck von dem kühlen Nass. Und welch ein Wunder, wieder erblickte er die sich nähernde Ringelnatter, und bevor er es hätte verhindern können, glitt ihm das Reptil erneut in den Mund. Er beugte sich auch ein zweites Mal über das Wasser, wieder erschien die Schlange. So oft er es auch versuchte, immer war die Ringelnatter plötzlich da und glitt ihm in den Rachen.

Da überlegte er, und auf einmal fand er den Schlüssel zur Lösung: Das, was er als Schlange sah, war nur das Spiegelbild der in den Zopf gesteckten Fasanenfeder, das sich dort schlängelte und über das sich kräuselnde Wasser des Baches entlangglitt. Das war es, was er als echte Schlange wahrgenommen hatte. Er zog sich also die Feder aus dem Zopf, kniete sich nieder und trank so; jetzt war keine Spur einer Schlange mehr zu sehen, aus dem Wasser lächelte ihm nur sein eigenes rundes Gesicht entgegen. Von diesem Augenblick an war seine Ruhelosigkeit vorbei, und er war endgültig von seiner eingebildeten Krankheit geheilt.

In dem koreanischen Märchen finden wir zahlreiche Begriffe, die beschreiben, wie der ideale Helfer beschaffen sein muss und wie eine wahrnehmende und intuitive Präsenz bei einer (Selbst-) Analyse aussieht. Was steckt hinter den Wörtern? Was liegt jenseits dessen, was wir bereits kennen und auch erzählen können? Gibt es ein Element, das wir in unserer eigenen Geschichte noch nicht wahrgenommen haben?

Der berühmte Arzt, den wir im Märchen kennenlernen, hat »seine Heilkunst nirgendwo erlernt, sondern war immer seinem eigenen Verstand gefolgt«; dennoch »erkannte er die Gemütsstimmung seiner Kranken auf ganz wunderbare Weise, und aus dieser schloss er, welchen Rat er ihnen geben sollte«. Ein Geheimnis seiner Methode ist, dass »er sich gut in die Lage der Kranken hineinversetzen« kann. Er mustert sie eingehend, sieht ihnen »starr in die Augen«, beobachtet die sorgenvollen Züge, das Glänzen der Augen und verschließt sich auch dem Mitgefühl nicht. Nach der Beobachtung des Kranken stellt er direkte Fragen, die sich auf den Ursprung des Leidens beziehen, und denkt gründlich über die Antworten nach. In jedem Kranken sucht er das »Individuelle« und findet es auch. Er untersucht nicht nur den Körper des Kranken, sondern bezieht auch seinen eigenen Körper – seine Sinnesorgane, seine Intuition – mit ein. Eine derartige Methode war vermutlich auch zu der Zeit, in der das Märchen entstand, nicht alltäglich, denn wir erfahren von dem Kranken: »Ganz gleich, wohin ich auch gehe, kein Arzt kann mein Leid heilen.«

Die wahrnehmende Präsenz geht der Präsenz des Bewusstseins voraus. Die bewusste Präsenz beginnt mit gut gestellten Fragen. So demonstriert es das koreanische Märchen: All das, was der Arzt im ersten Schritt beobachtet hat, überträgt er nicht sofort in eine Diagnose, sondern beginnt – gewissermaßen zur eigenen Kontrolle –, Fragen zu stellen. Noch dazu sehr genaue Fragen. Wie viele Kämpfe, mit denen wir uns herumplagen, könnten eine andere Richtung nehmen, wenn wir uns selbst ein paar ehrliche Fragen stellen und so erkennen würden, was auch der Kranke in Seoul erkennt: Die Krankheit wohnt in Wirklichkeit »nicht in meinem Körper, denn ich verspüre niemals Schmerz, doch hier drinnen, in meiner Seele, da quält mich etwas fürchterlich«. Er ist blass, bis auf die Knochen abgemagert, etwas zehrt sichtlich an ihm. Und noch während er über die Gründe seines Leidens spricht, geschieht etwas Seltsames: Er reißt sein Hemd hoch und zeigt dem Arzt seinen verletzlichsten Punkt, den Nabel.

Die hohe Schule der wahrnehmenden Präsenz ist, dass der Arzt sofort erkennt: Sein Patient hat ihm mit dieser Geste den Schlüssel zur eigenen Heilung gegeben. Der Nabel ist der Ort des Kraft- und Energiezentrums, der physische Mittelpunkt

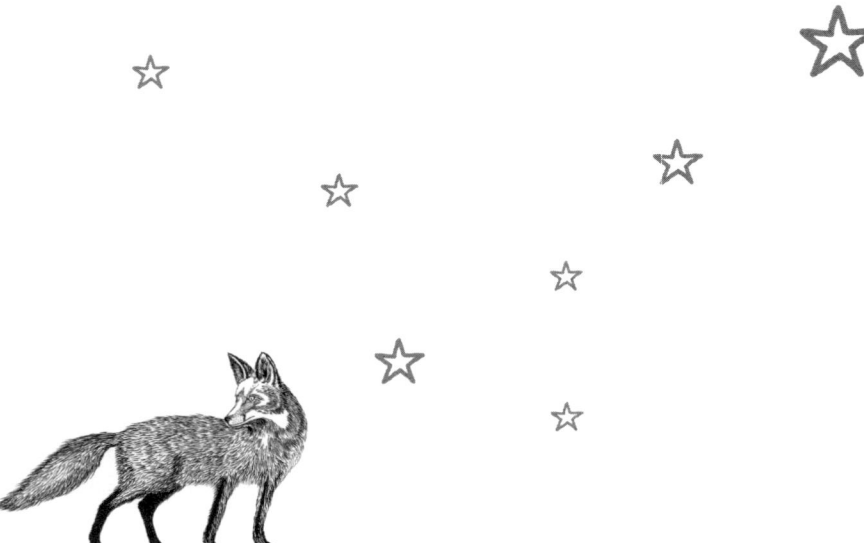

des menschlichen Körpers, der uns darüber hinaus mit dem Anfang unseres Lebens, unserer Geburt verbindet. Der Arzt hat weise abgewartet, bis der Kranke selbst über den Anfang, das heißt über den konkreten Grund für seine Krankheit zu reden beginnt. Er hört zu. Der Kranke erzählt, doch der Arzt versteht ihn auch jenseits der Ebene der Wörter. Er weiß, dass er in diesem »Jenseits« suchen muss, um dem Kranken etwas wahrnehmbar zu machen, von dem er noch nicht weiß, da er seine eigene Geschichte nicht in ihren größeren Zusammenhängen sehen kann. Er dringt nicht bis zur eigentlichen Ursache seiner Krankheit vor. Der Arzt versteht die Geschichte des Kranken, »übersetzt« sie seinem Patienten aber nicht, weil er weiß, dass dies nichts nützen würde. Der Kranke würde nicht zwangsläufig gesund, wenn er von einem anderen erführe, was genau mit ihm passiert ist. Stattdessen führt der Arzt den Mann zur Quelle seiner »Krankheit«. Die Heilung erfolgt, als der Kranke auf dem Weg der Erfahrung verblüfft feststellt, was genau seinerzeit mit ihm passiert ist. »Auf einmal fand er den Schlüssel zur Lösung.« Er verbindet die Elemente seiner eigenen Geschichte miteinander und findet das fehlende Glied, den Schlüssel zu seiner Heilung. Nachdem er verstanden hat, ist er in der Lage, die Geschichte neu zu schreiben, die Dinge an ihren Platz zu rücken. Er muss sich lediglich die Fasanenfeder aus seinem Zopf ziehen, damit er zur Ruhe kommt.

Der Seouler Arzt längst vergangener Zeiten wusste bereits, was die Positive Psychotherapie Jahrhunderte später (wieder-)entdeckte: »Besonders wichtig scheint uns die Überlegung, daß der Patient nicht nur die Krankheit mit sich bringt, sondern auch die Fähigkeit, seine Krankheit zu überwinden. Der Therapeut hat die Aufgabe, ihm dabei zu helfen. Der positive Ansatz versucht, zusammen mit dem Patienten, alternative Möglichkeiten, Lösungen zu vermitteln, die bislang jenseits des Bewußtseinshorizontes lagen. Sie erlauben uns, unseren Standort zu wechseln und andere Denkmodelle einzubeziehen als die, die uns in unseren Konflikten noch verstärkten.«[6] Genau das hat der Arzt aus Seoul getan, und dies tun auch die Märchen, wenn sie neue Gesichtspunkte zum Verständnis einer Situation anbieten. Die Märchen führen uns an den Entstehungsort des Problems, damit wir dort die Elemente unserer Geschichte, die uns noch fehlen, ebenso finden wie den Weg zur Lösung unseres Problems. Denn letzten Endes sind wir allein in der Lage, uns zu heilen, alle anderen können nur unsere Begleiter auf dem Weg der Heilung sein.

6. Nossrat Peseschkian: *Der Kaufmann und der Papagei. Orientalische Geschichten als Medien in der Psychotherapie*, Frankfurt a. M. 1979, S. 18.

Die Königin, die unter dem Tisch saß und weinte

Es lebte einmal eine Königin, die ihr Kind, ihren einzigen schönen kleinen Sohn, verloren hatte. Über den Tod des Jungen grämte die Königin sich so sehr, dass sie weinte und weinte und sich in ihrem großen Schmerz vorstellte, sie habe sich in einen Vogel verwandelt. Sie zog sich nackt aus, schlüpfte unter den Tisch und begann sich von Brotkrumen und Körnern zu ernähren; dabei hüpfte sie wie ein Vogel und zwitscherte: Tschip, tschip, tschiptschirip. Und sie weinte und weinte.

Es gab niemanden, der der armen Königin helfen konnte, bis sich ein weiser und heiliger Mann beim König meldete und verkündete, er könne sie heilen.

Der König hörte dies mit großer Freude. So betrat der Weise das Gemach der Königin, und das Erste, was er tat, war, sich auch nackt auszuziehen. Er schlüpfte unter den Tisch und begann, Krumen und Körner zu picken, ebenso wie die Frau es tat. Als die Königin zu ihm trippelte, erzählte er ihr, auch er sei ein Vogel und sie möge ihm doch erlauben, hier bei ihr zu wohnen. Die Königin stimmte zu. So lebten sie lange Zeit unter dem Tisch, die Königin sagte nur: tschip, tschip, tschiptschirip, der Weise aber redete in der Sprache der

Menschen mit ihr. Eines Tages sagte der Weise zu der Königin, die Brotkrumen und Körner schmeckten zwar köstlich, doch würde er gern auch von den Speisen der Menschen kosten. Er bat die Königin freundlich, ihn zu begleiten. Er versicherte ihr, sie könnten weiterhin Vögel bleiben, auch wenn sie von anderen Speisen kosteten. Nach langem Überlegen willigte die Königin ein, und von da an aßen sie beide auch menschliche Speisen. Einige Wochen später beschwor der Weise die Königin, sie sollten sich in menschliche Gewänder kleiden, denn er friere, und auch der Königin würde ein schönes Kleid guttun. Nach langer Widerrede willigte die Königin schließlich ein und legte bald ihre schönsten Kleider an. Nachdem weitere Wochen vergangen waren, bat der Weise sie freundlich, endlich unter dem Tisch hervorzukriechen, denn dort draußen geschähen so viele aufregende Dinge, und er fragte, ob die Königin wohl neugierig sei, wohin die Vögel flögen, wenn sie ihre Körner gefressen hatten. Die Augen der Königin blitzten neugierig auf, und obwohl der Weise ihr von da an viel über die Wege der Vögel erzählte, musste noch lange Zeit vergehen, bis die Königin unter dem Tisch hervorkroch. Da zeigte ihr der Weise zunächst die Säle des Palastes, danach die Bäume und Blumen des Gartens, dann den Wald und den Bach und führte sie nach und nach zurück in die Welt der Menschen. Der König war glücklich, dass er seine bezaubernde Frau wiederbekommen hatte, die bald darauf ein wunderschönes Kind gebar.

Die objektive Deutung des Märchens

In dieser indischen Geschichte begegnen wir wiederum einem Menschen, der die Fähigkeit besitzt, anderen zur Heilung zu verhelfen. Dieser weise Mann zeigt uns, wie sensibel wir in einer außerordentlich schwierigen Situation vorgehen müssen, wenn wir in das Leben eines Menschen treten, der sich in einer tiefen Krise befindet. Dies gilt auch dann, wenn wir selbst dieser Mensch sind. Laut dem Märchen müssen wir, um aus einer schwierigen Situation herauszukommen, erst einmal ergründen, was wir genau fühlen und denken, welche Erfahrungen wir machen. Wir müssen in die Tiefe abtauchen, den Dingen auf den Grund gehen. Uns dorthin begeben, wo sich das Problem verbirgt. Nur von dort aus kann die Heilung beginnen. Das ist eine schwierige Aufgabe, denn einerseits tauchen wir tief in eine Erfahrung ein, die überaus schmerzhaft ist, andererseits sollten wir auch den Weg kennen, der uns aus dieser Erfahrung hinausführt. Dazu braucht es viel Mut.

Von dem Weisen kann man viel darüber lernen, was es bedeutet, die eigenen Grenzen und die eines anderen Menschen zu respektieren. Er übernimmt die Denkweise und die Gewohnheiten der Königin mit großer Demut – so sichert er ihr sein Verständnis und Mitgefühl zu. Zugleich bewahrt er aber seine eigene Sprache und beginnt nicht etwa zu zwitschern wie die Königin (was bedeuten würde, dass er mit ihr wie mit einem Kleinkind redete). In kleinen Schritten führt er sie aus ihrer tiefen Trauer heraus; dabei respektiert er ihr Tempo und schlägt ihr immer erst dann eine Veränderung vor, wenn die Königin auch in der Lage dazu ist. Er erkennt immer den passenden Moment. Nachdem die Königin Vertrauen zu ihm gefasst hat, bietet er ihr an, neue Möglichkeiten (Speisen, Kleider) auszuprobieren, und führt sie so fast unmerklich aus dem eingeschränkten Bewusstseinszustand heraus, in den sie sich vor ihrem Schmerz geflüchtet hat. Er ist geduldig und freundlich und zeigt der Königin nach und nach alternative Handlungsmöglichkeiten.

Das Märchen verrät uns nicht explizit, wie viele Wochen zu alledem nötig sind, doch wenn es in einem Märchen heißt, etwas dauerte »lang«, dann können wir uns sicher sein, dass es sich nicht um drei Tage und drei Nächte handelte. Die Wende tritt ein, als in den Augen der Königin die Neugierde aufblitzt, doch auch danach ist noch viel Zeit erforderlich, bis die Ordnung wiederhergestellt ist. »[…] obwohl der Weise ihr von da an viel über die Wege der Vögel erzählte, musste noch lange Zeit vergehen, bis die Königin unter dem Tisch hervorkroch.« Er lässt ihr Zeit, dem Weg der Vögel zunächst nur in ihrer Vorstellung zu folgen und Kraft zu sammeln, um sich hinauszubewegen und es selbst zu versuchen. Die imaginären Wege sind ihr vermutlich eine große Hilfe dabei, schließlich in die Welt der Menschen zurückzukehren. Und die Belohnung dafür bleibt nicht aus: ein neues Kind, eine neue Lebensmöglichkeit wird geboren – dank der klugen und geduldigen Methode des Weisen.

Auch die Märchen wirken so: Indem sie innere Bilder entfalten, zeigen sie uns den Weg ins Handeln. Zur tatsächlichen Realisierung kommt es, wenn wir innerlich bereit zur Veränderung sind. Wenn wir die »Speisen«, »Kleider«, »Bäume, Blumen und Bäche«, die die Lösung bedeuten, nicht mehr allein im Märchen und in unserer eigenen inneren Wirklichkeit entdecken, sondern auch in jener Welt, zu der wir gehören. Auch in den Selbstheilungsprozessen ist der entscheidende Punkt, ob wir die Grenzen unseres Leidens rechtzeitig erkennen und von dort umkehren können oder ob wir darin untergehen. Das Märchen von der Königin, die unter dem Tisch saß und weinte, können wir als selbstheilende Geschichte verwenden, wenn wir bereit zur Veränderung sind. Jeder zurückgelegte Millimeter birgt immense Möglichkeiten – wenn wir nicht wieder kehrtmachen.

Vom Mut eine Probe zu wagen

Ein König stellte für einen wichtigen Posten den Hofstaat auf die Probe. Kräftige und weise Männer umstanden ihn in großer Menge.

»Ihr weisen Männer«, sprach der König, »ich habe ein Problem, und ich möchte sehen, wer von euch in der Lage ist, dieses Problem zu lösen.« Er führte die Anwesenden zu einem riesengroßen Türschloß, so groß, wie es keiner je gesehen hatte. Der König erklärte: »Hier seht ihr das größte und schwerste Schloß, das es in meinem Reich je gab. Wer von euch ist in der Lage, das Schloß zu öffnen?« Ein Teil der Höflinge schüttelte nur verneinend den Kopf. Einige, die zu den Weisen zählten, schauten sich das Schloß näher an, gaben aber zu, sie könnten es nicht schaffen. Als die Weisen dies gesagt hatten, war sich auch der Rest des Hofstaates einig, dieses Problem sei zu schwer, als daß sie es lösen könnten. Nur ein Wesir ging an das Schloß heran. Er untersuchte es mit Blicken und Fingern, versuchte, es auf die verschiedensten Weisen zu bewegen und zog schließlich mit einem Ruck daran. Und siehe, das Schloß öffnete sich. Das Schloß war nur angelehnt gewesen, nicht ganz zugeschnappt, und es bedurfte nichts weiter als des Mutes und der Bereitschaft, dies zu begreifen und beherzt zu handeln. Der König sprach: »Du wirst die Stelle am Hof erhalten, denn du verläßt dich nicht nur auf das, was du siehst oder was du hörst, sondern setzt selber deine eigenen Kräfte ein und wagst eine Probe.«[7]

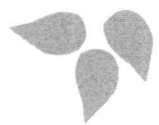

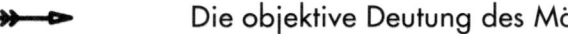

Die objektive Deutung des Märchens

Die grundlegende Frage für jede Veränderung ist, ob sich das Schloss öffnet oder nicht. Ob jemand sich selbst näherkommt. Ob er etwas Neues über sich erfährt. Das Märchen spricht von dem »größten« und »schwersten« Schloss, ja sogar von einem Türschloss, »so groß, wie es keiner je gesehen hatte«, also nicht von irgendeiner Kleinigkeit. Wer es öffnet, kann einen wichtigen Posten an der Seite des Königs erhalten. Denn genau das braucht ein Mensch, der auf der Suche nach sich selbst ist oder in Schwierigkeiten steckt: jemanden an seiner Seite, einen weisen Berater. Ein guter Therapeut allerdings will diese Rolle nicht einnehmen, weil er weiß, dass der *weise* Berater sich nie außen befindet, sondern in uns selbst, und dort zum Leben erweckt werden muss.

Das Märchen zeigt sehr anschaulich, wie die Entdeckung des inneren Beraters mit dem Öffnen der inneren Schlösser zusammenhängt. Dazu muss man sich dem stellen, was verschlossen ist. Stärke und Weisheit allein reichen in einer solchen Situation nicht aus, es gibt nur eine einzige Lösung: es zu versuchen. Der erste Schritt ist, sich zu trauen, näher an das »Schloss« heranzutreten und sich damit auch dem anzunähern, was sich hinter dem Schloss verbirgt. Wir müssen den Mut aufbringen, auf das zu schauen,

---

7. Zitiert nach: Nossrat Peseschkian: *Der Kaufmann und der Papagei. Orientalische Geschichten als Medien in der Psychotherapie*, Frankfurt a. M. 1979, S. 15 (d. Ü.).

was aus irgendeinem Grund gerade verschlossen ist. Und wenn wir es von allen Seiten »untersucht« haben, »mit Augen und Händen«, ja sogar versucht haben, es »zu bewegen«, dann können wir schließlich einen Entschluss fassen und »mit einem Ruck« daran ziehen. Zum Herbeiführen einer Veränderung genügen Sinneserfahrungen und Wissen allein nicht, sagt das Märchen. Nur das praktische Handeln führt zum Erfolg. Das Märchen kann dabei helfen, den Mut dazu aufzubringen.

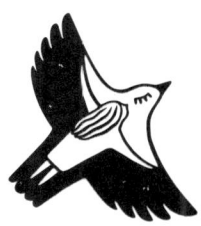

Die Zaubersamen

Ein Meister, der für sein großes Wissen bekannt war, beschloss eines Tages, aufs Land zu fahren, um sich dort auszuruhen. Sobald sich die Nachricht verbreitete, begannen die Bauern, um die Ehre zu wetteifern, ihn in ihrem Haus als Gast bewirten zu dürfen. Der Meister jedoch wählte nicht unter ihnen, sondern nahm die Einladung und Gastfreundschaft des ersten Bauern an, dem er begegnete, und zog für zwei Wochen zu ihm. Als die zwei Wochen vergangen waren und die Zeit des Abschieds kam, sagte der Meister dem Bauern, wie zufrieden er in seinem Haus gewesen sei, und als der Bauer ihn einlud, auch im nächsten Jahr bei ihm zu wohnen, da versprach der Meister es ihm. Zum Abschied schenkte er dem Bauern einen Sack Getreide und sagte, dies seien ganz besondere Samen, daher solle er sie nicht unter die anderen Pflanzen, sondern auf einem abgezäunten Stück Boden aussäen und sie mit großer Sorgfalt pflegen. Der Bauer folgte dem Rat des Meisters und säte die Zaubersamen in einer abgesonderten Parzelle aus. Nach einem Jahr, als der berühmte Meister wiederkam, um sich bei ihm auszuruhen, berichtete er freudig, auf all seinen Feldern sei er mit der Ernte zufrieden, doch dort, wo er die von ihm erhaltenen Samen gepflanzt habe, sei die Ernte zehnmal so groß wie gewöhnlich gewesen. Der Meister hörte dem Bauern mit Freude zu, und als die zwei Wochen erneut vergangen waren und sie wieder Abschied nahmen, schenkte er ihm einen weiteren Sack Getreide und sagte dasselbe wie im Jahr zuvor.

Der Bauer versprach, den Rat des Meisters auch jetzt zu befolgen, und lud ihn wieder ein, das nächste Mal auf ein Neues bei ihm Quartier zu nehmen.

So ging es mindestens zehn Jahre. Der Meister kam jedes Jahr, verbrachte bei dem gastfreundlichen Bauern zwei Wochen, und wenn er ging, gab er ihm zum Abschied einen Sack »Zaubersamen«. Der Bauer wurde dank der guten Ernte nach und nach reich und konnte den Meister immer großzügiger bewirten. Die Kunde von seinem Reichtum und seiner Ernte wurde nah und fern bekannt, so sehr, dass die Menschen in der Gegend alle zu ihm kamen, damit er ihnen von den Samen gab.

Als der Bauer nach ihrer zehnten Begegnung erneut einen Sack »Zaubersamen« bekam, hielt er es nicht länger aus: »Meister, bitte erlaube mir eine Frage!«

Der Meister nickte lächelnd, woraufhin der Bauer sagte: »Guter Meister! Du kommst nun schon das zehnte Jahr und segnest mit deiner Anwesenheit mein Haus und meine Familie. Deine Anwesenheit ist für uns eine große Gnade des Schicksals, ganz zu schweigen von dem unschätzbaren Geschenk, das wir jedes Jahr von dir erhalten und durch das wir mit Reichtum belohnt wurden. Aber verrate mir doch bitte, woher du diese wunderbaren Zaubersamen hast?«

Der Meister antwortete: »Du weißt, ich komme jedes Jahr zwei Wochen hierher zu dir, um mich auszuruhen. Für mich ist die größte Erholung, wenn ich in der Natur spazieren gehen kann. Bei meinen Spaziergängen war ich oft auf deinen Kornfeldern und habe mir das Getreide angesehen. Wenn ich eine besonders schöne Ähre fand, pflückte ich deren Samen, und die sammelte ich für dich. Diese Samen sind keine Zaubersamen, sondern die Frucht deines Bodens und deiner Ernte. Ich habe nur die schönsten ausgesucht und sie dir dann gegeben, damit du mit ihnen das Feld bestellst ...«

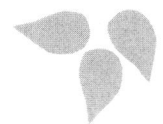

Das Märchen von den Zaubersamen macht eine weitere eindeutige Aussage darüber, wie wir unsere eigene Entwicklung fördern können. Wir müssen den »Boden« fruchtbar machen. Auch daran, wie dies zu bewerkstelligen ist, lässt das Märchen keinen Zweifel. Wir müssen die »besonders schönen Ähren sammeln«. Gemeint ist, dass wir bei uns selbst erst einmal jene Tugenden und Stärken suchen müssen, auf die wir dann aufbauen können. Natürlich sollten wir dabei auch das Bestellen der »anderen Felder« nicht vernachlässigen, das heißt, nicht bloß das Versprechen der »Zaubersamen« vor Augen haben. Eine wichtige Botschaft des Märchens ist, dass man die »Samen« in eine »gesonderte Parzelle«, also an einen gut sichtbaren Ort, pflanzen sollte, damit die Erträge für jeden – vor allem für den »Bauern« selbst – klar erkennbar sind.

Eine der Weisheiten des Meisters verbirgt sich darin, dass er das Geheimnis der Zaubersamen lange Zeit verschweigt. Würde er vorzeitig verraten, was es damit auf sich hat, wäre vielleicht die Möglichkeit vertan, dass jedem Acker dieselbe Aufmerksamkeit zukommt. Er würde den Anschein erwecken, dass es genügt, sich nur auf die »schönsten« Ähren zu konzentrieren.

Es ist die Aufgabe des Meisters, bei der »Bestellung des Bodens« sanft, aus dem Hintergrund zu helfen: beim Finden und bei der Entfaltung der Möglichkeiten. Der Meister hilft dabei, dass die gefundenen »Ähren« zu sprießen beginnen und neue Früchte tragen. Er achtet darauf, dass der »Bauer« seine Arbeit nicht nur in der Hoffnung auf den zehnfachen »Ertrag« versieht, sondern all seinen Feldern Aufmerksamkeit und Pflege widmet.

Das Märchen zeigt sehr schön, dass der zunehmende Reichtum den Bauern nicht habgierig oder faul macht, sondern er seine Arbeit mit kontinuierlicher Sorgfalt verrichtet. Er weiß, dass das

»Getreide« – also sein eigenes Leben – ständige Aufmerksamkeit erfordert, weil der Ertrag nur so von Jahr zu Jahr größer wird. Der Meister kann erst dann verraten, was wirklich geschehen ist, als er weiter nicht mehr gebraucht wird. Die Ernte ist von da an in guten Händen. So verhält es sich auch bei den Selbstheilungsprozessen: Wir verstehen erst dann voll und ganz, was mit uns geschehen ist, wenn wir von unserem Problem bereits einen gewissen Abstand gewonnen haben, uns neue Gebiete erschlossen und in uns selbst fruchtbar gemacht haben.

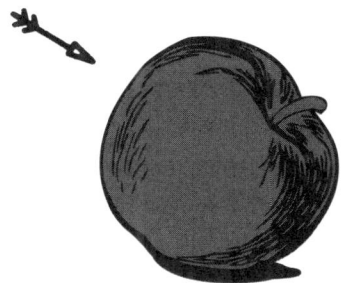

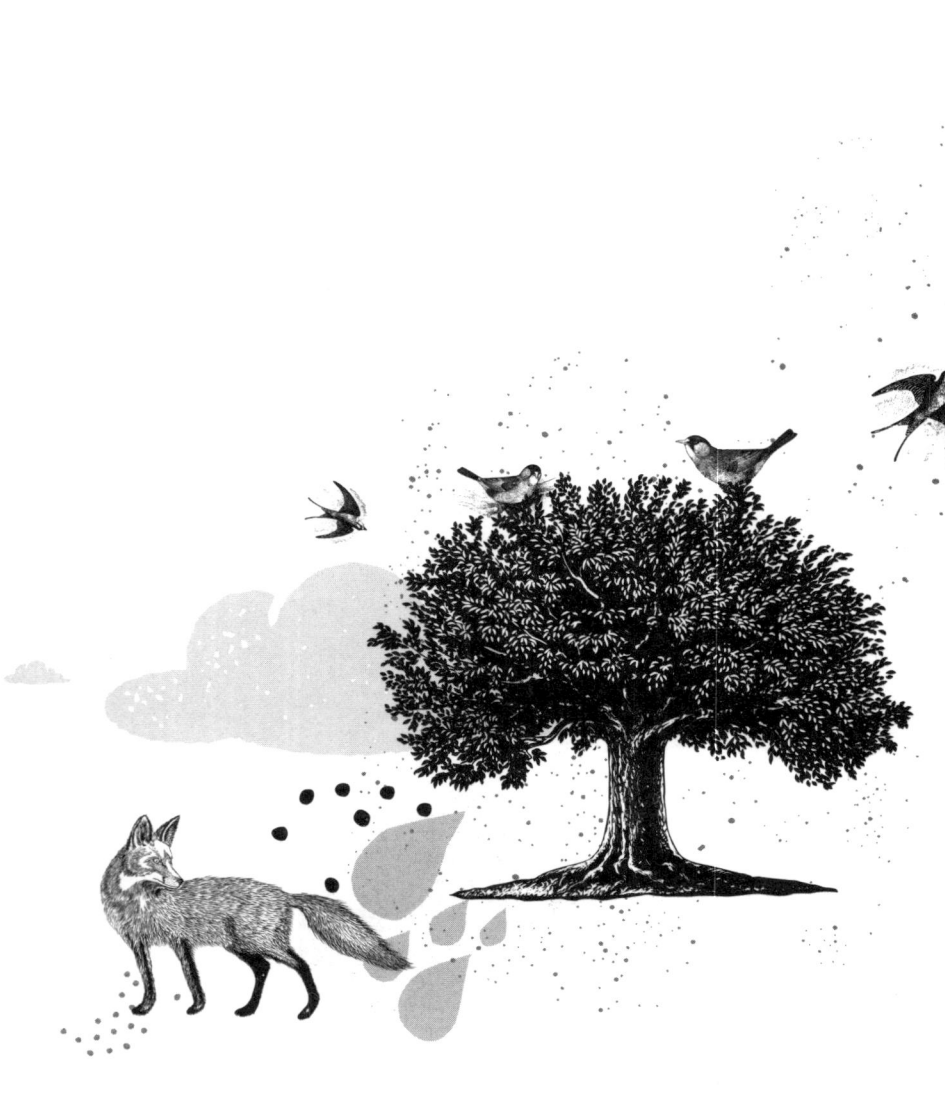

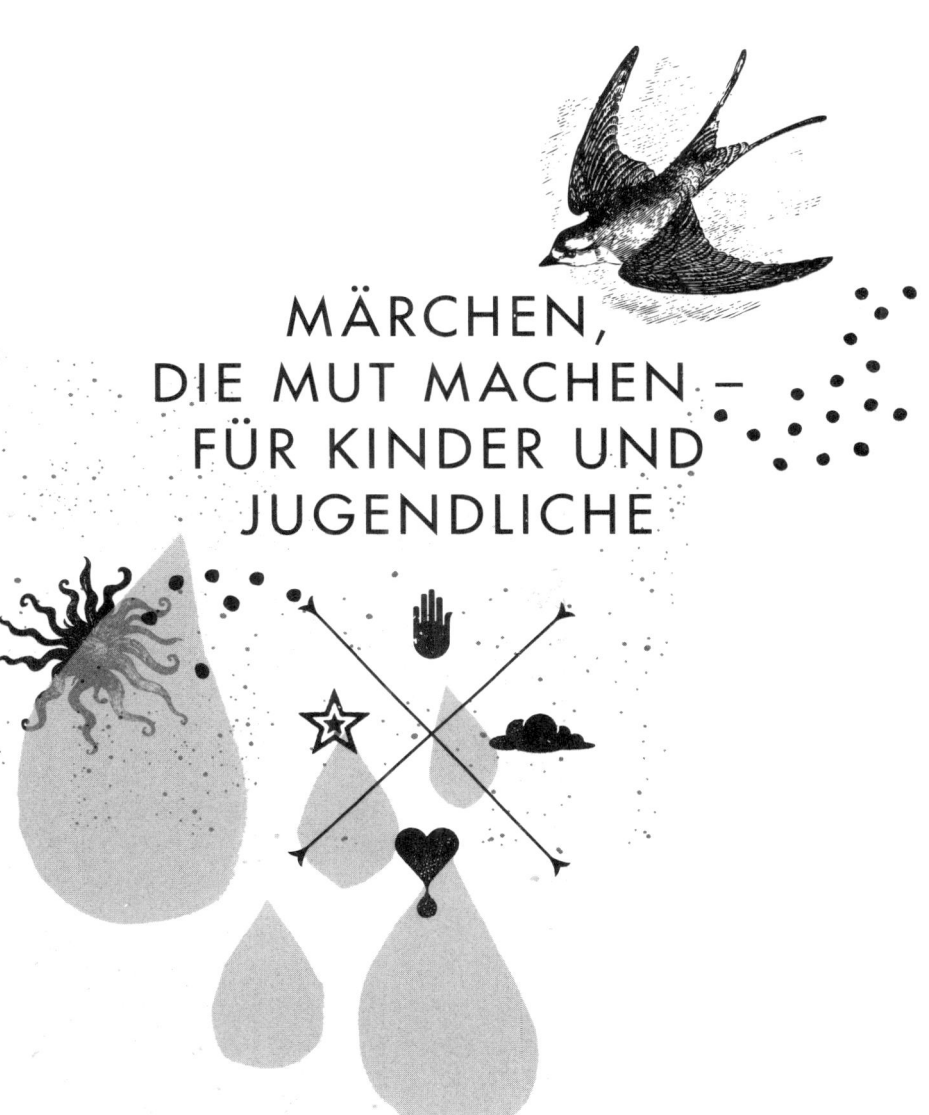

MÄRCHEN,
DIE MUT MACHEN –
FÜR KINDER UND
JUGENDLICHE

ES REGNET KIESEL

Märchen diesseits und jenseits des Gefängnisses

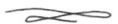

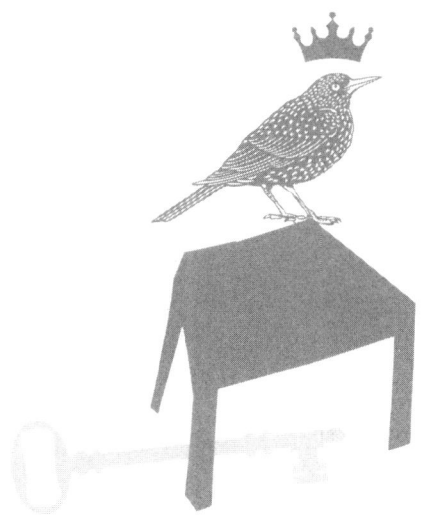

Dreizehn Kinder, fünf Mütter.

Die Kinder sind aus den verschiedensten Ecken des Landes gekommen.

Die Mütter hat der Gefangenentransporter vom selben Ort hierhergebracht: aus einem Gefängnis.

Allesamt wirken sie wie gehetzte Wildtiere.

Ich mustere die Kinder. Acht Mädchen, fünf Jungen im Alter von fünf bis sechzehn. Angespannt wandert ihr Blick in der fremden Umgebung hin und her. Sie sind verschieden groß, verschieden schwer, auch ihre Hautfarbe unterscheidet sich. Nur in einer einzigen Sache gleichen sie sich: Ihre Mütter sitzen seit Jahren im Gefängnis.

Die Kinder von Eltern, die ins Gefängnis kommen, werden innerhalb kürzester Zeit von ihrem Umfeld stigmatisiert. Wenn sich herausstellt, was in der Familie passiert ist, reagiert das Umfeld, statt zu helfen, mit Verachtung, Ausstoßung und Abwendung. Es gibt niemanden, mit dem die Kinder besprechen könnten, was geschehen ist. Es gibt noch nicht einmal jemanden, der sie tröstet.

Manche Kinder fangen in dieser Situation an zu lügen. »Meine Mutter arbeitet im Ausland. Sie kann uns nur unregelmäßig besuchen.« Das ist die häufigste Lüge. Wenn die Wahrheit dann ans Licht kommt, geraten die Kinder in eine noch schlimmere Lage. Sie haben nicht nur mit Schuldgefühlen zu kämpfen, weil sie gelogen haben, sondern auch damit, dass die Ausgrenzung aus der Gemeinschaft nun noch verschärft wird. Sie werden an den Rand gedrängt, sie vereinsamen. Viele von ihnen denken an Suizid.

Solche Kinder und Jugendlichen empfinden mit der Zeit eine zunehmend größere Wut, Hass und Scham und machen ihren im Gefängnis einsitzenden Eltern Vorwürfe. Gleichzeitig haben sie die Hoffnung, alles würde einmal wieder gut, die Mutter oder der Vater würden sich ändern, nach Hause kommen und ihnen endlich eine glückliche Kindheit bieten. Sie hoffen, dass der straffällig

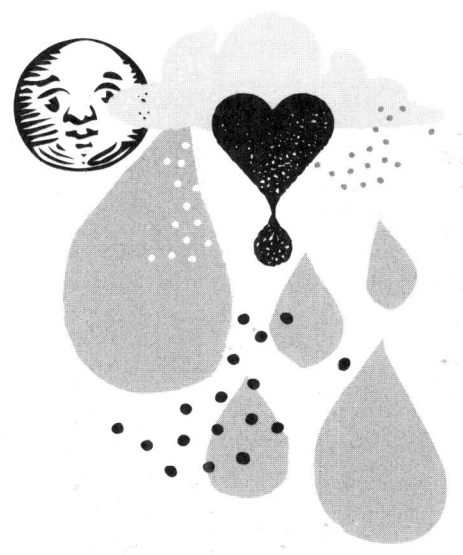

gewordene Elternteil sich bei ihnen entschuldigt und sie dem Vater oder der Mutter dann großzügig vergeben können.

Leider kommt das so gut wie nie vor. Selbst wenn der Vater, die Mutter gerne so handeln würde, verfügt er oder sie nicht über die Möglichkeit, eine mit Emotionen und Wut belastete Situation ins Gegenteil zu verwandeln. Auch die Kinder können nur »theoretisch« vergeben; häufig geraten sie schon während der kurzen Besuchszeiten und seltenen Begegnungen mit den Eltern in Konflikt. Die Situation spitzt sich zu, wenn sich die Gefängnisstrafe dem Ende nähert und die Familie vor der Wiedervereinigung steht. Die Familienmitglieder wissen nicht, wie sie über das Geschehene sprechen sollen; sie wissen nicht, wie sie die geschehenen Verletzungen aufarbeiten sollen, und sie wissen nicht, wie sie vergeben sollen. Wie lassen sich Fäden, die zerrissen sind, neu verknüpfen? Auch dazu bräuchten sie Hilfe.

Darum sind wir jetzt hier, und zwar auf Initiative eines ganz besonderen Gefängnisdirektors.[8] Zehn Tage werden wir in einer Ortschaft am Balaton verbringen, um die Heimkehr der Mütter nach ihrer Haftentlassung vorzubereiten. In diesen zehn Tagen möchten wir darüber sprechen, wie die Jahre ohne die Mutter für die Familien waren; wir möchten die familiären Beziehungen und die Rolle der Eltern festigen, die Spannungen innerhalb der Familien reduzieren und den Teilnehmern bewusst machen, wer was dafür tun kann, dass es in der Zukunft nicht zu Rückfällen oder zur Wiederholung eingefahrener Muster kommt. All dies möchten wir natürlich mithilfe von Märchen erreichen.

Um mich herum sitzen 13 Kinder von den 40 000, die darunter zu leiden haben, dass ihre Eltern in Ungarn inhaftiert sind. Unser zehntägiges Seminar haben wir acht Monate lang vorbereitet. Bei den Vorgesprächen wurde deutlich, dass die Kinder zahllose Verletzungen mit sich herumtragen – sichtbare und unsichtbare. Darunter sind Verletzungen, die nur in Anwesenheit der Mütter geheilt werden können. Deshalb sind auch die Mütter hier. Ihre Teilnahme ist nicht als Belohnung für gute Führung zu verstehen; sie wurden auch nicht auf dem Weg eines Auswahlverfahrens in das Programm aufgenommen, sondern haben sich

---

8. Oberst Attila Juhász, früherer Leiter der Strafvollzugsanstalt des Komitats Heves (2007–2017), ist Mitglied im Council for Penological Cooperation (PC-CP) des Europarates.
Das Hilfsprogramm mit dem Titel »Abendmärchen« wurde im September 2010 eingeführt und gewann 2013 den von der österreichischen ERSTE Stiftung ausgelobten Award for Social Integration. Von Anfang an bemühten sich zahlreiche ungarische Justizvollzugsanstalten darum, das Programm zu implementieren (u. a. die Landesstrafvollzugsanstalt Pálhalom, das Zuchthaus und Gefängnis Balassagyarmat, die Strafvollzugsanstalt des Komitats Hajdú-Bihar). Ziel des Programms, das eine Empfehlung des Europarates erhielt, ist es, die Kinder von Gefängnisinsassen während der Inhaftierung der Eltern zu unterstützen und auf die Schwierigkeiten aufmerksam zu machen, die aktuell nahezu zwei Millionen Kinder in den 47 Mitgliedsstaaten des Rates betreffen.

freiwillig gemeldet und akzeptiert, dass sich ihre Haft um die zehn Tage verlängert, die sie mit ihren Kindern hier verbringen werden. Damit haben sie sich zur gemeinsamen Arbeit verpflichtet.

Bei der Vorbereitung erhielten wir von der Landesdirektion des Justizvollzugs sowie den Einrichtungen und Vormündern, die die Kinder unterstützen, jede Hilfe. Ich habe die Mütter dreimal im Gefängnis getroffen, eine meiner Kolleginnen besuchte sie wöchentlich. Auch sie ist in diesen zehn Tagen bei uns. Mit den Kindern habe ich Briefe gewechselt, und wir haben miteinander telefoniert.

Jetzt, wo ich einige Minuten nach unser aller Ankunft hier mit ihnen sitze, weiß ich noch nicht, dass mir die schwerste Aufgabe meines Lebens bevorsteht. In Kürze werde ich den Qualen auf den Grund sehen, mit denen die Kinder Tag für Tag zu kämpfen haben. Ich werde sehen, wie ein 16-jähriger Heavy-Metal-Rocker schluchzt, als er sich den Tag in Erinnerung ruft, an dem seine Mutter ins Gefängnis gebracht wurde. Werde sehen, wie ein 10-jähriger Junge mit den Fäusten auf die Erde schlägt und dabei brüllt: »Ich will nichts von diesen Sachen hören! Es reicht, es reicht, es reicht!« Werde einem Mädchen den Kopf halten, das zu würgen beginnt, als es von der Schande spricht, die über die Familie gekommen ist, und von der Enttäuschung, die es über die Mutter empfindet. Ein anderes Mädchen wird sich an mich klammern und schreien: »Das Ganze soll endlich zu Ende sein, sonst bringe ich mich um!« Ich weine mit ihnen, als sie darüber sprechen, wie sie im Fernsehen und in der Presse in den Schmutz gezogen wurden, welche Nachrichten und Kommentare sie im Internet über ihre Familien lesen mussten. Nicht nur über ihre Mütter und Väter, die ins Gefängnis gekommen sind, sondern *über sich selbst,* sogar über die Großmutter. »Wir wollen nie über diese Sachen reden!«, schreien sie. Dann werde ich Zeugin einer Szene, bei der eine 14-jährige Jugendliche (sie war fünf, als ihre

Mutter ins Gefängnis kam) ihrer Mutter ins Gesicht brüllt: »Wo warst du, als ich das erste Mal zur Schule gegangen bin? Wo warst du, als ich das erste Mal verliebt war? Wo warst du, als ich das erste Mal meine Tage hatte, das erste Mal geküsst habe? Ich hätte eine Mutter gebraucht, ich hätte dich gebraucht!« Und ich sehe die unsicheren Gesten ihres Bruders, sein sonderbares Verhältnis zu einer fremden Frau, die er »Mama« nennen muss, aber eigentlich nicht versteht, warum, weil er erst drei Jahre alt war, als die Mutter verschwand.

Das alles weiß ich jetzt noch nicht. Doch ich weiß, dass gerade die anwesenden Kinder unter zehn noch nicht genau verstehen, was passiert ist. Sie sind verhaltensauffällig, weil die Mutter nicht bei der Familie ist. Sie werden von den Verwandten gezwungen, ihre Umwelt zu belügen, aber auch zu Hause stoßen sie auf eine Mauer des Schweigens. Die aus der damit verbundenen Unsicherheit resultierenden Verhaltensstörungen sind bei allen vier jüngeren Kindern mittelschwer ausgeprägt. Das fünfjährige Mädchen nässt noch gelegentlich ein, die kleine Schwester leidet häufig unter Brechreiz und Durchfall. Der Bruder der beiden ist ein freudloses, ungeduldiges Kind. Zu Hause achtet niemand auf ihn, er hängt nur herum. Bei einem anderen Geschwisterpaar sitzt der Vater ebenfalls im Gefängnis, daher leben die beiden Kinder in einer fürchterlichen psychologischen Situation, die sie auf unterschiedliche Weise lösen. Das Mädchen ist ausgesprochen tyrannisch, und wenn sie etwas nicht bekommt, versucht sie andere emotional zu erpressen. Ihr jüngerer Bruder bewegt sich statt in der realen in einer imaginierten Welt, deren Regisseur er ist. Er will nichts und niemanden zur Kenntnis nehmen, ihn interessiert nur, dass es ihm gut geht. Über jeden trampelt er hinweg, will alles nur für sich.

Das Programm für die zehn Tage haben wir auf Märchen aufgebaut, und zwar so, dass wir jeden Tag mit einer von mir ausgewählten Geschichte arbeiten. Um diese Märchen herum werden die Sitzungen konzipiert, auch das Programm für die Abende und die Spiele in der Freizeit. Neben dem »Therapiemärchen des Tages« können zahlreiche andere Märchen hinzugezogen werden, je nach aktueller Situation. Auch am Nachmittag und Abend werden Märchen erzählt, allerdings nicht in therapeutischer Absicht, sondern »einfach so«, um gemeinsam zu lachen und sich zu erholen. Wer uns am Ende des zehnten Tages von weitem sieht, ahnt gar nicht, welch schwere Tragödien sich hinter der Leichtigkeit, Heiterkeit und Verspieltheit dieser im Garten herumtollenden Kinder verbergen. In den zehn Tagen muss ich viel erzählen, damit sie am letzten Tag so selbstvergessen spielen können, denn alle 13 haben im Laufe der Jahre gelernt, mit der Schande, die über sie gekommen ist, auch alles andere – vor allem die Fähigkeit zur Freude – in sich zu unterdrücken. Ich erzähle viele Märchen, damit diese Unmengen an Schmerz, Wut, Scham, Beklemmung und Verzweiflung einen Weg nach außen finden und die Kinder dann am achten Tag den schmalen Pfad der Vergebung betreten können. Und ich erzähle viel, damit die Kinder endlich glauben: Es gibt Hoffnung auf eine gemeinsame Zukunft nach der Entlassung.

Die Kinder nehmen täglich gemeinsam mit ihren Müttern an einer Sitzung teil, bei anderen Gelegenheiten arbeite ich nur mit der Kindergruppe. Ich möchte im Folgenden die ersten drei Tage schildern, jene Arbeit, bei der durch die Märchen das Ich gestärkt und der Mut gesteigert wurden und in denen eine aufrichtige Konfrontation mit der Situation stattgefunden hat. Bei der Ich-Stärkung und der Steigerung des Mutes helfen Kettenmärchen und Tiermärchen am wirkungsvollsten. Zur aufrichtigen Konfrontation kam es, als ich ein Tiermärchen kurz vor seinem Ende abgebrochen und die Kinder darum gebeten habe, die Geschichte jeweils mit einem eigenen Ende zu versehen.

Die Kinder leiden – vermutlich ebenfalls aufgrund ihres Traumas – alle an einem Aufmerksamkeitsdefizit, sie können sich nicht lange konzentrieren und nur unter Schwierigkeiten mündlich ausdrücken. Auch untereinander zu kommunizieren fällt ihnen schwer. Ihre Aufmerksamkeitsspanne ist auf etwa 45 Minuten beschränkt, deshalb bemühe ich mich, kurze oder einfache Märchen auszusuchen. Die künstlerischen Beschäftigungen, die gemeinsamen Spiele und die Ausflüge ermöglichen jedoch eine gelöstere Fortsetzung der begonnenen Gespräche. Die Familien haben auch dazu ausreichend Zeit. Täglich drei Stunden verbringen sie miteinander, ohne Begleiter, Gefängniswächter und neugierige Blicke.

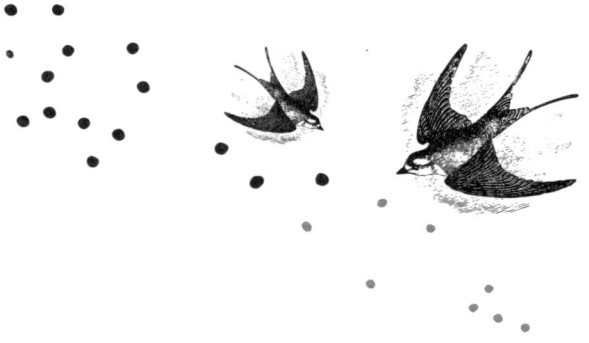

ERSTER TAG –
BEKLEMMUNG UND ANGST LÖSEN

Ich sitze jetzt hier mit ihnen zusammen, beobachte sie und suche ein Märchen, das möglichst genau wiedergibt, was sie gerade spüren. Ich suche ein Märchen, mit dessen Hilfe ich die Anspannung in ihnen lösen und sie vielleicht sogar zum Lachen bringen könnte. Ein Märchen, das uns über das gemeinsame Erlebnis des Zuhörens hinaus durch seine Botschaft miteinander verbindet.

Mir fällt ein bulgarisches Kettenmärchen ein:

Es regnet Kiesel

Es war einmal ein Hahn mit einem roten Kamm. Er sah ganz genauso aus wie alle anderen Hähne: Sein Schwanz war grün, seine Stiefelchen leuchteten gelb. Hochmütig stolzierte er im Hof auf und ab, dabei war er in Wirklichkeit sehr ängstlich. Vor allem und jedem hatte er Angst. Vor dem Hund mit dem zotteligen Schwanz, vor dem Esel mit den langen Ohren und auch vor dem hinkenden Kater. Wenn er vor etwas erschrak, schlug er mit den Flügeln, krähte und brachte den ganzen Hof in Aufruhr.

Einmal scharrte und pickte der kleine Hahn gerade unter dem Maulbeerbaum, als plötzlich ein leichter Wind aufkam und eine reife Maulbeere vom untersten Zweig wehte. Die Maulbeere plumpste auf den Rücken des Hahns. Ach, wie unser kleiner Hahn da erschrak. Sofort fing er zu schreien an: »O weh, o weh, wer hat mich da geschlagen?!«

»Es regnet Kiesel«, scherzte der Wind.

»Kikerikiii!«, krähte der kleine Hahn und rannte auch schon ohne Sinn und Verstand los.

Er flog über eine Hecke, über die Dächer hinweg und rannte aus dem Dorf. Da traf er eine Ente. Die fragte ihn: »Warum rennst du so ohne Sinn und Verstand, kleiner Hahn?«

»Es regnet Kiesel!«, erwiderte der kleine Hahn ganz außer Atem. »Lauf, sonst erschlagen sie uns!«

»Na, so etwas!«, wunderte sich die Ente und watschelte dem kleinen Hahn hinterher. Sie liefen und liefen, so lange, bis sie einen Igel trafen. »Wohin rennst du, kleiner Hahn?« Der Igel streckte seine spitze Nase zum Himmel.

»Frag die Ente!«, erwiderte der kleine Hahn.

»Wohin rennst du, Gevatterin Ente?«, wandte sich das Igelchen an die Ente.

»Es regnet Kiesel!«, quakte die Ente. »Komm, lauf, sonst erschlagen sie uns!«

Nun rannten sie schon zu dritt. Der kleine Hahn mit den gelben Stiefeln, die watschelnde Ente und das Igelchen. Sie liefen und liefen, so schnell, wie ihre Beine sie trugen – ein Wunder, dass sie nicht auf die Nase fielen. Plötzlich sprang ihnen das Häschen mit den langen Ohren in den Weg und fragte den kleinen Hahn: »Wohin rennst du, kleiner Hahn?«

»Frag die Ente!«

»Wohin rennst du, Gevatterin Ente?«

»Frag das Igelchen!«

»Na, dann sag du es mir, Igelchen: Wohin rennst du?«

»Es regnet Kiesel! Komm, lauf, solang dir keiner auf den Kopf fällt!«

Der Hase sprang ihnen hinterher. Jetzt waren sie schon zu viert. Erinnert ihr euch noch an sie? Der kleine Hahn mit den gelben Stiefeln, die watschelnde Ente, das Igelchen und das Häschen mit den langen Ohren. Sie rannten geradewegs zum Wald. Doch als sie dort ankamen, stellte sich ihnen auf einmal Gevatter Fuchs, der Hühnerdieb, in den Weg.

»Wohin rennst du, kleiner Hahn?«, fragte der Fuchs.

»Frag die Ente!«

»Wohin rennst du, Gevatterin Ente!«

»Frag das Igelchen!«

»Wohin rennst du, Igelchen?«

»Frag das Langohr!«

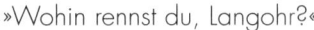

»Wohin rennst du, Langohr?«

»Wie sollte ich nicht rennen, wenn es doch Kiesel regnet! Komm, lauf auch du mit uns!«

»Ach, ach!«, klagte der Fuchs und schlug die Pfoten zusammen. Dann reihte auch er sich ein. Jetzt waren sie schon zu fünft: der kleine Hahn mit den gelben Stiefeln, die watschelnde Ente, das Igelchen, das Häschen mit den langen Ohren und Gevatter Fuchs, der Hühnerdieb. Sie liefen und liefen, liefen so lange, bis sie Gevatter Wolf vom Waldrücken trafen.

»Wohin rennst du, kleiner Hahn?«, fragte der Wolf.

»Frag die Ente!«, erwiderte der kleine Hahn.

»Wohin rennst du, Gevatterin Ente?«

»Frag das Igelchen!«

»Wohin rennst du, Igelchen?«

»Frag das Langohr!«

»Wohin rennst du, Langohr!«

»Frag Gevatter Fuchs!«

»Wohin rennst du, Gevatter Fuchs!«

»Wie sollte ich nicht rennen«, erwiderte der Fuchs, »wie sollte ich nicht fliehen, wenn es Kiesel regnet! Komm auch du mit!«

»Oooha!«, brüllte Gevatter Wolf und nahm auch gleich die Beine in die Hand, dem Fuchs hinterher. Nun waren sie schon zu sechst. Erinnert ihr euch noch an sie? Der kleine Hahn mit den gelben Stiefeln, die watschelnde Ente, das Igelchen, das Häschen mit den langen Ohren, Gevatter Fuchs, der Hühnerdieb, und Gevatter Wolf vom Waldrücken. Sie liefen und liefen, liefen so lange, bis sie auf der Lichtung des Bären ankamen. Dort trafen sie das schielende Bärenmütterchen.

»Wohin rennst du, kleiner Hahn?«

»Frag die Ente!«

»Wohin rennst du, Gevatterin Ente!«

»Frag das Igelchen!«

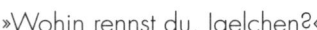

»Wohin rennst du, Igelchen?«

»Frag das Langohr!«

»Wohin rennst du, Langohr?«

»Frag Gevatter Fuchs!«

»Wohin rennst du, Gevatter Fuchs?«

»Frag Gevatter Wolf!«

»Na, dann sag du mir, Gevatter Wolf, wohin du rennst!«

»Also ich renne nur, weil ... weil die anderen auch rennen«, erwiderte der dumme Wolf, denn er hatte schon vergessen, warum er den anderen nachjagte.

»Na, dann renne ich auch mit«, sagte das schielende Bärenmütterchen und polterte mit dröhnenden Schritten dem Wolf hinterher. Jetzt waren sie schon zu siebt: der kleine Hahn mit den gelben Stiefeln, die watschelnde Ente, das Igelchen, das Häschen mit den langen Ohren, Gevatter Fuchs, der Hühnerdieb, Gevatter Wolf vom Waldrücken und das schielende Bärenmütterchen.

Sie liefen und liefen, liefen so lange, bis sie an einer tiefen Grube ankamen, an der sie stehen blieben.

»Na, was machen wir jetzt?«, fragte der kleine Hahn. »Wollt ihr umkehren?«

»Nie und nimmer!«, rief der Fuchs. »Wir sind doch nicht losgelaufen, um jetzt umzukehren!«

»Ja, und die Grube?«, quakte die Ente.

»Über die springen wir mir nichts, dir nichts hinüber. Komm, kleiner Hahn, spring als Erster, du bist ja ganz vorn gelaufen!«

»Kikerikiii!«, krähte der kleine Hahn, schwang die Flügel, und hops, flatterte er über die Grube.

Danach breitete die Ente ihre Flügel aus. Auch sie flog hinüber. Jetzt nahm der Hase Anlauf. Er machte einen solch forschen Sprung, dass er nicht nur über die Grube, sondern gleich über den halben Wald sprang.

Nun war der Igel an der Reihe. Eine Weile trat er von einem Fuß auf den anderen, dann rollte er sich zu einer Kugel zusammen und purzelte – schwupps! – in die Grube hinein.

»Ja, muss man denn so über die Grube springen?«, spottete der Fuchs und sprang, so weit er nur konnte, doch statt auf der anderen Seite fand auch er sich in der Grube wieder. Nach ihm plumpste auch der Wolf hinein, und das Bärenmütterchen stürzte geradewegs kopfüber in die Grube.

»Na, das haben wir ja fein angestellt!«, sagten die wilden Tiere und blinzelten sich erschrocken zu.

Es vergingen drei Tage und drei Nächte. Am vierten Tag sprach der Fuchs: »Ich habe Hunger.«

»Ich auch!«, murrte der Wolf.

»Ich auch!«, brummte der Bär.

Nur der Igel sagte nichts.

»Wen sollen wir fressen?«, fragte der Wolf.

»Den Kleinsten!«, antwortete der Fuchs und sah den Igel an.

»Packen wir ihn!«, brüllten die drei Raubtiere und stürzten sich auf den Igel. Das Igelchen kugelte sich aber plötzlich zusammen und stellte seine Stacheln bedrohlich auf. Kaum hatten die Raubtiere den Igel mit ihren Pfoten berührt, zuckten sie auch schon wieder zurück.

»Autsch, er hat mich gestochen!«, winselte der Fuchs.

»Mich auch!«, stöhnte der Bär.

»Mich auch!«, jammerte der Wolf.

Die Raubtiere verstummten in der tiefen Grube, sie regten sich den ganzen Tag über nicht, doch als die Nacht hereinbrach, gingen sie aufeinander los. Sie heulten erbärmlich, fletschten die Zähne und rissen einander in Stücke. Wer wen gefressen hat, kann keiner sagen, denn es war so finster, dass man nicht einmal die Hand vor den Augen erkennen konnte. Am nächsten Morgen sah der Igel, dass der Wolf nicht mehr in der Grube war, auch der Bär und der Fuchs waren fort. Der Igel war allein geblieben und grübelte nun, wie er aus der Grube hinausgelangen könnte.

Auf einmal verdeckten zwei riesige Schwingen die Sonne über seinem Kopf.

»Ein Adler!«, rief der Igel und stellte wieder seine Stacheln auf, doch der Adler rief: »Hab keine Angst, Igelchen! Ich bin nicht gekommen, um dich zu zerreißen, sondern um dir zu helfen, weil du eine gute Tat vollbracht hast. Du warst es, der im Sommer die giftige Schlange getötet hat, die auf dem Felsen zu meinem Nest kroch, um meine Jungen zu verschlingen. Und Gutes wird mit Gutem vergolten!«

Damit ließ er sich nieder, packte den Igel mit seinen Krallen, hob ihn aus der Grube und setzte ihn vorsichtig ins Gras. Das Igelchen war sehr froh und stapfte gemütlich nach Hause in seinen Bau.

Der kleine Hahn und die Ente waren, nachdem sie die Grube überflogen hatten, noch etwa eine Stunde gerannt, danach waren sie erschöpft und sagten: »Es regnet keine Kiesel mehr!«

Sie kehrten in ihr Dorf heim, das Häschen mit den langen Ohren aber blieb im Wald.

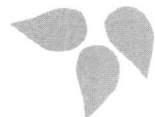

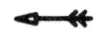 Warum habe ich dieses Märchen gewählt? – Die objektive Deutung des Märchens

Ich habe dieses Märchen deshalb als erste Geschichte gewählt, weil es ohne Umschweife – gleich im dritten Satz – ein Gefühl beim Namen nennt: die Angst. Mit dem Märchen wollte ich den Kindern einerseits andeuten, dass ich eine Vorstellung davon hatte, welche Ängste sie belasteten; andererseits wollte ich ihnen ein Muster zum Umgang mit der Angst geben. Das Märchen beginnt sehr weise nicht sofort mit guten Ratschlägen, die kommen erst später. Stattdessen bekommen wir ziemlich lang und genau beschrieben, wie Angst funktioniert. Aufgeregtheit, Lärmen und zielloses Umherrennen, wie es der kleine Hahn betreibt, können auch beim Menschen Erscheinungsformen der Angst sein. Ein solcher kleiner Hahn ist ein gutes Identifikationsmuster für Menschen, die in Angst leben, den Grund für ihre Angst jedoch nicht benennen können. Jedes kleine Geräusch, jeder unbekannte Gegenstand, jedes überraschende Ereignis erschreckt sie, und wie der kleine Hahn kennen sie nur eine einzige Abwehrstrategie: die Flucht.

Doch wovor flieht der kleine Hahn? Es scheint, als würde eine harmlose Maulbeere die fast in eine Tragödie mündende Geschichte in Gang setzen, aber dem ist nicht so. Die Antriebsfeder der Geschichte ist ein Missverständnis, ein falsch gedeutetes Phänomen, die Diskrepanz zwischen Ursache und Wirkung. Das Märchen zeigt anschaulich, was in einem solchen Fall passiert: Der Hahn läuft los, ohne Sinn und Verstand, und reißt dabei andere »Tiere« mit sich. Jeder wird ins Geschehen hineingezogen, ohne wirklich zu wissen, was genau geschieht. Die Tiere laufen und laufen, anstatt stehen zu bleiben und zu überprüfen, ob das, was man ihnen gesagt hat, auch stimmt. In der Geschichte wird nur der kleine Hahn gefragt, *warum* er rennt, danach lautet die Frage stets: »*Wohin* rennt ihr?« Darauf kann keines der Tiere eine Antwort geben; alle kennen nur den Grund (»Es regnet Kiesel«), nicht das Ziel. Kein Wunder, dass diesem Laufen nur ein Hindernis – eine tiefe Grube – ein Ende setzen kann. Die unkontrolliert ausufernde Reaktion muss unterbrochen werden.

Hier beginnt der zweite Teil des Märchens. Der kleine Hahn würde schon umkehren, ihm erscheint der Kieselregen als weniger bedrohlich als die unbekannte Tiefe, doch der Fuchs lässt ihn nicht: »Wir sind doch nicht losgelaufen, um jetzt umzukehren«, sagt er, und er hat Recht. Das Grundproblem des Märchens hat sich noch nicht gelöst: Auf die Angst und die irrige Wahrnehmung wurde keine adäquate Antwort gegeben. In der Grube muss eine neue Strategie entwickelt werden, damit die Spiral-struktur des Kettenmärchens die Geschichte zu ihrem Ausgangs-punkt zurückführt, an dem die Situation nicht mehr dieselbe sein kann wie zu Beginn. Das ist das strukturelle Gesetz des Ketten-märchens. Um weiterzukommen, müssen die Tiere zunächst ein-mal eine tiefe Grube überspringen. Wem das nicht gelingt, der muss lernen, sich zu schützen, und dann herausfinden, wie man aus der Grube hinausgelangen kann. Der Igel – der ebenfalls ein sehr gutes Identifikationsmuster für ängstliche Menschen darstellt – übernimmt in der Grubenszene zum einen die Rolle des klei-nen Hahns, zum anderen weiß er schon mehr als dieser: Er ist in der Lage, sich zu verteidigen. Die drei gefährlichsten Gegenspie-ler (Fuchs, Wolf, Bär) reißen genau deswegen von der »Kette« ab, weil sich ihr auserwähltes Opfer zusammenkauert, seine Sta-cheln aufstellt und sich nicht verletzen lässt. Da verschwinden die gefährlichen Gegner, lösen sich in Nichts auf.

Hier beginnt der dritte Teil des Märchens. Den Igel rettet eine frühere Lebenssituation, in der er dem Adler, der nun auftaucht, Gutes erwiesen hat. Es war eine Situation, in der er mutig sein *konnte* und *fähig* war, andere zu verteidigen. Indem er sich an diese Situation erinnert und sich damit seines eigenen Mutes und sei-ner Kompetenz rückversichert, gelangt der Igel schließlich aus der tiefen Grube.

Die Motive des Märchens illustrieren, wie sich ein Mensch fühlt, der in Angst lebt; zudem zeigen sie, wie man der Angst Einhalt gebieten kann. Kettenmärchen sind schon aufgrund ihres Aufbaus bestens dafür geeignet, dies zu verdeutlichen, bei Erwachsenen können sie daher erfolgreich zur Lösung von Panikerkrankungen angewandt werden. Bestimmte Motive, die im Kettenmärchen immer und immer wieder wiederholt werden, hinterlassen beim Leser oder Zuhörer einen besonders intensi-ven Eindruck. Im ersten Teil von *Es regnet Kiesel* wird mit jeder

Wiederholung des Dialogs zwischen den Tieren das krasse Missverhältnis zwischen (vermeintlicher) Ursache und Wirkung deutlicher. Wie andere Kettenmärchen auch schafft die Geschichte damit beim Leser oder Zuhörer die Basis dafür, über das Verhältnis von Ursache und Wirkung im eigenen Leben nachzudenken. Bezogen auf die Angst könnte dies bedeuten, sich zu fragen: Muss ich mich wirklich vor allem, was ich nicht kenne, so sehr fürchten?

Beachtenswert ist in dieser Art Märchen auch, wie genau sie die Grenzen eines Verhaltens markieren. Sie strapazieren eine Situation bis zum Äußersten und zeigen auf diese Weise, wie lange sich ein bestimmtes Verhalten fortsetzen und steigern lässt, bis der Punkt erreicht ist, an dem es nicht mehr weitergeht. Dann muss man umkehren – vorausgesetzt, man kann es noch.

Kettenmärchen sind am leichtesten zu verstehen, wenn wir sie als äußere Bilder eines einzigen Gefühls, eines bestimmten inneren Zustands betrachten, als Ausdruck einer seelischen Energie, die unaufhaltsam strömt, sich ohne Kontrolle ausbreitet, die man jedoch beherrschen oder unterbinden lernen muss. Ein solches unkontrollierbar erscheinendes Gefühl kann durch einen Verlust entstehen, durch eine falsche Handlung oder ein Versäumnis. Und natürlich auch aus Wut, Zorn, Verletztheit, Scham, Schuldbewusstsein und Angst. Gefühle oder innere Zustände, die auf quälende Weise ausufern oder sich im Kreis drehen, müssen gestoppt werden, und man muss lernen, in einen anderen Zustand zu wechseln. Das lehrt das Märchen *Es regnet Kiesel* diejenigen, die endlos »rennen, laufen«, ohne eigentlich selbst noch genau zu wissen, wovor sie davonlaufen.

➤➤ Wie hat die Gruppe mit dem Märchen gearbeitet? – ◄◄ Die subjektive Deutung des Märchens

Durch die Vorgespräche mit den Kindern und Jugendlichen weiß ich, dass sie noch nie Märchen erzählt bekommen haben, sondern sie bisher nur aus dem Fernsehen kennen. Als ich die Geschichte *Es regnet Kiesel* zu erzählen beginne, sind sie schon bei den ersten Sätzen überrascht. Sie erkennen sich wieder. Daher verlängere ich den Anfang des Märchens, die Beschreibung der Angst, ein wenig und erzähle so, dass ich auch die Kinder in die Geschichte einbinde. Ich erzähle ihnen, was ich gesehen habe, als sie an unserem Seminarort angekommen sind: wie sie sich umgeschaut haben, und dass ich überlegt habe, was sie wohl dachten und wovor sie vielleicht Angst hatten … Lachend identifizieren sie sich mit der einen oder anderen Aussage und kommentieren sie durch Zwischenrufe: »So war das gar nicht!« – »Dann erzähl du doch, wie es war!« – »Tatsächlich, so war es!« Auf diese Weise entsteht zwischen uns ein Gefühl der Sicherheit und des Vertrauens. Die Kinder entspannen sich, lehnen sich in ihren Sitzsäcken zurück. Sie wenden ihren Blick nicht von mir ab, und ich versuche, beim Erzählen jedes von ihnen anzusehen. Ab der Hälfte des Märchens sprechen sie die sich wiederholenden Passagen mit mir zusammen, ahmen die Stimmen der Tiere laut nach – so ist schon ein erstes gemeinsames Erlebnis geschaffen. Auch ihre Gesichter begleiten das Märchen: Mal spiegelt sich in ihnen Angst, mal Freude, mal Erleichterung.

Am Ende des Märchens frage ich, wem welches Tier am besten gefallen hat und warum. Die meisten wählen den kleinen Hahn und den Igel, drei von den Jungen benennen den Wolf, »weil er der Stärkste ist«. Danach erzählen sie auf meine Bitte hin, welche Szene ihnen am besten gefallen hat. Auf meine Frage, an welchem

Schauplatz sie sich am schlechtesten gefühlt haben, antworten sie einhellig: »In der Grube.« Es wäre aber noch verfrüht, mit diesem Schauplatz zu arbeiten, daher frage ich sie, ob sie sich erinnern, wovor sich der kleine Hahn erschrocken hat. Sie sagen, weil es Kiesel geregnet habe. »Und war das wahr?«, will ich wissen. Sie stutzen einen Augenblick. Am schnellsten reagiert der 16-jährige Junge: »Nein, das war nicht wahr! Das hat er nur geglaubt!« Der 10-jährige Junge schließt sich ihm an: »Eigentlich sind Maulbeeren vom Baum gefallen!« Sie lachen.

Ich frage sie, ob es schon vorgekommen sei, dass sie sich vor etwas erschrocken haben, bei dem sich dann herausstellte, dass es gar nicht so angsteinflößend war. Sie nennen Beispiele aus ihrer frühen Kindheit: Schatten, Hunde, unbekannte Geräusche, seltsame Geschmäcker. Sie lachen laut übereinander und über sich selbst.

»Und wovor habt ihr in letzter Zeit Angst gehabt?«, frage ich. Die beiden kleineren Kinder (fünf und acht Jahre alt) bleiben auf der Ebene von »Schatten, Hunden und seltsamen Geschmäckern«, drei von den älteren sagen: »Davor, dass meine Mutter nicht nach Hause kommt.« Das 15-jährige Mädchen ruft dazwischen: »Na, ich habe gerade davor Angst, dass sie nach Hause kommt.« Ich

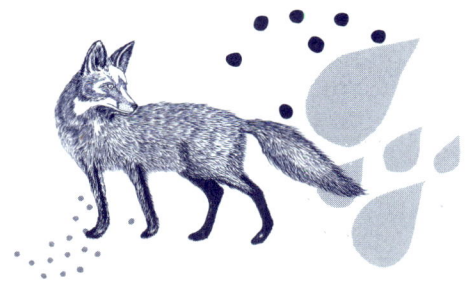

sehe die weit aufgerissenen Augen der Kleineren und entscheide sofort, die Kinder am nächsten Tag in zwei Gruppen aufzuteilen und getrennt mit den unter und über Zehnjährigen zu arbeiten. Auf die Äußerung des Mädchens gehe ich nicht weiter ein, deute nur kurz an, dass wir am folgenden Tag darüber sprechen würden, sie solle nicht vergessen, was sie sagen wollte.

Als Nächstes schlage ich ein Spiel vor, die Kinder willigen mit Freude ein. Da sie einander noch nicht kennen, möchte ich, dass wir eine Namenskette bilden und beginne das Spiel. Das erste Kind nennt seinen Namen, das zweite wiederholt ihn und nennt den eigenen Namen dazu usw. Dann wird die Kette in umgekehrter Reihenfolge wieder aufgelöst. Wer den Namen seines Nachbarn noch weiß, darf aus der Kette ausscheiden. Das wiederholen wir ein paarmal, dann spielen wir ein bekanntes ungarisches Spiel mit dem Namen *Die Schlange rollt sich ein,* bei dem es darum geht, dass sich die Kinder, die sich in einer Kette aneinanderklammern, zu einer Spirale zusammenrollen und dann wieder aufrollen, während sie singen: »Die Schlange rollt sich ein, will ein Strudel werden – der Strudel rollt sich auf, will eine Schlange werden.«

Beide Spiele spiegeln die Struktur des soeben gehörten Kettenmärchens wider und bringen diese Struktur auf eine physische Ebene. *Die Schlange rollt sich ein* macht den Kindern großen Spaß, sie wollen gar nicht aufhören. Auch ich rolle mich mit ihnen ein und aus. Als ich sehe, dass sich alle wohlfühlen, rufe ich plötzlich: »O weh, o weh, es regnet Kiesel!« Für einen Augenblick erstarren sie, schauen in den Himmel hoch, dann lachen sie. Unter lautem Gelächter werfen sie sich auf einen Haufen.

Ausgelassen und gut gelaunt hüpfen wir zum Abendessen – wie die Hasen in den Märchen.

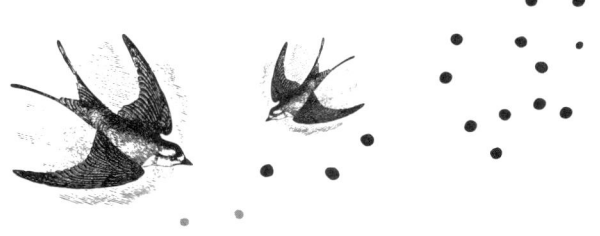

ZWEITER TAG –
ICH-KRAFT UND ICH-VERTEIDIGUNG

Als die Kinder mich am nächsten Morgen sehen, fragen sie sofort:
»Erzählst du uns heute auch etwas? Wann?« Ich erwarte sie mit
einem Märchen aus Malta im Gruppenzimmer. Zuerst kommen
die Kleinen, dann die Großen. Sie lassen sich auf die Sitzsäcke
fallen, und ich beginne zu erzählen:

Die fürchterliche Eisenziege

Eine Mutter sagte eines Tages zu ihrem Kind: »Ich gehe zum Waschen an den Bach hinunter, du aber bleib im Haus, lass niemanden herein, sonst kommt die Ziege, die ein Maul aus Eisen hat und deren Zunge wie ein Schwert schneidet.«

Doch das Kind gehorchte nicht, es ging auf den Hof hinaus, die Tür aber ließ es offen stehen. Als es ins Haus zurückgehen wollte, erblickte es dort die Eisenziege, die zu ihm sagte: »Ich bin die fürchterliche Eisenziege, wenn du eintrittst, reiße ich dich in Stücke.«

Das Kind brach in Tränen aus.

Da kam gerade eine alte Frau des Weges, das Kind tat ihr leid, und sie sagte, sie würde ihm für drei Scheffel Weizen helfen. Sie klopfte an, doch die Eisenziege rief: »Ich bin die fürchterliche Eisenziege, wenn du eintrittst, reiße ich dich in Stücke.«

Die alte Frau ging sofort weiter, sie verzichtete sogar auf den Weizen.

Das Kind aber weinte bitterlich. Da kam ein alter Mann des Weges, auch ihm tat das Kind leid, und er wollte ihm im Tausch für vier Laibe Käse helfen. Er klopfte an, doch die Eisenziege rief hinaus: »Ich bin die fürchterliche Eisenziege, wenn du eintrittst, reiße ich dich in Stücke.«

Auch der alte Mann ging sofort weiter, sogar den Käse wollte er nicht mehr haben.

Da flog ein kleiner Vogel herbei. Auch ihm tat das Kind leid, und er sagte, er würde ihm helfen für drei Laibe Brot. Er ging zur Tür, klopfte an und fragte:»Wer ist da drin?«

»Ich bin die fürchterliche Eisenziege, wenn du eintrittst, reiße ich dich in Stücke.«

Daraufhin stampfte der kleine Vogel mit seinem winzigen Beinchen auf und sagte:»Und ich zwicke dich so fest, dass dir Hören und Sehen vergeht!«

Die fürchterliche Eisenziege erschrak so sehr, dass sie sofort wegrannte. Der kleine Vogel aber bekam das Brot, um das er gebeten hatte.

Und was ist uns geblieben?

Dieses schöne Märchen.

 ## Warum habe ich dieses Märchen gewählt? –
Die objektive Deutung des Märchens

Dieses Märchen beherrschen die Gefühle der Aggression und Angst. Wir sind Zeugen einer beklemmenden Lebenssituation: Eine Eisenziege hat das Haus besetzt und erlaubt seinem Besitzer – der noch dazu ein Kind ist – nicht, nach Hause zu kommen. Eine der faszinierenden Techniken der Tiermärchen besteht darin, dass sie Gefühle in Bilder umwandeln, noch dazu auf sehr geschickte Weise. So können wir beispielsweise in diesem Märchen aus Malta die Entstehung von Angst und Aggression beobachten: Ein furchteinflößender Aggressor vertreibt ein Kind aus seinem eigenen Zuhause. Wenn wir die Situation aber genauer betrachten, dann stellt sich heraus, dass hier keine Rede von Vertreibung ist. Das Kind hat das Haus *trotz der Ermahnung* seiner Mutter verlassen, es hat vergessen, die Tür zuzuschließen, die »fürchterliche Eisenziege« hingegen hat nur darauf gewartet! Ruckzuck zieht sie ein und kann es kaum erwarten, jeden in Stücke zu reißen, der sie dort herauslocken möchte. Am erschreckendsten wirkt, dass sie aus Eisen ist: unverrückbar, hartnäckig und unbeugsam.

Ich habe dieses Märchen für den zweiten Tag unserer gemeinsamen Arbeit ausgewählt, weil es eine ausgezeichnete Grundlage für die Konfrontation mit dem Gefühl der Aggression und die Ausarbeitung von Überlebenstechniken, Verteidigungsstrategien in einer furchteinflößenden Situation darstellt. Eigentlich zeigt es mithilfe von Bildern jenen psychologischen Prozess, bei dem ein furchtbar starkes Gefühl sich in uns breitmacht und Macht über uns gewinnt. Dieses hartnäckige Gefühl kann Angst sein, Beklemmung, vorübergehende Handlungsunfähigkeit, nervliche Überbeanspruchung, aber auch das Fehlen von etwas – also alles, was uns hindert, aktiv zu werden und für uns selbst einzutreten. In der Tat eine »fürchterliche Eisenziege«. Dennoch löst sich die erschreckende Situation in dem Märchen ganz einfach: Es kommt ein kleiner Vogel, der nicht vor der Drohung der Eisenziege erschrickt, vor ihren Worten nicht zurückweicht, sondern sich verteidigt. Er stampft sogar mit seinem »winzigen Beinchen« auf und vertreibt damit den Schrecken. Er kommt aus der Luft, bringt Leichtigkeit mit, gute Laune, schwebt über den Dingen. Und statt zu erschrecken und den Rückzug anzutreten, gibt er der Eisenziege (also der Angst) entschlossen Widerworte. Statt fortzulaufen, vertreibt er sie. Auch wir müssen aufstampfen und uns für unser Leben einsetzen. Uns verteidigen. Vorwärtsgehen statt uns zurückzuziehen.

Wie hat die Gruppe mit dem Märchen gearbeitet? – Die subjektive Deutung des Märchens

Ein Tiermärchen kann bei der Gruppenarbeit mehrere Funktionen haben. Einerseits lassen Tiermärchen sich gut als eine Art »Erste Hilfe« einsetzen, weil sie meist kurz und pointiert sind und daher die Zuhörer zu plötzlicher Einsicht und schnellen Erkenntnissen führen. Darüber hinaus eignen sie sich auch, um moralische Fragen zu thematisieren. Man kann mit ihrer Hilfe über bestimmte menschliche Schwächen oder den moralischen Zustand einer Gemeinschaft reden und dabei zu einem gemeinsamen Standpunkt gelangen oder Kritik formulieren. Tiermärchen können bei der Lösung von Spannungen, Ängsten und Beklemmungen eine große Rolle spielen, ebenso, wenn es darum geht, Kraft und Mut für eine anstehende Veränderung zu finden. Tiermärchen verdanken ihre besondere Wirkung nicht nur der im Abschnitt »Die Kraft der schöpferischen Fantasie« bereits erwähnten Trance, die sich beim Zuhören einstellt. Sie beziehen ihre Kraft auch aus den unanfechtbaren moralischen Wahrheiten, die sie transportieren, und nicht zuletzt auch aus der uralten Beziehung zwischen Mensch und Tier. In früheren Zeiten war diese Beziehung nicht nur symbolisch, sondern ganz konkret und praktisch. Viel mehr Menschen als heute lebten eng mit Tieren zusammen, die ihnen als anschauliches Beispiel dienten.

Zu den Qualitäten der Tiere, die in den Geschichten auftauchen, kann jeder Leser oder Zuhörer eine Beziehung entsprechend seiner persönlichen Reaktionsmuster aufbauen. Bei der märchentherapeutischen Arbeit betrachten wir die Tiere als diejenigen, die über das Wissen und die Fähigkeiten verfügen, die zu fördern oder aber zu vernachlässigen sind. Zugleich versehen wir die Tiere auch mit einer Art »lehrender« und »beschützender« Funktion. Eine therapeutische Möglichkeit der Tiermärchen besteht darin, sich anzuschauen, was wir von den Tieren über die moralische Lehre hinaus lernen können. Die einfachsten Fragen in diesem Zusammenhang lauten: Was lehrt uns dieses Tier? Welche Kraft verkörpert es? Es gibt so viele Möglichkeiten, wie es Tiere gibt. Kindern erzähle ich häufig Tiermärchen mit dem Ziel, eine Beziehung herzustellen, ihr Selbstvertrauen, ihre Fähigkeiten zu festigen sowie den Respekt vor dem Leben – dem eigenen und dem Leben anderer – zu stärken. Nachdem ich das Märchen erzählt habe, folgt immer eine Gruppenarbeit, bei der wir Bekanntschaft mit den nachahmenswerten Fähigkeiten und Kenntnissen der Tiere machen. Auch jetzt gehen wir so vor. Mit den vier kleinen Kindern spielen wir nach dem Gespräch (wem hat was/wer im Märchen am besten gefallen und wer/was nicht?) die Geschichte nach. Alle wollen die fürchterliche Eisenziege sein. Ich mag diese instinktive kindliche Lösung: genau den Darsteller zu spielen, der sie mit Angst erfüllt. Sie spielen die Eisenziege glaubhaft; ich vermute, dass sie einander mit realen Äußerungen und Gesten erschrecken, die sie zu Hause gehört und gesehen haben. Sie drohen, blecken die Zähne, knurren – wir anderen hingegen fürchten uns »dort draußen« als Kind, alte Frau und alter Mann. Alle Kinder wollen das Spiel wiederholen. Ich erlaube es ihnen. Bei der dritten Wiederholungsrunde lässt die Aggression der Eisenziege spürbar nach. Ich frage die Kinder, wer das Vögelchen sein möchte. Dazu erzähle ich den abschließenden Teil des Märchens noch einmal. Auch jetzt baue ich eine neue Szene ein – genauer gesagt, erweitere ich die Geschichte: Ich erzähle, wie sich der kleine Vogel darauf vorbereitet anzuklopfen. Er zupft sich die Federn zurecht, reibt sich den Schnabel, bis er glänzt, und macht ein paar ermutigende Turnübungen. Ich zeige den Kindern, wie. Das gefällt ihnen sehr, sie beginnen mich nachzuahmen. Den größten Erfolg hat das Aufstampfen mit dem Fuß. Diese Bewegung ist unter energetischem Gesichtspunkt sehr spannend, im Grunde begleitet sie den Entschluss, für sich selbst einzustehen. Die Vögelchen-Szene macht den Kindern viel mehr Spaß als jene mit der Eisenziege. Sie bitten mehrfach um Wiederholung. Als das Ganze beginnt, in ein Herumalbern überzugehen, frage ich sie, welche Szene des Märchens wir wohl ausgelassen, noch nicht gespielt haben. *Sie wissen es nicht.* Auch das mag ich. In der Märchentherapie erlebe ich häufig, dass die Zuhörer – seien es Erwachsene oder Kinder – sich an genau jenes Motiv des Märchens nicht erinnern, das die Lösung für ihr Leben bedeuten würde. »Na, als die Eisenziege flüchtet!« Das Nachspielen dieser Szene ist kathartisch. Die Kinder jagen die flüchtende Eisenziege in mehreren Runden ganz bis zum Zaun. Wir beenden die Sitzung, indem wir Fangen spielen. Wir rennen auf dem Hof umher, bis uns die Puste ausgeht.

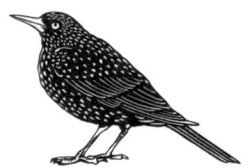

Die Großen kommen einander schubsend an. Jemand hat die Schokolade eines Mädchens aufgegessen, keiner gibt es zu. Ich sage, sicher treibe eine fürchterliche Eisenziege in der Gegend ihr Unwesen, nur sie könne es gewesen sein. Ich frage sie, ob sie sich diese Eisenziege vorstellen können. Sie gruseln sich und rufen durcheinander, wie die Eisenziege aussehen könnte. »Ich kenne sogar ein Märchen über sie«, sage ich. »Darf ich es erzählen?« Auf einen Schlag ist die Schubserei zu Ende, sie strecken sich in den Sitzsäcken aus, hören still zu. Die fürchterliche Eisenziege spaziert dort um uns herum, stößt jeden mit ihren Hörnern. Ich sehe, dass die Jugendlichen tief berührt sind, und weiß, dass es in solchen Situationen leicht ist, Fragen zu stellen, die ihre persönliche Realität betreffen. In anderen Situationen tue ich das auch, doch jetzt will ich ganz bewusst ein bisschen weiter ausholen, damit sie nicht vor ihren eigenen Antworten erschrecken. Am Ende des Märchens frage ich:»Was hättet ihr im Tausch dafür haben wollen, dass ihr die Eisenziege vertreibt?« Es gelingt mir, sie mit der Frage zu überraschen. Ihnen fällt keine Antwort ein. Wir erinnern uns, um was die alte Frau, der alte Mann und der kleine Vogel gebeten haben. Sie lachen leise, was für alberne Sachen das seien, dann fangen sie an aufzuzählen, was sie hätten haben wollen. Am beliebtesten sind Geld, Handy und Laptop.»Was würdet ihr mit dieser Eisenziege machen?« In die Luft sprengen, abstechen, anzünden, schlagen – die aggressiven Lösungsvorschläge schwirren nur so durch die Luft. Ich lasse sie unkommentiert. Als die Jugendlichen keine gewalttätigen Lösungsvorschläge mehr parat haben, sage ich lachend, der kleine Vogel habe das Problem doch viel einfacher gelöst. Er hat keinen Sprengstoff benutzt, auch kein Feuer und kein Schwert … »Tatsächlich! Wie ist das denn möglich?« Sie wundern sich.»Was kann dieses Vögelchen?«, frage ich. Sie antworten alles Mögliche, schließlich fällt dem jüngsten Mädchen auf:»Na, es erschrickt nicht vor der Eisenziege.«

Ich erinnere sie daran, was sie alles am Tag zuvor aufgezählt haben, als wir über ihre Ängste sprachen. Sie wundern sich, dass ich mich an jedes ihrer Worte erinnere. Dann werden weitere Ängste genannt: vor Drogen, Kriminalität, Rache, Misshandlung, Hass, Streit.

Die Zeit ist gekommen, um die Eisenziege ins Innere der Jugendlichen zu bringen. Ich frage sie, ob es ihnen schon einmal passiert sei, dass diese Gefühle ihr Herz derart eingenommen hätten, dass sie sich nicht von ihnen befreien konnten. Sie nicken.

Statt einer genauen Schilderung bitte ich sie darum, das entsprechende Gefühl heraufzubeschwören.

An den sich verfinsternden Blicken erkenne ich, dass es jedem von ihnen gelungen ist. »Jetzt stellt euch vor, dass dieses Gefühl eure Eisenziege ist! Würden jetzt Sprengstoff, Waffen, Zündhölzer wohl helfen?« Sie wiegen den Kopf, antworten nicht. »Wie könnte man diese Eisenziege wohl von dort vertreiben?« Es ist der Heavy-Metal-Rocker, der am schnellsten antwortet: »Also, dazu wäre der kleine Vogel zu wenig!« Die anderen lachen. Dann gebe ich ihnen ein aus Pappe ausgeschnittenes farbiges Herz in die Hand. Sie sollen daraufschreiben, was notwendig wäre, damit dieses Gefühl − die Eisenziege − aus ihnen verschwindet. »Auch ein einzelnes Wort reicht.« Das Vorlesen ist freiwillig. Alle lesen vor.

»Vergebung.«

»Umarmung.«

»Mut.«

»Vergebung.«

»Liebe.«

»Wenn meine Mutter nach Hause käme.«

»Kraft.«

»Wenn mich jemand lieben würde.«

»Wenn ich nicht wütend wäre.«

»Wenn mich meine Mutter lieben würde.«

»Vergebung.«

Ich bitte um das letzte Herz: »Wenn meine Mutter nach Hause käme.« Ich erinnere die Jugendlichen daran, dass am Vortag eines der Mädchen genau das Gegenteil behauptet hat. »Mit wem seid ihr einer Meinung?« Sie zögern, einigen sich dann darauf, dass beides stimmt. Es wäre gut, wenn die Mutter nach Hause käme. Und auch, wenn sie nicht käme. »Es wäre gut, denn dann würde sie leckere Sachen kochen.« − »Und es wäre schlecht, weil wir ständig streiten würden.« Sie zählen die Argumente pro und kontra auf. Beides hält sich die Waage.

»Bei unserem Gespräch ist mir eine Geschichte eingefallen. Morgen erzähle ich euch, was mit dem Baum passiert ist, der einmal die geheime Tür seines Herzens geöffnet hat. Ihr könnt bei dem Märchen auch mitreden. Kommt ihr?«

Ihre Augen glänzen, aber ich spüre, dass sich in ihrem Körper infolge unseres Gesprächs Energien angesammelt haben, die jederzeit explodieren können. Ich öffne die Tür. Sie rennen nach draußen und stürzen sich auf das Trampolin. Bis zum Abendessen springen sie.

»Ich hätte noch fragen können, wer die Schokolade gegessen hat«, fällt mir ein.

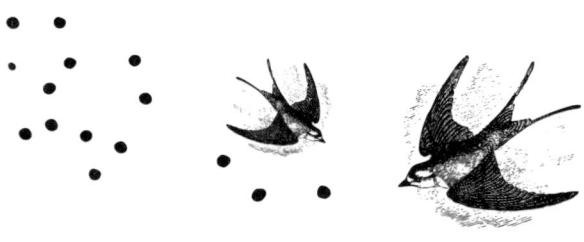

DRITTER TAG –
VERTRAUENSBILDUNG UND VERGEBUNG

Morgens beginnen wir den Tag mit einem Eröffnungsritual, bei dem alle anwesend sind. Hier besprechen wir, was für den Tag geplant ist, wer welche Aufgabe hat, dann erzähle ich ein Märchen, das die Kinder und Jugendlichen auf die bevorstehenden Aufgaben einstimmt. Bei der Planung des therapeutischen Programms fiel mir ein, dass neben den Kettenmärchen und den Tierfiguren der Baum eine wichtige Rolle spielen könnte, als universales Symbol, um das sich die zehntägige Arbeit gut aufbauen ließe. In der Natur ist vielleicht der Baum am ehesten der Situation und den Möglichkeiten der Gefängnisinsassen vergleichbar: Er steht reglos, zugleich ist er in der Lage, sowohl seine Wurzeln als auch seine Laubkrone zu stärken, zu erneuern, wachsen zu lassen. Diese Art von innerem Wachstum brauchen besonders Menschen, die ein neues Leben beginnen möchten, sich zugleich aber nicht von ihrem Platz wegbewegen können. In die Planung des Seminars habe ich alle Ereignisse im Zusammenhang mit dem Leben der Bäume einbezogen – die auf dem Baum lebenden Vögel, die Wurzeln, die Laubkrone, die Blätter, Nester und Schädlinge. Jede Familie suchte sich einen Baum aus, und dieser Baum wurde für die zehn Tage ihr Familienname. Sie zeichneten Familienstammbäume und eigene Lebensbäume. Beschäftigten sich mit ihren Wurzeln, dem Nest der Familie, den Schädlingen, die die Bäume befielen, und den Helfern der Bäume. »Wir wurden Bäume, weil unsere Wurzeln, solange wir im Gefängnis eingesperrt sind, an den Boden gebunden sind, doch unser Stamm ist stark, hält alles aus, und unsere Zweige und Blätter können sich ausstrecken, wachsen, frei wie unsere Fantasie. In der Fantasie können wir zu Hause sein«, schrieb eine der inhaftierten Frauen in ihrem Bericht. In unsere gemeinsame zehntägige Arbeit beziehe ich auch die Bäume des Gartens ein, wir pflanzen sogar welche. Ich habe zahlreiche Geschichten, Lieder und Spiele zusammengesucht, in denen Bäume und Vögel vorkommen. Im Laufe unseres Seminars streue ich sie ein, wenn es mir jeweils passend erscheint.

Am dritten Tag erzähle ich das afrikanische Märchen, das ich den Jugendlichen bereits am Vortag versprochen habe. Vorher unterhalten wir uns zur Einstimmung darüber, welche Probleme sich mit dem Baum ergeben könnten, den sie sich ausgesucht haben. Alle melden sich zu Wort: Er kann vertrocknen, von Schädlingen befallen werden, etwas nagt an seinen Wurzeln, ein Blitz schlägt ein, Sturm oder Hagel verwüsten ihn, er erfriert, verbrennt, trägt keine Früchte, wird gefällt, bricht entzwei oder wird krank. Ich bitte die Jugendlichen, ihr »Baum-Selbst« auch unter diesem Gesichtspunkt zu untersuchen. Was geschieht, wenn sie vertrocknen, wenn Schädlinge sie befallen, sie erfrieren, verbrennen, entzweibrechen usw.? Die inneren Bilder lassen sie blass werden. »Mir ist dazu eine Geschichte eingefallen. Darf ich sie erzählen?«, frage ich und füge hinzu, dass ich die Geschichte nicht zu Ende erzählen werde, weil es ihre Aufgabe sein wird, sie zu beenden.

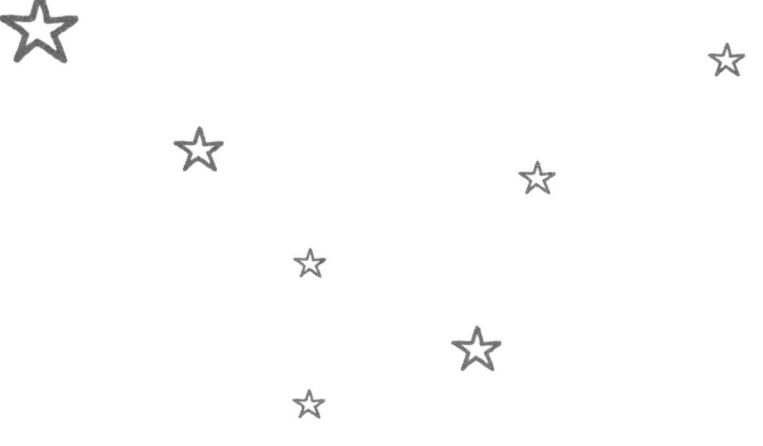

Das geheime Herz der Bäume

Es geschah einmal irgendwo in Afrika, an einem furchtbar warmen Tag, dass der Hase in der heißen Wüste nach Nahrung suchte. Nach einer Weile wurde die Luft so heiß, dass er gar keinen Hunger mehr verspürte, sondern sich eher nach kühlem Schatten sehnte. Doch er fand keinen schattigen Fleck und schleppte sich zunehmend hoffnungslos durch den heißen Sand.

Als der Hase die Suche und damit sein ganzes Leben schon fast aufgegeben hatte, erblickte er in der Ferne auf einmal einen Mangobaum. Er nahm alle Kraft, die ihm geblieben war, zusammen und kroch bis zu dem Baum, unter dessen Krone er eine wunderschöne schattige Wiese fand. Der Hase trat unter dem Mangobaum an den Rand des Schattens, verbeugte sich und fragte höflich: »Lieber Baum, erlaubst du mir, dass ich mich in deinem Schatten niederlasse?« Der Baum antwortete: »Natürlich, mein Freund.« So ließ sich der Hase in den Schatten fallen und fing gerade an, sich wohlzufühlen, als die Sonne am Himmel weiterwanderte und erneut dorthin schien, wo der Hase lag. Da stand das Häschen auf, verbeugte sich und fragte: »Lieber Baum, erlaubst du mir, dass ich ein wenig näher an dich heranrücke?« »Aber natürlich«, antwortete der Baum, »komm nur.« Der Hase bedankte sich, rückte näher an den Baum heran, und alles wäre gut gewesen, wenn nicht sein Rücken plötzlich fürchterlich zu jucken begonnen hätte. »Lieber Baum!«, sprach er wieder. »Erlaubst du mir, dass ich meinen Rücken an deinem Stamm reibe?« Der Baum antwortete freundlich: »Natürlich, mein Freund.« Der Hase bedankte sich erneut von ganzem Herzen.

Nach einer Weile sagte der Baum: »Häschen, du bist das erste Geschöpf, das sich mit einer solchen Achtung und Wertschätzung an mich gewandt hat und so schön mit mir gesprochen hat. Im Tausch zeige ich dir das geheime Herz der Bäume.«

Da ragte aus dem Baumstamm eine Tür heraus, öffnete sich, und der Hase spazierte hinein. Dort drinnen erblickte er einen so wundervollen Garten, wie er noch nie in seinem Leben einen gesehen hatte. Alles leuchtete in strahlendem Licht. Durch den Garten floss ein kleiner Bach, auf seinem Grund glitzerten goldene und silberne Perlen, und ganz hinten, im tiefsten Winkel des geheimen Herzens des Baumes, schimmerten Unmengen von Schätzen und Edelsteinen. Die Bäume des Gartens boten zauberhafte Früchte, und die unter den Schätzen fast zusammenbrechenden Sträucher erstrahlten in Tausenden von Farben. Der Hase hätte sie gern berührt, tat es aber nicht. Er setzte sich ins Gras und weidete seine Augen an ihnen, konnte gar nicht genug von der Schönheit des geheimen Herzens bekommen. Alles verströmte Frieden und Ruhe.

Als er sich genug an allem erfreut hatte, stand er auf, verbeugte sich und nahm Abschied. Der Baum verabschiedete sich mit folgenden Worten von ihm: »Mein Freund, ich möchte dir ein Geschenk machen. Such dir von meinen Schätzen etwas aus, das dir gefällt.«

Der Hase hüpfte in seiner Freude hin und her, suchte sich dann einen Ring aus, auf dem ein Rubin glänzte, und zog ihn auf sein Schwänzchen. Er bedankte sich für alles und versprach dem Baum, niemandem zu erzählen, was er gesehen hatte.

Auf dem Heimweg des Häschens lag die Hyäne auf der Lauer und erblickte sogleich den glitzernden Ring auf seinem Schwänzchen.

Sie drohte ihm, dass sie ihn töten würde, wenn er nicht erzählte, woher er ihn hatte. Der Hase fürchtete um sein Leben und verriet der Hyäne, wie er an den Ring gelangt war. Die Hyäne aber rannte sofort zu dem Mangobaum und bat ihn zuckersüß, sich in seinen Schatten setzen zu dürfen, näherrücken zu dürfen und ihren Rücken an seinem Stamm reiben zu dürfen. Der Baum war überrascht, erlaubte es ihr jedoch, öffnete ihr sogar sein geheimes Herz.

Sowie sich die Tür öffnete, sprang die Hyäne ungestüm in den Garten und richtete dort drinnen eine schreckliche Verwüstung an. Sie brach die Zweige ab, zertrampelte die Blumen, spuckte in das Wasser des Baches; überall, wo sie entlangging, schlug sie alles kurz und klein. Das tat dem Baum weh, doch er sagte kein Wort. Da rannte die Hyäne in den innersten Winkel des geheimen Herzens und begann an den Schätzen zu zerren. Sie hängte sich Gold, Silber und Diamanten um, ihre Ohren, der Schwanz, die Pfoten, ja der ganze Körper war von glitzernden Edelsteinen bedeckt.

Als der Baum das Gefühl hatte, den Schmerz nicht weiter ertragen zu können, beschloss er, die Tür seines Herzens zu schließen und nie wieder jemandem zu öffnen. Die Hyäne war weit weg von der Tür, bemerkte jedoch, dass sie sich zu schließen begann.

Sie ging auf sie zu, doch die Tür schloss sich weiter. Die Hyäne versuchte, sich ihr zu nähern, doch wegen der vielen Edelsteine, die sie sich umgehängt hatte, konnte sie sich kaum bewegen. Die Tür aber schloss sich, schloss sich und schloss sich …

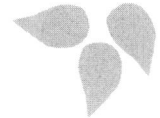

An diesem Punkt forderte ich die Jugendlichen auf, die Geschichte zu Ende zu erzählen.

Warum habe ich dieses Märchen gewählt? –  Die objektive Deutung des Märchens

Obwohl ich das afrikanische Volksmärchen *Das geheime Herz der Bäume* eigentlich erst etwa für den sechsten Tag eingeplant hatte, zog ich es vor, weil es gut an die Geschehnisse des Vortags anknüpfte. Dieses Märchen handelt nämlich von Vertrauen und Vertrauensbruch. Und davon, wie wir umgehen mit den Verletzungen, die ein anderer Mensch oder ein Ereignis uns zufügt. Verrat, Habgier, Freundschaft, ein gebrochenes Versprechen, Lebensgefahr, Vertrauen und Enttäuschung – der Horizont der Emotionen ist in diesem Märchen weit. Gibt es für den Baum die Möglichkeit zu vergeben und die Dinge in Ordnung zu bringen? In der ursprünglichen Fassung des Märchens bleibt die Hyäne im Baum gefangen und stirbt, der Baum öffnet niemals mehr jemandem sein Herz. Beim Erzählen lasse ich das Ende offen, weil ich möchte, dass jeder Jugendliche die Geschichte nach seinem eigenen individuellen Muster, basierend auf seiner Lebenserfahrung und individuellen Bewältigungsstrategie, beenden kann. Ich wähle diese Vorgehensweise nicht zum ersten Mal. Inzwischen verfüge ich über mehr als 1000 Varianten für das Ende, und keine gleicht der anderen.

Wie wurde das Märchen zu einer heilenden  Geschichte? – Die subjektive Deutung des Märchens

Die Jugendlichen hören angespannt zu. Ich habe diese Geschichte schon oft in therapeutischen Gruppen und Kursen erzählt, aber noch nie übte sie auf meine Zuhörer eine derartige Wirkung aus wie jetzt. Die Jugendlichen vergessen fast zu atmen. Als die Hyäne die fürchterliche Zerstörung im geheimen Herzen des Baumes anrichtet, versinken die Mütter regelrecht in ihren Sitzsäcken. Die Kinder beugen sich nach vorn, gespannt auf das Ende des Märchens. Alle verdrehen die Augen, als ich verstumme …»Nicht doch, erzähl weiter!«

Sie bekommen Buntstifte und Papier, und ich bitte sie aufzuschreiben, wie sie das Märchen beenden würden. Sie dürfen auch zeichnen. Die fünf Familien kauern sich um fünf Tische, sie arbeiten konzentriert. Drei kleine Kinder können noch nicht schreiben (oder wollen es nicht), sie gehen in den Garten hinaus und diktieren ihren Müttern das Ende des Märchens, dann fangen sie zu zeichnen an. Eine der Mütter erinnert sich so an diesen Tag: »An einem Tag mussten wir ein lehrreiches Märchen beenden, das Ildikó, die Seminarleiterin, begonnen hatte. Das Märchen erzählte von einer Hyäne, einem Hasen und einem Baum und von dem geheimen Herzen des Baumes. Es handelte von der Habgier, was genau dazu passt, dass wir jetzt im Gefängnis sitzen.«

Als sie fertig sind, liest jeder sein eigenes Ende vor. Die Mütter identifizieren sich alle mit der Hyäne, die Kinder mit dem Baum. Drei Mütter schließen das geheime Herz des Baumes und sperren damit die Hyäne ein; zwei Mütter beenden das Märchen so, dass die Hyäne dem Baum alles zurückgibt und um Verzeihung bittet, der Hase hingegen Ordnung schafft. Beim Märchenende der Kinder gibt es kaum eine Spur von Optimismus. Von Vergebung – ausgenommen einen Fall – schon gar nicht.

14-jähriges Mädchen: Die Tür schloss sich, und die Hyäne schlug fest dagegen. Und als der Baum zu sterben begann, verschwand das Wasser, die Bäume trockneten aus, und das ganze Eden ging ein, und wie draußen die Wüste, so wurde das Herz des Baumes. Die Hyäne wusste nicht, was sie machen sollte, wohin sie in ihrer Qual fliehen sollte, sie sorgte sich auch darum, was jetzt passieren würde, dass sie verhungern und verdursten müsste.

Sie dachte nach und beschloss, dort, wo der Bach gewesen war, ein riesiges Loch zu graben und sich hineinzulegen, damit sie eine würdige Ruhestätte hätte. Und sie grub ein riesengroßes Loch, und wenn sie nicht gestorben ist, dann sitzt sie da noch heute.

12-jähriges Mädchen: Und die Hyäne gelangte mit Mühe und Not aus dem Herzen des Baumes. Aber der Baum wusste, dass die Hyäne, wenn er das Tor seines Herzens nicht schloss, zurückkehren würde. So schloss der Baum also das Tor seines Herzens bis ans Ende seines Lebens. Die Hyäne lebte glücklich weiter. Auch das Häschen war glücklich, obwohl es nicht wusste, was die Hyäne getan hatte. Aber es meinte, etwas Gutes!

16-jähriger Junge: Die Tür schlug zu, als die Hyäne den Kopf durchsteckte, und da sagte sie: Lass mich gehen, und ich verspreche dir, ich werde niemals wieder gierig sein. Und da ließ der Baum sie gehen.

15-jähriges Mädchen: Die Hyäne rannte und rannte, rannte ganz schnell, und das Herz des Baumes verschloss sich immer mehr. Der Baum verschloss langsam sein Herz, und die Hyäne konnte nicht herauskommen. Da schwor sie, nie wieder gierig zu sein, und wollte die vielen Schätze nicht mehr. Der Baum aber schwor sich, den schönen Worten nicht mehr zu glauben.

8-jähriger Junge: Die Hyäne bleibt mit den Schätzen im Baum stecken, und nach einer Weile werden sie ihr langweilig. Der Baum ist schmerzvoll traurig. Das Häschen geht zum Baum zurück, legt die Schätze wieder an ihren Platz, gibt dem Baum Wasser und pflegt ihn, damit er nicht traurig ist.

9-jähriges Mädchen: Die Hyäne gelangte aus dem Baum. Sie glaubte, der Baum hätte sich nur einen Spaß mit ihr gemacht, doch die Schätze flogen in den Baum zurück. Das Häschen ging zum Baum, gab ihm zu trinken, pflegte und umarmte ihn.

10-jähriger Junge: Die Hyäne lief vom Baum weg und ging nie wieder zurück. Die Schätze fielen nach und nach von ihr ab.

5-jähriges Mädchen: Die Hyäne blieb drinnen, weil sich das Herz des Baumes geschlossen hat.

7-jähriges Mädchen: Der Baum hatte eine Hand und schmiss die Hyäne hinaus. Das Häschen kam und trug die gestohlenen Schätze zurück, danach aber pflegte es den Baum.

13-jähriger Junge: Der Baum war sehr freundlich, die Hyäne sehr herzlos. Der Baum schloss seine Tür, und die Hyäne starb. Für den Baum war es schlimm, dass die Hyäne ihn hereingelegt hatte, das tat ihm sehr weh. Der Baum starb auch, weil die Hyäne seine Zweige abgebrochen und nicht aufgepasst hatte, wohin sie getreten war. Der vertrocknete Baum stand dort in der Wüste, in ihm die tote Hyäne, bis sie endgültig starben.

16-jähriges Mädchen: Die Tür schloss sich und schloss sich, schloss sich immer weiter, und die Hyäne erreichte sie einfach nicht. Schließlich schloss sich die Tür ganz, und die Hyäne blieb da und gelangte nicht hinaus. Sie dachte sich, sie würde in Reichtum leben, doch die Jahre kamen und gingen, und die Hyäne erkannte, was Reichtum ohne Freiheit bedeutete. Sie bereute, was sie getan hatte, und ließ den Baum wissen: Du, Baum, ich habe bereut, was ich getan habe, ich bitte dich um eine Möglichkeit, um dir zu beweisen, dass mich von jetzt an nicht mehr nur das

Geld interessieren wird und der Reichtum, und dass ich, wenn ich jemandem etwas sage, das aus ganzem Herzen tue. Der Baum sah, dass die Hyäne sehr bereute, was sie getan hatte, und ließ sie hinaus. Er legte ihr ans Herz, so etwas nicht mehr zu machen. Die Hyäne besuchte den Baum jeden Tag und unterhielt sich mit ihm und dem Häschen. Die Hyäne erkannte, dass jeder Fehler machen kann, aber dass das verzeihlich ist und man immer wieder von vorn beginnen kann. So leben die Hyäne und der Baum auch heute noch.

13-jähriges Mädchen: Die Tür schließt sich und schließt sich, und die Hyäne kann nie mehr hinausgelangen. Der Mangobaum aber wurde sehr krank.

15-jähriger Junge: Wie sich die Tür schloss, sprang die Hyäne gegen die Tür und starb auf der Stelle. Da starb auch der Baum.

Während die Kinder und Jugendlichen einander zuhören, werden sie immer trauriger. Am Schluss frage ich, ob sie neugierig auf mein Ende der Geschichte sind. Sie schauen mich hoffnungsvoll an. In meiner persönlichen Version des Märchens lässt der Baum die Hyäne samt der gestohlenen Schätze hinaus, weil er darauf vertraut, dass er sich neue Schätze wachsen lassen kann. Die Hyäne aber erkennt, dass die Schätze in der Wüste nichts wert sind, und sehnt sich ins Herz des Baumes zurück, an den einzigen Ort, an dem sie sich wohlgefühlt hat. Aber erst nach langen Jahren können Baum und Hyäne mit der Hilfe des Häschens wieder Kontakt zueinander aufnehmen – erst, als der Baum in der Lage ist, beiden zu verzeihen. »Das handelt von uns!«, seufzt eine der Mütter, als ich fertig bin. Ich bekräftige das nicht, sondern bitte sie lieber darum, sich vorzustellen, wie der Baum wohl ein neues Leben beginnen könnte. Das Gespräch darüber, welche Fähigkeiten notwendig sind, damit man »etwas Neues« aufbauen kann, kommt nur stockend und sehr, sehr schwer in Gang. Meinen Zuhörern fällt dazu fast nichts ein. Ich spüre, dass wir an dieser Stelle jetzt nicht weiterkommen. Das Märchen hat bei Müttern und Kindern starke Emotionen und viel Schmerz an die Oberfläche gebracht. Beides muss ausgesprochen und besprochen werden, damit wir einen Schritt weitergehen können. Ich biete der Gruppe Familiengespräche unter dem Nussbaum im Garten an. Alle willigen ein, obwohl ich ihnen ansehe, dass sie sich fürchten.

Dieses Märchen bringt den Durchbruch: Mütter und Kinder wagen es, die schweren Belastungen der vergangenen Jahre offen ansprechen und so die Last ein Stück weit abzulegen. Bei den täglichen zweistündigen Gesprächen im Rahmen der Familientherapie nehmen wir die Bilder des Märchens zu Hilfe. So fällt es Müttern und Kindern viel leichter, über sich selbst zu sprechen. Jeder erzählt seine eigene Geschichte, schildert seinen Standpunkt, spricht seinen Schmerz, seine Scham, seine Wut aus. Nur der Nussbaum kann verraten, wie viele Tränen in jenen Tagen zu seinen Wurzeln geflossen sind.

Erst nach den familientherapeutischen Gesprächen können wir uns in den verbleibenden sieben Tagen unseres Seminars den Märchen der Vergebung und der Gestaltung eines neuen Lebens zuwenden.

➤➤ ➤ Wie werden Tiermärchen ohne einen Therapeuten ◄ ◄◄ zu selbstheilenden Geschichten?

In Tiermärchen steckt immer etwas Beunruhigendes. Die kurzen, trockenen einfachen Sätze haben etwas Gnadenloses. Im Allgemeinen verheißen schon die ersten Sätze nichts Gutes. Wenn wir hören, dass eine fürchterliche Eisenziege in das Haus von jemandem einzieht oder dass eine Hyäne in das geheime Herz eines Baumes gelangt, ahnen wir bereits, dass etwas Schlimmes passieren wird. Wir hoffen vielleicht, dass es möglicherweise doch nicht so schlimm kommt und dass sich früher oder später alles zum Guten wenden wird. Und tatsächlich: Die Situation klärt sich ebenso rasch, wie sie entstanden ist. Ebenso trocken, in einfachen Sätzen. Eindeutig, gnadenlos, ohne Umschweife. Es gibt keine dreifachen Prüfungen. Keinen Helfer. Nur knallharte Entscheidungssituationen. Ja oder Nein. Tod oder Leben. Das ist einerseits fürchterlich beklemmend, andererseits aber auch unglaublich befreiend. Beklemmend, weil es sich immer um zugespitzte Entscheidungssituationen handelt, und befreiend, weil das Treffen der Entscheidung und das daran anschließende Handeln ein Aufatmen mit sich bringt, Hoffnung weckt, dass es eben doch aus jeder Zwangslage einen Ausweg gibt. Das Wesentliche ist die Reihenfolge: entscheiden und dann schnell handeln. In den Tiermärchen gibt es keine Zeit abzuwarten, bis sich ein Tier die zur Veränderung notwendigen Fähigkeiten angeeignet hat. Es bedarf einer sofortigen Reaktion. In den meisten Fällen geht es darum, dass man mit den gewohnten Reaktionsmustern und negativen Verhaltensweisen bricht, dass man alle Meinungen und Methoden über den Haufen wirft, die in anderen Fällen vielleicht gut funktioniert haben, doch in der aktuellen Situation nichts wert sind. Die meisten Tiere befreien sich aus ihrer Zwangslage, indem sie etwas tun, womit der Gegenspieler nicht rechnet. Sie wachsen über sich hinaus. Eine der Techniken der Ich-Verteidigung, die die Tiere in einer lebensgefährlichen Situation anwenden, besteht darin, dass sie das Bild, das andere von ihnen haben, revidieren. Sie sind in der Lage, sich von den Vorurteilen zu befreien, die andere von ihnen haben. Damit überraschen sie ihr Umfeld und werden den sie beängstigenden Gegenspieler in kürzester Zeit los.

Die menschliche Psyche braucht die regelmäßige Präsenz der Tiere, deshalb spielen sie auch bei der Lösung von Lebenskrisen eine wichtige Rolle. In der Märchentherapie dienen die Tiermärchen einerseits dazu, Situationen zu benennen, die bislang wirr und chaotisch schienen, andererseits bieten sie die Möglichkeit zu einer ehrlichen Selbstreflexion.

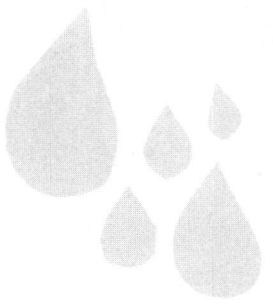

Die Tiermärchen sind schonungslos, was die Konfrontation mit unseren Schwächen angeht, und mit den Fehlern, die wir gemacht haben. Ihr anderer großer Nutzen ist, dass sie die Folgen bestimmter Entscheidungen durchspielen, das heißt, dass sie uns dabei unterstützen, Lösungen mithilfe innerer Bilder auszuprobieren, bevor wir tatsächlich aktiv werden. Was würde ich tun, wenn ich mich auch einmal in einer so beklemmenden Situation befinden würde? Wie kann ich reagieren? Was sollte ich sagen? Was tun? Mithilfe dieser Geschichten können wir einen Blick auf uns selbst und andere, auf unsere destruktiven Handlungen und Gewohnheiten werfen, und zwar so, dass dabei eine gewisse Distanz zwischen uns und dem als negativ Erkannten besteht. Die Tiermärchen haben nämlich nicht immer ein gutes Ende – genauer gesagt haben sie nicht aus jedem Blickwinkel ein gutes Ende –, deshalb eignen sie sich dazu, dass wir unsere negativen Eigenschaften, falschen Entscheidungen und weniger ruhmreichen Verhaltensweisen analysieren, bewerten und korrigieren.

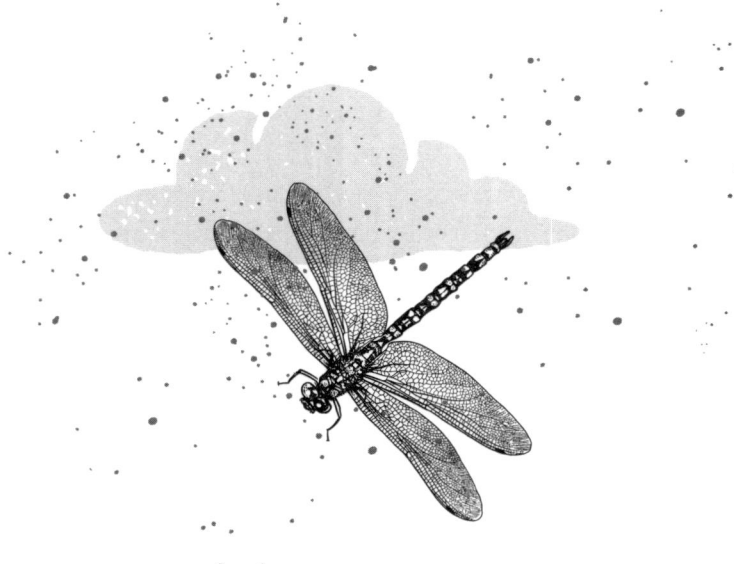

Tiermärchen zeigen schonungslos, was uns blüht, falls wir das nicht tun. Sie können uns auch dabei helfen, bestimmte Situationen differenzierter zu verstehen und abweichende Meinungen zu akzeptieren. Unsere Konflikte lassen sich entwirren, unser Verhalten wird durchschaubar, unsere Motivationen, Ängste und Beklemmungen benennbar.

Trotz ihrer Brutalität wollen Tiermärchen uns keineswegs drohen und ängstigen, sondern Wachsamkeit und Mut in uns wecken. Sie wollen uns zeigen, wie wir bestimmte Gefahren in unserem Leben vermeiden können. In den Tiermärchen sind wir es häufig selbst, die den »Wölfen«, das heißt den existenziellen Gefahren, die Tür öffnen. Solange wir das nicht erkennen, kann die Wiederherstellung der Ordnung nicht beginnen. Die Tiermärchen befreien uns nicht nur von Ängsten und Beklemmungen, sondern ermutigen uns auch, unsere Gegner nicht außerhalb von uns, sondern in uns zu suchen. Wir lernen, Verhaltens- und Denkweisen zu verstehen, zu kritisieren, sogar zu verändern, die wir bei den Tieren des Märchens verurteilen, die aber bei genauerem Hinsehen auch unser eigenes Handeln bestimmen. Wir können uns auf der Basis der Märchen Fragen stellen, beispielsweise: »Warum benutze ich blaue Farbe, um mich selbst zu verstecken, wie der blaue Schakal? Mit welchen Pfauenfedern schmücke ich mich, und warum habe ich das nötig? Wie viele Köpfe habe ich, und in welcher Beziehung stehen diese Köpfe zueinander? Wie kann ich anderen vertrauen? Worauf sollte ich achten, was sollte ich ablehnen? Kann ich mit meinen Mitmenschen auf dieselbe Weise kooperieren wie die 50 Tauben?« Wenn wir genügend Zeit für die Antworten aufwenden und uns intensiv mit ihnen auseinandersetzen, wird das Bild, das wir uns von uns selbst geschaffen haben, nuancierter und wahrhaftiger, statt sich auf Gemeinplätze (Liebe, Güte, Klischees vom Glück) zu beschränken. Und dann fehlt nur noch eines: die Entscheidung darüber, ob das, was wir erkannt haben, so in Ordnung ist oder ob wir etwas verändern sollten.

DIE SCHWIERIGKEITEN, ERWACHSEN ZU WERDEN

Märchen zu Beginn des Erwachsenenalters

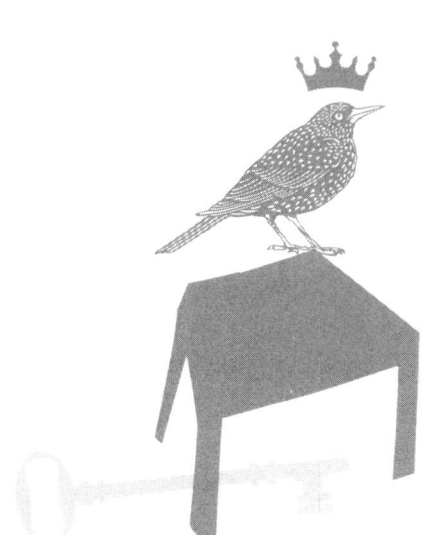

Der Klassenlehrer einer Abschlussklasse an einem Jungengymnasium ruft mich an. Er bittet um Hilfe bei der Berufsorientierung, zudem soll ich die Jugendlichen psychisch auf das Abitur und die universitären Aufnahmeprüfungen vorbereiten. Nach seiner Einschätzung nehmen die Jungen das Lernen nicht ernst, und viele von ihnen wüssten überhaupt nicht, welchen Weg sie einschlagen, welchen Beruf sie wählen sollten.

»Kann man in solchen Situationen mit Märchen helfen?«, fragt er. Ich denke nach. Seit Jahren lehre ich Pädagogen, die Kinder vom Kindergartenalter bis zum Ende des Studiums begleiten, kreativ fördernde Märchentherapie. In den Kursen lernen sie, wie sie Märchen zur Prävention oder zur Bewältigung von Schwierigkeiten einsetzen können. Sie machen Bekanntschaft mit den unterschiedlichen Märchentypen und ihrer Wirkung und lernen schließlich, kreativ fördernde Sitzungen zu planen und zu leiten – mit dem Ziel, an möglichst vielen Punkten einen Bezug zwischen ihren Schülern, deren individuellen Verhaltensmustern, ihrem Umfeld einerseits sowie den Geschichten andererseits herzustellen.

Ich stelle mir die Situation vor: 15 Jungen, die lieber Party machen, als zu lernen, weil sie keine Ahnung haben, was sie mit sich anfangen sollen. Was für eine Geschichte brauche ich, um den Jungen neue Perspektiven und Verhaltensalternativen zu eröffnen, um ihnen Lebenskompetenz zu vermitteln? Und wie muss ich vorgehen, um mich nicht lächerlich zu machen?

Bei den kreativ fördernden Märchentherapiesitzungen, die der Prävention dienen, arbeiten wir mit Märchen, die Verhaltens- und Denkmuster für die Situation vorstellen, in der sich die Gruppe oder das Individuum gerade befindet. Bei der Arbeit mit den Märchen haben die Teilnehmer die Möglichkeit, sich die im Märchen angebotenen Lösungswege zunächst in ihrer Fantasie vorzustellen und in Gedanken auszuprobieren, um dann zu entscheiden, ob sie das, was das Märchen ihnen deutlich gemacht hat, verwirklichen wollen oder nicht. In der präventiven Märchentherapie wählen wir die Märchen passend zu den *altersbedingten Eigenschaften, zu Lebenswenden* aus und behalten dabei die Charakteristika des aktuellen Lebensabschnitts im Auge. Wir erzählen kleinen Kindern, Jugendlichen, jungen Erwachsenen, Erwachsenen mittleren Alters und alten Leuten jeweils etwas anderes, je nachdem, an welchem Punkt sich die Zuhörer in ihrer Persönlichkeitsentwicklung befinden. Doch es können auch Gruppen von Menschen gebildet werden, die mit den typischen *Problemen eines Lebensabschnitts* zu kämpfen haben: beispielsweise der Ablösung von den Eltern, dem Elternwerden oder den Herausforderungen des Alters. Daneben gibt es auch Gruppen, in denen sich Menschen treffen, die sich in gleichen oder ähnlichen *Lebenskrisen* befinden: beispielsweise Heimkinder, Erwachsene und Jugendliche in Gefängnissen, minderjährige Mütter, Trauernde, Obdachlose, Drogenabhängige, Alkoholiker oder Computersüchtige. Wichtig ist, dass die Unterstützung durch Märchen erfolgt, die entsprechend der speziellen Situation ausgewählt wurden.

Deshalb denke ich angesichts der Bitte des Klassenlehrers darüber nach, ob ich ein Märchen kenne, das Jugendlichen dabei hilft, das Lernen ernster zu nehmen.

Ich kenne keines.

Das liegt daran, dass sich die Märchen nicht mit Symptomen beschäftigen, sondern mit den Wurzeln der Probleme. In den Schwankmärchen und den Tiermärchen mit schlechtem Ausgang sind die meisten »Symptome« zu finden, die mit unseren Irrtümern, falschen Entscheidungen oder Versäumnissen zu tun haben. Bei der Unterstützung von Kindern und Jugendlichen ist es aber nicht ausreichend, ihnen ihre Symptome im Zerrspiegel des Märchens zu zeigen. Kinder und Jugendliche brauchen Hilfe auch dabei, den Umgang mit Problemen zu lernen. Unter diesem

Aspekt kommt den Zaubermärchen eine besondere Bedeutung zu, denn sie regen zur Nachahmung an und wecken beim Leser oder Zuhörer den Sinn für das, was möglich ist. In der *Metamorphoses*-Therapie sind nicht die Symbole das zentrale Element, sondern die »Märchen-Codes«, die beim Erzählen einer Geschichte quasi »mitgeliefert« werden und die wir dann in der therapeutischen Sitzung nach dem Erzählen aktivieren und bewusst machen. Jeder Code ist eine Art natürliches Wissen über die körperlichen, psychischen und geistigen Aufgaben, die sich uns im Laufe unseres Lebens stellen. Das Märchen ist dabei nicht nur ein Hilfsmittel, um Veränderungen herbeizuführen, sondern bietet uns auch die Möglichkeit, die Erfahrungen, die wir in unserem Leben machen, als existenziell zu erkennen und zu deuten.

Um also das passende Märchen für die Jungenklasse zu finden, muss ich mir die Frage beantworten, *warum sie das Lernen nicht ernst nehmen* und *welcher »Märchen-Code« hilfreich sein könnte, um das zu ändern.* Egal, auf welche Weise ich mich dieser Frage nähere, ich komme immer zu demselben Schluss: Vielleicht nehmen die Schüler das Lernen nicht ernst, weil sie sich selbst nicht ernst nehmen – weder ihr aktuelles Leben noch ihre Zukunft. Das heißt, sie schaffen den Übergang vom Kindesalter auf die nächste Entwicklungsstufe nicht. Sie wissen nicht, wie sie erwachsen werden könnten.

Schließlich antworte ich dem Klassenlehrer, es sei möglich, in einer solchen Situation mit Märchen zu helfen, und dass ich gerne in seine Klasse komme, jedoch mit den Schülern nicht über das Lernen, sondern über das Erwachsenwerden reden wolle. Ich frage, ob es möglich sei, dass ich in drei Sitzungen in drei aufeinanderfolgenden Wochen mit den Jungen arbeite.

Er ist überrascht und will sich mit dem Schulleiter besprechen. Noch am selben Tag ruft er zurück. Dem Schulleiter gefalle die Idee, und er frage, ob auch eine andere Klasse an den Sitzungen teilnehmen könne. Ich lehne mit Bedauern ab, denn es ist nicht gut, mit mehr als 15 Personen in einer Gruppe zu arbeiten. Darüber hinaus halte ich es in diesem Fall für wichtig, dass die Klassengemeinschaft zusammenbleibt. Der Lehrer fragt, ob er selbst teilnehmen dürfe. Wieder lehne ich ab. »Das dachte ich mir schon«, sagt er, »ich bin nur so neugierig, was da wohl passiert.« Ich antworte ihm, dass er das, wenn alles gut ginge, an den Ergebnissen des Abiturs und der Aufnahmeprüfungen ablesen könne.

Wir einigen uns darauf, dass ich die erste Sitzung in der kommenden Woche abhalten werde. Ich bitte ihn, bei den Schülern keinesfalls von »Märchen« und »Märchentherapie« zu sprechen, er solle mich einfach nur als Überraschungsgast ankündigen. Er verspricht es mir.

Ich beginne mit den Vorbereitungen. Um das geeignete Märchen zu finden, muss ich mir im Klaren darüber sein, welche Märchentypen in welchen Lebenssituationen am effektivsten sind. Im vorangegangenen Kapitel habe ich bereits deutlich gemacht, dass Tiermärchen besonders geeignet sind, um bei der Befreiung von Angst und Anspannung zu helfen und Menschen zu ermutigen. Zaubermärchen unterstützen uns dabei, unser Unbewusstes zu erkunden und uns verborgene Kraftquellen zu erschließen. Novellen- und Legendenmärchen eignen sich, um die bewusste Umsetzung bestimmter Verhaltensweisen zu unterstützen, Teufelsmärchen zur Reduzierung von Abhängigkeiten, Schwank- und Lügenmärchen zum Erkennen von Irrtümern und falschen Entscheidungen. Kettenmärchen – auch darüber wurde bereits gesprochen – haben eine besondere Bedeutung, wenn es darum geht, ein Gefühl der Sicherheit zu fördern und das Gespür dafür, was in welcher Reihenfolge getan werden muss. Ich beschließe, für die Jungen etwas aus den Tiermärchen, Zaubermärchen und Novellenmärchen auszuwählen. Als Ziel meiner Suche notiere ich mir: das innere Kraftzentrum aufspüren und die richtigen Strategien zur Bewältigung einer Prüfungssituation finden. Mit dem Auswählen der passenden Märchen verbringe ich einige Tage. Dazu muss ich die Zielgruppe ebenso kennen wie die Codes der ausgewählten Märchen. Zuerst nehme ich also eine objektive Deutung der Märchen für mich selbst vor. Ich muss mir absolut im Klaren darüber sein, warum ich mich für genau diese Märchen entschieden habe. Danach muss ich meine Planung an die Bedürfnisse und die aktuelle Situation der Gruppe anpassen: den Zeitrahmen, das Ziel, die mit den Märchen verknüpften Rituale, wie wir in das Märchen eintreten und es wieder verlassen. Ich muss mir auch überlegen, wie ich die verbale und nonverbale Aufarbeitung des Märchens nach dem Erzählen gestalten will. Ich rufe den Klassenlehrer an und stelle ihm ein paar Fragen zu den Jungen. Unter anderem möchte ich wissen, ob es unter ihnen chronisch Kranke oder Suchtkranke gibt, ob jemand von ihnen regelmäßig Medikamente nimmt und ob es in letzter Zeit in einer der Familien einen Todesfall gegeben hat. Anhand der Informationen, die ich bekomme, überprüfe ich einerseits, ob die ausgewählten Märchen die Probleme der Gruppe abdecken, andererseits bereite ich mich darauf vor, innerhalb welcher Grenzen ich die Märchen aufarbeite. Bei einem Trauerfall, der noch frisch ist, muss ich vorsichtig vorgehen, und auch die Einnahme bestimmter Medikamente kann die Einstellung zu den Märchen beeinflussen.

Danach kommt es zum ersten Treffen.

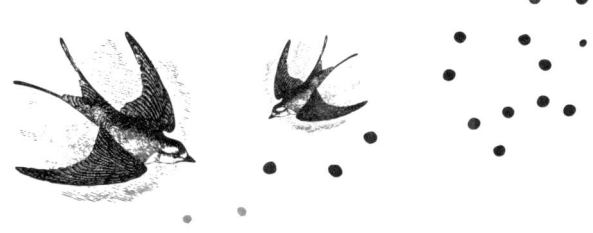

ERSTE SITZUNG –
WIE BAUT MAN DAS INNERE HAUS?

Vor der ersten Sitzung bitte ich den Klassenlehrer, dass er mich das Klassenzimmer allein betreten lässt. Ich stehe 15 jungen Männern gegenüber. Sie sind schlaksig, wirken überheblich und gelangweilt, sitzen mit hängenden Schultern an ihren Plätzen, einige von ihnen mit dem Oberkörper auf dem Tisch.

»Ich bin also der Überraschungsgast«, sage ich, nachdem ich mich ihnen vorgestellt habe. »Aber ich bin nicht allein gekommen. Auch ich habe ein paar Gäste mitgebracht.«

Alle drehen sich zur Tür.

»Meine Gäste sind hier drin« – ich zeige auf meinen Kopf.

Sie lachen. Für einen Augenblick werden sie unsicher (»Hat diese Frau noch alle Tassen im Schrank?«), und diese paar Sekunden reichen mir schon. »Mein Kopf ist voller Geschichten«, sage ich schnell. »Und es sind Geschichten, die sich früher nur die jungen Leute anhören durften, die von der Gemeinschaft schon als Erwachsene betrachtet wurden.«

Ich meine, in ihren Augen ein gewisses Interesse aufblitzen zu sehen.

»Finden Sie heraus, welche Geschichte mir bei Ihrem Anblick eingefallen ist, als ich das Klassenzimmer betreten habe!«

Das löst sie ein bisschen aus ihrer Lethargie. Titel von Fernsehserien schwirren durch die Luft: *Game of Thrones, The Big Bang Theory, The Walking Dead, South Park, Family Guy, Luke Cage …*

Einer der Jungen nennt *Star Wars*. Ich spüre, dass sie mich auf die Probe stellen. Ein Glück, dass sich auch meine Kinder diese Filme ansehen und ich daher weiß, wovon sie reden. Bei jedem Vorschlag frage ich zurück, warum der jeweilige Schüler meint, dass mir bei ihrem Anblick gerade das hätte einfallen müssen. Vor allem *The Big Bang Theory* nennen sie immer wieder, diese superschlauen, vor ihren Computern abhängenden Jungs, die sich vor allem mit sozialen Kontakten schwertun. Sie erklären mir, dass sie auch den absurden Humor von *South Park* sehr mögen, und natürlich die »Filme mit den Superhelden, die Superfähigkeiten besitzen, schauen Sie uns doch nur an, so sind wir auch«. Sie lachen laut.

Ich höre jedem zu, doch dabei wiege ich den Kopf: Nein, nein, das ist es nicht, woran ich gedacht habe … Als ihnen allmählich die Ideen ausgehen, sage ich, dass ich auf dem Flur vor der Tür eine kleine Überraschung für sie vorbereitet habe.

Sie drängen hinaus. Vor die Tür habe ich einen Tisch gestellt. Auf die eine Hälfte des Tisches habe ich 30 Bilder gelegt, auf denen jeweils ein Haus zu sehen ist. 30 verschiedene Häuser, an verschiedenen Orten, aus unterschiedlichem Material. Auf der anderen Hälfte des Tisches liegen 15 Karten in der Größe einer Visitenkarte. Auf diese habe ich jeweils eine Zeile aus dem Märchen geschrieben, das ich ihnen als Erstes erzählen will. Sie kennen es bestimmt, es wird im Kindergarten oft erzählt. Um die Aufgabe zu erschweren, habe ich aus der Geschichte nicht das bekannteste Motiv ausgewählt. Sie ziehen die Karten verdeckt, dürfen sich vorher nicht ansehen, was darauf steht. Danach bitte ich sie, sich ein Haus auszusuchen, in dem sie gerne wohnen würden. Die gezogene Karte sollen sie niemandem zeigen.

Sie sind neugierig und aufgeregt. Rasch schnappt sich jeder eine Karte, dann stehen sie ein wenig vor den Bildern mit den

Häusern herum, bis jeder »sein« Haus findet. Wir gehen zurück ins Klassenzimmer.

Sie lesen einzeln vor, was auf ihrem Kärtchen steht. Ich bitte sie, die Karte vor mich hinzulegen, wenn sie meinen, der vorgelesene Satz würde auf sie zutreffen. Wenn ich mindestens zehn Karten vor mir liegen habe, bedeute dies, dass ich eine gute Geschichte mitgebracht habe und sie ihnen erzählen könne. Aus dem Märchen habe ich die folgenden 15 Wörter oder Sätze ausgewählt:

* … sind in die Welt hinausgezogen.
* Sie spielten.
* Sie sprangen herum.
* Es gab keine fröhlichere Truppe.
* Sie schlossen mit jedem leicht Freundschaft.
* Sie waren allein geblieben.
* Sie entschieden sich auf dreierlei Weise.
* Das Spiel war für eine Weile vorbei.
* Ich möchte lieber hier drinnen bleiben.
* Die Zeit war gekommen, sich an die Arbeit zu machen.
* In einem Tag bin ich fertig damit.
* Spiel auch du lieber mit uns.
* Sie rannten entsetzt in ihre Häuser.
* Sie weinten verzweifelt.
* Sie zitterten wie Espenlaub.

Bei jeder Karte diskutieren die Jungen, ob ihre Aussage auf sie zutrifft. Sie lachen herzhaft über die Sätze. Schließlich geben sie mir mit Ausnahme der beiden letzten alle Karten zurück. Vor mir liegen also 13 »wahre« Karten.

Ich frage sie, ob sie schon wüssten, welche Geschichte ich erzählen wolle. Ratlos ziehen sie eine Grimasse.

Ich nehme meine Karte hervor. Auf ihr steht: *»So kann man kein Haus bauen!«*

Anhand dieser Aussage erraten sie sofort, um welches Märchen es sich handelt. Das ist die Natur des »Märchen-Codes«, und darauf hatte ich vertraut, als ich mir die Aufgabe ausgedacht habe. »Das ist das Märchen von den drei kleinen Schweinchen, in dem sie aus Stroh, Holz und Stein ein Haus bauen und sie am Ende der Wolf frisst.«

»Fast«, lache ich. Ich frage sie, ob sie wissen wollten, wie es genau passiert ist. »Klar!« Ich erkläre, ich werde die Geschichte gleich erzählen, doch vorher sollten wir uns anschauen, was für ein Haus sie sich bauen würden.

Wir sehen uns die ausgewählten Bilder an, und jeder sagt etwas über »sein« Haus. Ich erfahre viel über die Jungen – vor allem, dass sie momentan am liebsten verschwinden, sich vor den Augen der Außenwelt verstecken würden.

Dann beginne ich zu erzählen. Ich achte sehr darauf, dass ich dabei keinesfalls wie eine Kindergärtnerin klinge. Trocken, fast ohne Betonungen erzähle ich die Geschichte auf möglichst objektive Weise.

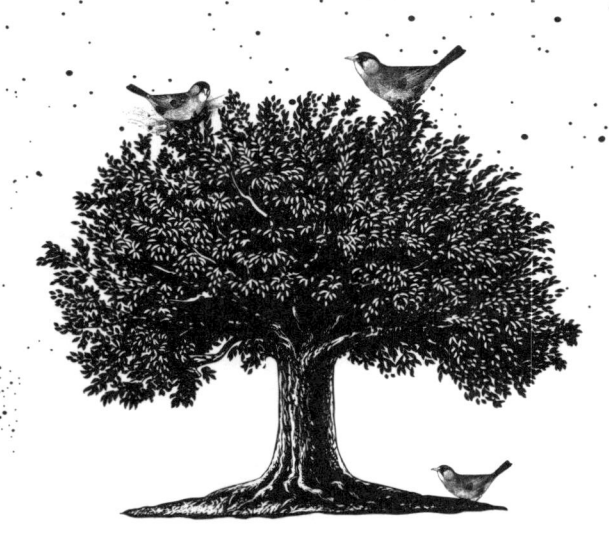

Die drei kleinen Schweinchen

Es waren einmal drei kleine Schweinchen, die ihren Vater und ihre Mutter zurückließen und in die Welt hinauszogen. Es war Sommer, die Schweinchen wanderten über Wiesen und Felder, den lieben langen Tag spielten sie und sprangen herum. Es gab keine fröhlichere Truppe, daher schlossen sie mit jedem leicht Freundschaft. Überall waren sie willkommen, bis sich das schlechte Wetter einstellte. Da bemerkten sie auf einmal, dass sie allein geblieben waren: Die anderen waren in ihre Häuser zurückgekehrt und bereiteten sich eifrig auf den Winter vor. Als die ersten Herbstregen kamen, wurde auch den drei kleinen Schweinchen immer kälter. Da gab es nichts, sie mussten einsehen, dass das Spiel für eine Weile vorbei war und die Zeit gekommen war, sich wie die anderen an die Arbeit zu machen, wenn sie während des Winterfrostes nicht ohne Dach über dem Kopf bleiben wollten. Sie berieten sich und entschieden sich auf dreierlei Weise. Das faulste unter ihnen beschloss, sich ein Haus aus Stroh zu bauen.

»In einem Tag bin ich fertig damit«, gab es vor seinen Geschwistern fröhlich an.

Doch diese schüttelten den Kopf: »Das wird zu wacklig«, sagten sie tadelnd, aber vergebens, das faule Schweinchen hörte nicht auf sie.

Das zweite Schweinchen war nicht so faul wie das erste, also ging es in den Wald, sammelte einen Haufen trockenes Holz, schwang »klopf-klopf« eifrig den Hammer und machte sich daran, die Holzstücke zusammenzuzimmern. Zwei Tage dauerte es, bis das Holzhäuschen fertig war. Dem dritten Schweinchen gefiel auch das nicht, und es sagte seine Meinung geradeheraus:»So kann man kein Haus bauen. Es braucht Zeit, Geduld und viel Arbeit, um ein Haus zu bauen, das nicht nur dem Wind, dem Regen und dem Schnee widersteht, sondern dich auch vor dem Wolf schützt.«

Gesagt, getan. Es begann, ein richtiges Steinhaus zu bauen. Die Tage zogen ins Land, doch das klügste Schweinchen überstürzte die Sache nicht. Das Haus wurde nach und nach immer größer, und das Schweinchen setzte Ziegel auf Ziegel. Wenn seine Geschwister vorbeikamen, lachten sie nur:»Warum arbeitest du so viel? Komm, spiel auch du lieber mit uns!«

Aber das dritte Schweinchen ließ sich von dem, was es sich in den Kopf gesetzt hatte, nicht abbringen.

»Erst wird mein Haus fertig, es soll stark sein und fest stehen, danach gehe ich auch spielen. Ich werde nicht so schludrig sein wie ihr. Wer zuletzt lacht, lacht am besten!«, sagte es zu seinen Geschwistern.

Es war auch richtig, dass das Schweinchen so dachte, denn kaum war es mit dem Haus fertig, bemerkte es, wie ein großer grimmiger Wolf in der Gegend herumschlich. Die Schweinchen rannten entsetzt in ihre Häuser. Bald darauf erschien der Wolf und musterte mit gierigen Blicken das Strohhaus des faulen Schweinchens.

»Komm heraus, ich habe dir was zu sagen«, befahl der Wolf, dem das Wasser im Munde zusammenlief.

»Ich möchte bitte lieber hier drinnen bleiben«, erwiderte das Schweinchen mit dünnem Stimmchen.

»Na, wenn du nicht von selbst kommst, dann treibe ich dich hinaus«, brüllte der blutrünstige Wolf, streckte seine Brust heraus und atmete so viel Luft ein, wie er nur konnte. Dann blies er mit voller Kraft auf das Häuschen. Das Stroh aber, das das törichte Schweinchen mehr schlecht als recht zusammengeschnürt hatte, hielt dem fürchterlichen Sturm nicht stand. Der Wolf betrachtete zufrieden, was für eine Verwüstung er angerichtet hatte, und war so stolz auf seine Stärke, dass er gar nicht bemerkte, wie das Schweinchen unter dem Strohhaufen hinausschlüpfte und, so schnell es konnte, zum Holzhäuschen seines Bruders rannte. Ich muss wohl nicht sagen, dass der Wolf, als er bemerkte, dass das Schweinchen die Flucht ergriffen hatte, noch wütender wurde: »Komm zurück, wohin rennst du?«, brüllte er, aber vergebens, das Schweinchen war schon am Holzhaus angekommen. Sein Bruder ließ es herein. Es zitterte wie Espenlaub.

»Ich hoffe, dieses Haus hält besser stand! Komm, lass uns beide die Tür zuhalten, dann kann der Wolf vielleicht nicht hereinkommen«, sagte das mittlere Schweinchen.

Das hörte der Wolf dort draußen und dachte, er könnte seinen Hunger nun bereits mit zwei Schweinchen stillen. Mit beiden Pfoten begann er an der Tür zu poltern: »Macht schnell auf! Ich will doch nur mit euch reden!«

Das war natürlich gelogen. Die beiden Geschwister weinten dort drinnen verzweifelt, während sie versuchten, die Tür zuzuhalten.

Der Wolf aber atmete in seinem ungeheuren Zorn noch tiefer ein, dann blies er die Luft »schschsch …« aus, so kräftig er nur konnte. Das Holzhäuschen fiel wie ein Kartenhaus in sich zusammen. Zum Glück hatte das schlaue Schweinchen alles aus dem Fenster seines sicheren Steinhauses beobachtet und schnell die Tür geöffnet, damit seine vor dem Wolf fliehenden Geschwister hereinkommen konnten. Doch kaum waren sie drin, polterte der tobende Wolf auch schon an der Tür!

Nur dass dieses Haus viel beständiger war als die anderen beiden! Vergebens blies der Wolf einmal, zweimal, dreimal, das Steinhaus erzitterte kein bisschen. Schließlich war der Wolf vollkommen erschöpft, wollte aber nicht auf die Schweinchen verzichten. Also versuchte er es mit einer List. In der Nähe fand er eine Leiter und kletterte auf das Dach, um den Schornstein in Augenschein zu nehmen. Das schlaue Schweinchen bemerkte jedoch, was der Wolf im Schilde führte:»Zündet schnell ein Feuer an«, sagte es zu seinen Geschwistern.

Der Wolf streckte zuerst seine lange Pfote durch die Öffnung des Schornsteins, zögerte aber noch – der enge Eingang gefiel ihm nicht sonderlich. Doch der Hunger quälte ihn nun bereits so sehr, dass er es nicht länger aushielt.

»Am Ende bekomme ich vom Hunger noch ein Loch im Bauch! Jawohl, ich gehe runter«, dachte er und sprang – schwupps – in den Schornstein.

Mit einem solch feurigen Empfang hatte er natürlich nicht gerechnet! Die Bestie plumpste nämlich geradewegs ins Feuer. Die Flammen breiteten sich auf dem zotteligen Fell des Wolfes aus, und sein ganzer Körper qualmte und sprühte Funken.

Das dritte Schweinchen gab den Befehl:»Jagt ihn hinaus!«

Sie stießen den armseligen Wolf zur Tür hinaus. Die Bestie stöhnte und jammerte vor Schmerzen.

»Nie wieder! Nie wieder krieche ich durch einen Schornstein«, brüllte der Wolf, während er versuchte, seinen lodernden Pelz zu löschen. Dann ergriff er die Flucht, so schnell er konnte. Die drei Schweinchen aber tanzten auf dem Hof und sangen:»Tralala, tralala, der böse Wolf ist nicht mehr da!«

Nach dem großen Schrecken machten sich die Schweinchen erneut an die Arbeit. Kurz darauf standen in der Nähe des ersten Steinhauses zwei weitere.

Eines Tages lungerte der Wolf dann erneut in der Gegend herum, als er aber die drei Schornsteine erblickte, fielen ihm die fürchterlichen Schmerzen wieder ein, als sein Fell gebrannt hatte, und er machte sich, so schnell er konnte, aus dem Staub und wurde seitdem nicht mehr gesehen.

Als das dritte Schweinchen sah, dass es nichts mehr gab, wovor sie sich fürchten mussten, rief es selbst seinen Geschwistern zu: »Na, jetzt reicht es mit der Arbeit! Kommt, lasst uns spielen gehen!«

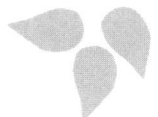

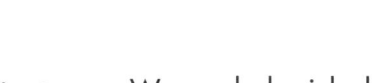 ## Warum habe ich dieses Märchen gewählt? –
Die objektive Deutung des Märchens

Das häufigste Argument, das gegen Tiermärchen ins Feld geführt wird, lautet, dass sie übermäßig didaktisch oder eindeutig seien. Es gibt in ihnen kein Rätsel oder etwas, das gelöst werden müsste. Zweifellos hat jedes Tiermärchen eine belehrende Intention, doch in der *Metamorphoses*-Therapie ist es der Zuhörer selbst, der die belehrende Intention des Märchens für sich umsetzt. Es gibt keinen äußeren Zwang, es gibt keine Noten oder Belohnungen, und man kann auch nicht durchfallen oder sitzenbleiben. Bereits im vorhergehenden Kapitel war die Rede von Tiermärchen und von ihrer ermutigenden Wirkung, die bei kleineren Kindern besonders gut funktioniert.

Bei Jugendlichen, jungen Erwachsenen sowie im reifen Erwachsenenalter verwenden wir die Tiermärchen nicht nur auf andere Weise, sondern auch zu einem anderen Zweck, ähnlich wie es ein Brahmane in der ältesten Märchensammlung der Welt, dem indischen *Panchatantra,* schon vor 2000 Jahren getan hat. Dieses Buch gilt bis heute als das klassische indische Lehrbuch der Lebensweisheit und Staatsführung. Der Rahmengeschichte nach verhalf ein Brahmane namens Vishnusharman den drei einfältigen Söhnen des Königs Amarashakti mit Tiermärchen dazu, sich Fähigkeiten anzueignen, mit denen sie die Herrschaft übernehmen konnten. Der König, der überall dafür berühmt war, wie gut er herrschte, wie bewandert er in den Künsten war und wie großzügig er sich verhielt, hatte nämlich drei dumme Söhne, von denen er selbst sagte:»Von Büchern wollen sie gar nichts hören, und es mangelt ihnen an jeglichem Verstand.« Also ließ er weise Männer an den Hof kommen, die den Verstand seiner Söhne näher in Augenschein nehmen sollten. Einer der Weisen empfahl als Erstes ein zwölfjähriges Studium der Grammatik, danach der Reihe nach die langjährige Aneignung der übrigen Wissenschaften, doch einem anderen Weisen kam eine bessere Idee: Er empfahl einen Priester namens Vishnusharman. Der König ließ den Priester also kommen und bat ihn:»Kümmere dich mir zuliebe darum, dass meine Söhne sich, was ihre Lebensweisheit betrifft, unter allen anderen hervortun.« Vishnusharman antwortete, er bräuchte dazu sechs Monate, und stellte für die Jungen das»Fünferbuch« zusammen – das sogenannte *Panchatantra* –, mit dem er sein Ziel tatsächlich erreichte. Seine Methode bestand darin, Märchen zu erzählen, und zwar vor allem Tiermärchen, die die Jungen mit nützlichen Ratschlägen für jeden Bereich des Lebens versahen. Das Erzählen ging so vonstatten, dass Vishnusharman die Fantasie und das Denken der Prinzen stets in Bewegung hielt. Ihre Fantasie mittels der Bilder, ihr Denken hingegen mit der Bewusstmachung der Lehren, die man aus den Märchen gewinnen konnte. Dabei hielt er auch die Neugierde der Jungen fortlaufend wach, bezog sie in die Geschichten ein, fragte sie nach ihrer Meinung, das heißt, er verknüpfte ihre persönliche Realität mit den objektiven Wahrheiten der Märchen. Genau das geschieht in der *Metamorphoses*-Therapie. Und darauf bereite ich mich jetzt im Hinblick auf die Abiturklasse vor.

Die drei kleinen Schweinchen wäre nichts weiter als ein didaktisches Märchen, wenn man es nicht zu einer inneren Geschichte umwandeln würde. Beim ersten Lesen scheint die Botschaft der Geschichte allzu einfach: Nur mit dem entsprechenden Fleiß und mit Sorgfalt sowie den richtigen Baumaterialien können wir ein Haus bauen, das geeignet ist, uns vor äußeren Gefahren zu schützen. Allerdings ist *Die drei kleinen Schweinchen* keine Werbung der Bauindustrie und auch keine Mahnung, was Folgen der Faulheit angeht. Die aufeinanderfolgenden Bilder stellen im Grunde den schweren Weg des Erwachsenwerdens dar, angefangen bei der Loslösung von den Eltern bis hin zur Entfaltung einer eigenständigen, stabilen Persönlichkeit. Also *bis zum Bau des inneren Hauses.* Darüber hinaus beleuchtet das Märchen den Zusammenhang zwischen investierter Energie und Erfolg sowie die Notwendigkeit, Verantwortung zu übernehmen. Es macht aufmerksam auf die äußeren und inneren Hindernisse, auf die zu bezwingenden Gegenspieler und benennt Werte wie Voraussicht, Zusammenhalt, Solidarität und Aufeinander-Achtgeben. Zugleich nimmt das Märchen auch das erforderliche Gleichgewicht zwischen Arbeit und Muße in den Blick, als die »Schweinchen« am Ende – nach Erledigung ihrer Aufgaben – erneut fröhlich umherspringen.

Ich habe dieses Märchen für die erste Sitzung deswegen ausgewählt, weil ich den 18-jährigen Jungen erst einmal zeigen wollte, wie ein »Kindergartenmärchen« mithilfe des erwachsenen Denkens neu gedeutet werden kann; wie es möglich ist, ein bis zur Langeweile vertrautes Kindermärchen zu einer inneren Geschichte umzuwandeln. Es war mir wichtig, auf jeden Fall mit einem Tiermärchen zu beginnen, da dieser Märchentyp genügend Distanz gewährleistet, so dass die Jungen nicht sofort über sich selbst reden müssen. Wir können aus größtmöglicher Entfernung beginnen. Es ist, als sprächen wir über Schweinchen, Häuser und Wölfe, dabei …

Wie arbeitete die Klasse mit dem Märchen? –
Die subjektive Deutung des Märchens

Schon beim Erzählen des Märchens spüre ich, wie die Kindheitserlebnisse, die sich an die Geschichte knüpfen, bei den Jungen allmählich revidiert werden. Meinerseits tue ich alles dafür, dass dies geschieht – schon die Einstimmung vor dem Erzählen des Märchens verfolgte dieses Ziel. Ich behandle die Jungen wie Erwachsene, wie kompetente junge Menschen, die sich ihr eigenes »Haus« wählen können. Auch beim Erzählen lasse ich sie spüren, dass hier eine Erwachsene anderen Erwachsenen auf erwachsene Weise etwas erzählt. Während ich erzähle, verspüre ich bei den Jungen so etwas wie Unbestimmtheit: Sie sind nicht mehr Kinder, die dem Märchen zuhören, aber sie sind auch in einer neuen Betrachtungsweise noch nicht angekommen. Diese Unbestimmtheit spüre ich am stärksten bei den Wolfsszenen. Vermutlich haben die Jungen eine vage Ahnung davon, dass sie mit diesem Wolf vielleicht mehr zu schaffen haben könnten, als ihnen bewusst ist, aber was das sein mag, wird ihnen erst klar, wenn sie die Geschichte verinnerlichen. Dies ist das Ziel jeder kreativ fördernden Märchentherapiesitzung.

Am Ende des Märchens sehen sie mich an. Sie sind vollkommen verwirrt. Ich frage sie, ob sie das Märchen jetzt anders als in ihrer Kindheit gehört hätten. Sie antworten einstimmig mit Ja. »Und was mag der Unterschied zwischen dem in der Kindheit und dem im Erwachsenenalter gehörten Märchen sein?«, frage ich. Sie können es nicht genau sagen. Einer der Jungen erklärt, jetzt sei ihm das Ganze irgendwie ernsthafter vorgekommen. Ich helfe ihnen. Dazu erzähle ich ihnen, dass die Geschichte sich, wenn wir als Kind ein Märchen hören, außerhalb von uns selbst befindet, ähnlich wie bei einem Zeichentrickfilm oder einer Buchillustration. Hören wir ein Märchen aber als Erwachsene, beginnt es in uns zu leben. Die Landschaften des Märchens werden zu inneren Landschaften, die Figuren des Märchens zu inneren Figuren. »Dann sind wir jetzt alle Schweine!«, scherzt einer der Jungen, doch es lachen nur vier. Ich antworte, dass das im Zusammenhang mit dem Märchen nicht die wichtigste Frage sei, sondern, wo wir unser Haus bauen, ob außen oder innen.

Eine tiefe Stille legt sich über das Klassenzimmer. Eine Stille der Verblüffung.

Ich fahre fort, frage die Jungen, was der Unterschied zwischen einem äußeren und einem inneren Haus sein mag. »Das äußere schützt dich von außen, das innere von innen.«

Wir gehen weiter.

»Was für ein Mensch ist das, der sein inneres Haus aus Stroh baut? Und was weiß der, der es aus Holz baut? Und wie sieht ein inneres Haus aus, das aus Stein gebaut worden ist?«

Sie geben ernsthafte Antworten. Keine Scherze mehr.

»Hat einer von Ihnen schon einmal ein Haus aus Stroh gebaut, das dann eingestürzt ist?« Die Jungen sprechen von Plänen, aus denen nichts wurde, weil der Elan nach kurzer Zeit nachließ: Sprachunterricht, Sport, Vorbereitungen für Schulwettbewerbe, Liebe ... Dann besprechen wir, wie ein Haus aus Holz aussehen mag. Es fallen ihnen ein paar gut gelungene Arbeiten ein, kleinere Prüfungen, eine verwirklichte Reise, das Bestehen der Fahrprüfung, Ferienjobs ... Zum Haus aus Stein sagen sie, dass es etwas sein könnte, das über die Zeit Bestand hat. Worauf man die Zukunft und das ganze Leben aufbauen kann. Ich gebe ihnen die Karten mit Formulierungen aus dem Märchen zurück und bitte sie, auf die andere Seite zu notieren, woraus sie derzeit ihr inneres Haus bauen: Stroh, Holz oder Stein. Ich beruhige sie, dass ihre Antworten geheim bleiben; eine ehrliche Antwort sei vor allem für sie selbst wichtig. Ich merke: Sie nehmen die Sache ernst.

Dann lege ich ein Bündel Stroh auf den Tisch. Auch die nächste Aufgabe findet anonym und geheim statt. Die Jungen schreiben auf einen Zettel, was derzeit ihrem erfolgreichen Abitur und einer gelungenen Aufnahmeprüfung im Weg steht, dann binden sie die Zettel an das Stroh. Als alle fertig sind, blasen wir das Stroh weg, es fliegt nur so durch die Luft. Endlich lachen sie wieder. Aus meinem Märchenranzen kommt ein Zweig zum Vorschein. Jetzt sollen sie aufschreiben, was sie gut machen, was beizubehalten sich lohnt und was sie in sich selbst stärken möchten. Diese Zettel blasen wir nicht weg. Schließlich bekommen die Jungen von mir ein flaches Stück Stein, auf das sie schreiben sollen, was sie ändern, welche neue Strategie sie entwickeln müssten, um die anstehenden Prüfungen erfolgreich zu absolvieren. Auch diese Antworten bleiben geheim; ich lasse die Jungen ihre inneren Wege selbst gehen. Sie dürfen den Stein einstecken. Das überrascht sie sehr.

Wir nähern uns dem Ende der ersten Sitzung. Ich bitte die Jungen, das Klassenzimmer einzeln zu verlassen, und gebe jedem von ihnen eine Wolf-Silhouette mit der Bitte, zu Hause daraufzuschreiben, in welcher Form (Gedanken, Gefühle, Handlungen) ihr »eigener innerer Wolf« sie angreift. Danach sollen sie darüber nachdenken, wie sie sich von diesem »Wolf« befreien könnten.

Ich bedanke mich bei jedem Einzelnen fürs Zuhören und Mitmachen und versichere ihnen, dass ich sie in der kommenden Woche erwarte.

Alle erwidern, dass auch sie mich erwarteten.

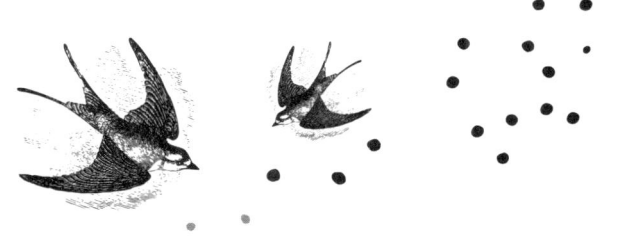

ZWEITE SITZUNG –
BEGEGNUNG MIT DER QUELLE DER KRAFT

In diesem Bewusstsein bereite ich mich auf das zweite Treffen vor. Ich habe den Eindruck, dass alle 15 Jungen die Symbolik des »inneren Hauses« verstanden haben, deshalb plane ich, die Arbeit mit dem »Kennenlernen und der Einrichtung des Hauses« fortzusetzen. Ich will ihnen ein Märchen erzählen, das den Weg zum inneren Kraftzentrum öffnet und ihnen hilft, eine Verbindung zu dieser unerschöpflichen Ressource aufzubauen. Denn um sagen zu können, wozu wir geboren sind, müssen wir uns erst Kenntnis darüber verschaffen, »womit« wir geboren sind.

Es gibt ein Märchen der Gebrüder Grimm, das genau davon handelt und behauptet, dass wir beim Erwachsenwerden in erster Linie die Natur und das Wirken der »Kristallkugel« in uns kennenlernen müssen.

Bei unserem zweiten Termin erwarte ich die Schüler vor dem Klassenzimmer mit einem Spiegel und einem Hut in der Hand. Ich begrüße sie einzeln und gebe ihnen zwei Aufgaben. Zuerst reiche ich ihnen den Spiegel und frage sie, was sie sehen, wenn sie hineinblicken. Manche antworten scherzhaft, andere betrachten sich lange und ernsthaft. Ich erhalte viele verschiedene Antworten: vom »hässlichen Affen« über den »müden Jungen« bis hin zum »Menschen, der sich selbst nicht findet«. Anschließend setze ich jedem der Jungen den Hut auf den Kopf und frage ihn, wo er am liebsten wäre. Sie nennen möglichst ferne Schauplätze, zwei sogar den Mond. *Überall, nur nicht hier. Überall, nur nicht in ihrem eigenen Leben.*

Nachdem auch der Letzte das Klassenzimmer betreten hat, folge ich ihnen. Ich frage sie, ob es ihnen nach unserem vorherigen Treffen gelungen ist, sich von ihrem »Wolf« zu befreien. Einige antworten mit Ja, andere sagen »Mehr oder weniger«. Drei schweigen. Ich bohre nicht nach, sondern setze mir den Hut auf und sage, dass ich gern im Schloss von der goldenen Sonne wäre.

Sie sind nicht überrascht.

»Wer kommt mit?«

Sie melden sich alle.

Das Märchen kann beginnen.

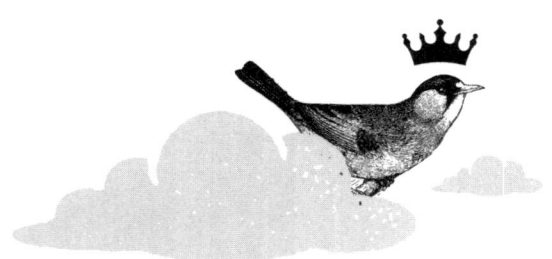

Die Kristallkugel

Es war einmal eine Zauberin, die hatte drei Söhne, die sich brüderlich liebten: Aber die Alte traute ihnen nicht und dachte, sie wollten ihr ihre Macht rauben. Da verwandelte sie den ältesten in einen Adler, der mußte auf einem Felsengebirge hausen, und man sah ihn manchmal am Himmel in großen Kreisen auf- und niederschweben. Den zweiten verwandelte sie in einen Walfisch, der lebte im tiefen Meer, und man sah nur, wie er zuweilen einen mächtigen Wasserstrahl in die Höhe warf. Beide hatten nur zwei Stunden jeden Tag ihre menschliche Gestalt. Der dritte Sohn, da er fürchtete, sie möchte ihn auch in ein reißendes Tier verwandeln, in einen Bären oder einen Wolf, so ging er heimlich fort. Er hatte aber gehört, daß auf dem Schloß der goldenen Sonne eine verwünschte Königstochter säße, die auf Erlösung harrte: es müßte aber jeder sein Leben daran wagen, schon dreiundzwanzig Jünglinge wären eines jämmerlichen Todes gestorben und nur noch einer übrig, dann dürfte keiner mehr kommen. Und da sein Herz ohne Furcht war, so faßte er den Entschluß, das Schloß von der goldenen Sonne aufzusuchen. Er war schon lange Zeit herumgezogen und hatte es nicht finden können, da geriet er in einen großen Wald und wußte nicht, wo der Ausgang war. Auf einmal erblickte er in der Ferne zwei Riesen, die winkten ihm mit der Hand, und als er zu ihnen kam, sprachen sie: »Wir streiten um einen Hut, wem er zugehören soll, und da wir beide gleich stark sind, so kann keiner den andern überwältigen: die kleinen Menschen sind klüger als wir, daher wollen wir dir die Entscheidung überlassen.« »Wie könnt ihr euch um einen alten Hut streiten?«, sagte der Jüngling. »Du weißt nicht, was er für Eigenschaften hat, es ist ein Wünschhut, wer den aufsetzt, der kann sich hinwünschen, wohin er will, und im Augenblick ist er dort.« »Gebt mir den Hut«, sagte der Jüngling, »ich will ein Stück Wegs gehen, und wenn ich euch dann rufe, so lauft um die Wette, und wer am ersten bei mir ist, dem soll er gehören.« Er setzte den Hut auf und ging fort, dachte aber an die Königstochter, vergaß die Riesen und ging immer weiter.

Einmal seufzte er aus Herzensgrund und rief: »Ach, wäre ich doch auf dem Schloß der goldenen Sonne!« Und kaum waren die Worte über seine Lippen, so stand er auf einem hohen Berg vor dem Tor des Schlosses.

Er trat hinein und ging durch alle Zimmer, bis er in dem letzten die Königstochter fand. Aber wie erschrak er, als er sie anblickte: sie hatte ein aschgraues Gesicht voll Runzeln, trübe Augen und rote Haare. »Seid Ihr die Königstochter, deren Schönheit alle Welt rühmt?«, rief er aus. »Ach«, erwiderte sie, »das ist meine Gestalt nicht, die Augen der Menschen können mich nur in dieser Häßlichkeit erblicken, aber damit du weißt, wie ich aussehe, so schau in den Spiegel, der läßt sich nicht irre machen, der zeigt dir mein Bild, wie es in Wahrheit ist.« Sie gab ihm den Spiegel in die Hand, und er sah darin das Abbild der schönsten Jungfrau, die auf der Welt war, und sah, wie ihr vor Traurigkeit die Tränen über die Wangen rollten. Da sprach er: »Wie kannst du erlöst werden? Ich scheue keine Gefahr.« Sie sprach: »Wer die kristallne Kugel erlangt und hält sie dem Zauberer vor, der bricht damit seine Macht, und ich kehre in meine wahre Gestalt zurück. Ach«, setzte sie hinzu, »schon so mancher ist darum in seinen Tod gegangen, und du junges Blut, du jammerst mich, wenn du dich in die großen Gefährlichkeiten begibst.« »Mich kann nichts abhalten«, sprach er, »aber sage mir, was ich tun muß.« »Du sollst alles wissen«, sprach die Königstochter, »wenn du den Berg, auf dem das Schloß steht, hinabgehst, so wird unten an einer Quelle ein wilder Auerochs stehen, mit dem mußt du kämpfen. Und wenn es dir glückt, ihn zu töten, so wird sich aus ihm ein feuriger Vogel erheben, der trägt in seinem Leib ein glühendes Ei, und in dem Ei steckt als Dotter die Kristallkugel. Er läßt aber das Ei nicht fallen, bis er dazu gedrängt wird, fällt es aber auf die Erde, so zündet es und verbrennt alles in seiner Nähe, und das Ei selbst zerschmilzt und mit ihm die kristallne Kugel, und all deine Mühe ist vergeblich gewesen.«

Der Jüngling stieg hinab zu der Quelle, wo der Auerochse schnaubte und ihn anbrüllte. Nach langem Kampf stieß er ihm sein Schwert in den Leib, und er sank nieder. Augenblicklich erhob sich aus ihm der Feuervogel und wollte fortfliegen, aber der Adler, der Bruder des Jünglings, der zwischen den Wolken daherzog, stürzte auf ihn herab, jagte ihn nach dem Meer hin und stieß ihn mit seinem Schnabel an, so daß er in der Bedrängnis das Ei fallen ließ. Es fiel aber nicht in das Meer, sondern auf eine Fischerhütte, die am Ufer stand, und die fing gleich an zu rauchen und wollte in Flammen aufgehen. Da erhoben sich im Meer haushohe Wellen, strömten über die Hütte und bezwangen das Feuer. Der andere Bruder, der Walfisch, war herangeschwommen und hatte das Wasser in die Höhe getrieben. Als der Brand gelöscht war, suchte der Jüngling nach dem Ei und fand es glücklicherweise: Es war noch nicht geschmolzen, aber die Schale war von der plötzlichen Abkühlung durch das kalte Wasser zerbröckelt, und er konnte die Kristallkugel unversehrt herausnehmen. Als der Jüngling zu dem Zauberer ging und sie ihm vorhielt, so sagte dieser:»Meine Macht ist zerstört, und du bist von nun an der König vom Schloß der goldenen Sonne. Auch deinen Brüdern kannst du die menschliche Gestalt damit zurückgeben.« Da eilte der Jüngling zu der Königstochter, und als er in ihr Zimmer trat, so stand sie da in vollem Glanz ihrer Schönheit, und beide wechselten voll Freude ihre Ringe miteinander.[9]

 ## Warum habe ich dieses Märchen gewählt? –
Die objektive Deutung des Märchens

Mit diesem wunderschönen komplexen Märchen könnte man sich tagelang beschäftigen, ich aber will die Aufmerksamkeit jetzt auf einen einzigen Aspekt lenken: auf die Kristallkugel. Beim ersten Lesen ist es nämlich nicht dieses Motiv, das unsere Aufmerksamkeit fesselt, sondern die schwere Last des Fluches, der Verwünschung, und wir sind am ehesten darauf neugierig, ob es gelingen wird, die beiden Brüder und die Königstochter zu befreien. Dabei wird bereits im Titel eindeutig darauf hingewiesen, was der zentrale Kern der Geschichte ist: eine Kristallkugel. Was mag das sein? Ich meine, nichts anderes als der beste Teil von

9. Zitiert nach: *Kinder- und Hausmärchen gesammelt durch die Brüder Grimm*, Frankfurt a. M. 1984, Bd. 3, S. 241–245 (d. Ü.).

uns selbst, jene Vollkommenheit, in der unsere Möglichkeiten und die zu ihrer Verwirklichung benötigten Fähigkeiten zusammen vorhanden sind. Wenn es uns gelingt, den besten Teil von uns zu erkennen, sehen wir unser wahres Ich.

Aus dem Märchen ergibt sich auch, dass der Besitzer der Kristallkugel Macht über das Leben hat. Die im Schloss der goldenen Sonne dahinvegetierende, verzauberte Königstochter leidet darunter, dass sie die »Kristallkugel« nicht hat, und während alle Welt »ihre Schönheit rühmt«, erblickt der Jüngling, als er ihr begegnet, ein von Falten zerfurchtes, aschgraues Gesicht, trübe Augen und rote Haare. Das heißt, die Prinzessin ist nicht die, die sie sein könnte, und zwar aus dem einfachen Grund, weil sie nicht Herrin über ihr Leben ist, es nicht lenkt. Sie ist weder Herrin über sich selbst noch über ihre Schönheit, weil sie »verwünscht« wurde. Aber auch sie weiß von der Macht der Kristallkugel, davon, dass diese Kugel etwas mit der wahren Existenz zu tun haben muss. Sie weiß, dass sie nur dann in ihre »wahre Gestalt« zurückkehren kann, wenn jemand in den Besitz der Kristallkugel gelangt. Am Ende des Märchens erfahren wir, dass auch die verwünschten Söhne der Zauberin ihre wahre Gestalt durch die Kristallkugel zurückerhalten können. Wenn dem so ist, dann muss diese Kugel tatsächlich ein unermesslich wertvoller Schatz sein und ist vielleicht gerade deswegen so gut verborgen. Ein schwerer Weg führt zu ihrem Besitz, und wer versucht, sie sich zu beschaffen, spielt wortwörtlich »mit seinem Leben«.

Der jüngste Sohn tritt an dem Punkt in die Geschichte, als nur noch ein einziger Mensch den Versuch unternehmen kann, die Prinzessin zu erlösen. Danach ist es zu Ende, »dann dürfte keiner mehr kommen«. Dies ist ein zarter, jedoch schonungsloser Hinweis darauf, dass es Dinge gibt, in denen man sich nicht dreimal versuchen kann. Wenn es beim ersten Mal nicht gelingt, gibt es keinen weiteren Versuch mehr. Mit anderen Worten: Manche

Chancen bieten sich uns im Leben nur einmal, und wenn wir sie nicht nutzen, müssen wir uns für immer von ihnen verabschieden. Mit dieser Tatsache wird der Jüngling konfrontiert, der vor der Zauberkraft seiner Mutter flieht, doch er erschrickt nicht, sondern antwortet auf die Herausforderung: »Ich scheue keine Gefahr!« Und: »Mich kann nichts abhalten!«

Schon immer können diejenigen, die auf der Suche nach der »Kristallkugel« sind, sich nur mit diesem Wissen auf den Weg machen: vor keiner Gefahr zu erschrecken. Diese Entschlossenheit ist unerlässlich, denn in den Märchen ist das »Beste« in einem Dotter zu finden, das Ei in einem Feuervogel, der Feuervogel hingegen in einem wilden Auerochsen. Wir müssen also hart arbeiten, um es zu erlangen. Wir müssen das Wesentliche herausschälen.

Auch die Märchen wissen, dass jeder Lebensweg individuell ist, aber sie helfen zumindest bei der Bestimmung der Richtung. Eine wichtige Information ist in diesem Fall beispielsweise, dass der wilde Auerochse nicht in den Bergen, im Wald oder in einer Höhle zu finden ist, sondern an einer »Quelle«. Es dürfte jene Quelle sein, aus der die Lebensenergien strömen und zu der

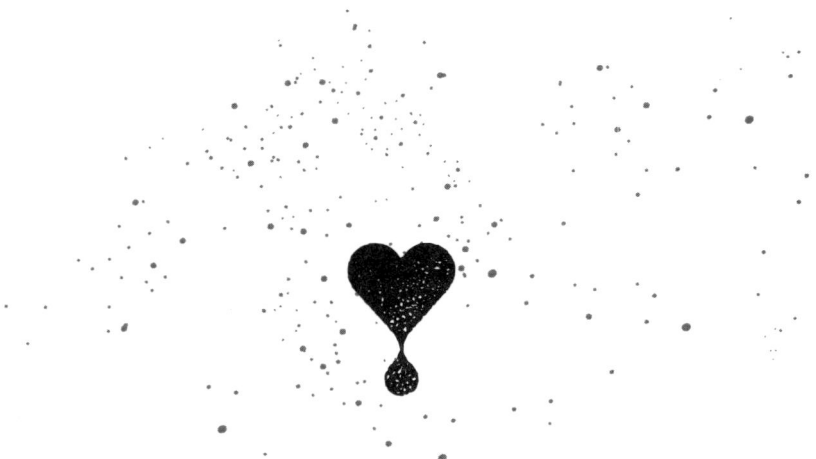

die Königstochter und die beiden verwünschten Söhne keinen Zugang haben. Der wilde Auerochse ist in diesem Sinne nichts anderes als die Summe unserer inneren Einschränkungen. Diese können manchmal eine derartige Kraft entwickeln, dass sie uns den Weg zu unserer eigenen Quelle versperren.

Zu dieser Lebensquelle steigt der Jüngling also hinab, denn hier muss er mit dem Auerochsen kämpfen. Es überrascht nicht, dass der Auerochse ihn bei seiner Ankunft anbrüllt. Er stellt den zu allem entschlossenen Jüngling auf die Probe, will ihn abschrecken, doch der Junge lässt sich, anstatt zu fliehen, auf einen »langen Kampf« ein. Die Märchen bestimmen die Dauer eines Kampfes nur selten genau, doch es zeigt sich immer wieder, dass der Sieg über die Gegenspieler nicht auf die Schnelle zu haben ist. Als der Auerochse endlich niedersinkt und den Weg zur Quelle nicht länger versperrt, ist der Kampf jedoch noch nicht zu Ende. Aus dem Auerochsen erhebt sich ein Feuervogel, der weder gut noch böse ist; wir erfahren über ihn einfach nur, dass er »fortfliegen« will und nur, weil er »in Bedrängnis« gebracht wird, das Ei fallen lässt. Der Feuervogel, gerade erst aus dem Inneren des Auerochsen geboren, will fortfliegen und die Kristallkugel mitnehmen. Er wird sie nicht einfach so hergeben.

An diesem Punkt des Märchens stellt sich heraus, dass der Jüngling und seine Brüder eigentlich jeweils unterschiedliche Aspekte ein und derselben Person sind. Spätestens hier wird offensichtlich, dass sich die Geschichte im Grunde um eine einzige Person dreht: Protagonist ist der Jüngling, der seine eigene Adler-, Walfisch- und Königstochter-Natur sucht und von ihr zunächst nur weiß, dass er sie in einer von einem wilden Auerochsen bewachten Kristallkugel finden kann. Er muss die Fähigkeiten, die er aus der Welt des Bewussten (Adler) und des Unbewussten (Walfisch) gewinnen kann, miteinander verknüpfen, er muss den Freiheitsdrang seiner Seele (Feuervogel) unterdrücken und den Teil seiner selbst zum Leben erwecken, dessen »Schönheit alle Welt rühmt« und der, wenn er ins Leben kommt, nicht mehr voller Runzeln und aschgrau ist. Wir erinnern uns: Als der Jüngling die Königstochter das erste Mal erblickt, erschrickt er vor ihr – so wie auch wir vor unseren zukünftigen Möglichkeiten manchmal zurückschrecken –, und er braucht einen Spiegel, der ihm die sich verwirklichende Zukunft zeigt und damit die Kraft gibt, die Prüfungen zu ertragen. Mit dem Beschaffen der Kristallkugel bekommt er Zugang zu seiner wahren Natur, zum besten Teil seiner selbst, vor dem selbst die Zauberer kapitulieren müssen. So geschieht es auch: Der Zauberer verzichtet am Ende des Märchens – ohne List, Drama und Rache – freiwillig auf seine Macht, denn diese steht nun dem Jüngling zu. Derjenige, der seine eigene Kristallkugel-Natur kennt, kann sich nämlich der Ausarbeitung seiner Lebensberufung zuwenden, das heißt, er bekommt Macht über seinen eigenen Körper, seine Seele und seinen Geist – also über sein »Schloss der goldenen Sonne«.

⯈⯈ Wie hat die Gruppe mit dem Märchen gearbeitet? – ⯇⯇ Die subjektive Deutung des Märchens

Das Erzählen ist viel leichter als beim ersten Mal. Keine Spur Verlegenheit mehr, ganz im Gegenteil hören die Jungen mir aufmerksam zu. Mit Spannung verfolgen sie die Ereignisse. Am Ende des Märchens bitte ich sie, sich das, was sie gehört haben, zu vergegenwärtigen und mir zu sagen, welche Hör-Eindrücke sie von dem Märchen haben. »Das Kreischen von Vögeln, Weinen, das Schreien einer Frau, das Getöse von Wellen, das Knistern von Feuer, das Brüllen des Auerochsen«, lauten die Antworten. Wir nehmen uns auch die übrigen Sinneseindrücke vor, einen nach dem anderen. Die Jungen treten mit Nase,

Mund, Händen und schließlich auch mit den Augen in das Märchen ein. Anschließend fordere ich sie auf, sich selbst in dem Märchen zu suchen:»Wo sehen Sie sich in der Geschichte?« Sie finden sich überraschend schnell, benennen aber nicht den Schauplatz, sondern die dort anwesende Figur. Manche sehen sich als Walfisch, andere als Adler oder Jüngling, doch es gibt auch solche, die sich in dem großen schwarzen Auerochsen wiedererkennen. Mit den weiblichen Figuren identifizieren sie sich verständlicherweise nicht. Ich fordere sie auf, sich gut umzuschauen: Wo genau befinden sie sich im Märchen, was sehen sie auf ihrem inneren Bild um sich herum? Die beiden beliebtesten Schauplätze sind die Quelle und der dichte Wald. Vier Jungen wählen die Quelle, drei den Wald. Es gibt Schüler, die sich am Grund des Meeres sehen oder in den Krallen des Feuervogels, vor dem Tor des Schlosses, auf einem Felsen kauernd oder vor der rauchenden Fischerhütte. Insgesamt benennen die fünfzehn Schüler neun Schauplätze.

Ich mag diese Möglichkeit in den Märchen sehr: Alle treten in dieselbe Geschichte ein, aber jeder kann sich auf der Basis seiner eigenen persönlichen Wirklichkeit an einem Schauplatz wiederfinden, der viel über ihn selbst verrät. Ich schreibe die neun Schauplätze an die Tafel, und wir besprechen, was dort genau geschieht, was die jeweilige Figur dort tun muss, damit die Geschichte weitergeht.»Er muss den Auerochsen besiegen, muss aus dem Wald hinausfinden, muss aus der Tiefe hochkommen, muss sich vom Felsen abstoßen, muss aus dem Ei kommen, muss ins Schloss gehen, muss die brennende Fischerhütte löschen …« Die Luft im Klassenzimmer wird immer dünner, allen ist klar, dass sie von sich selbst reden. Ich frage die Jungen, ob sie sehen, welchen Schauplatz niemand gewählt hat.

»Das Schloss der goldenen Sonne.«

»Erinnern Sie sich, was dort passiert?«

Sie rufen sich die Gestalt der Königstochter mit den trüben Augen und roten Haaren genau in Erinnerung, ich sehe den Widerwillen in ihren Gesichtern.

»Was braucht es, damit diese Königstochter wieder schön wird, der Walfisch und der Adler ihre Gestalt zurückerlangen und der Jüngling Herr über das Schloss der goldenen Sonne wird?«

»Die Kristallkugel.«

»Was könnte diese Kristallkugel sein?«

Sie können es nur umschreiben, tun das aber sehr genau: »So etwas, was ganz innen ist ... was Kraft gibt ... was den Weg zeigt ... durch das man Mensch werden kann ...«

»Und was könnte das Schloss der goldenen Sonne sein?«

Nachdem wir uns in der vorangegangenen Woche über die Metapher des Hausbaus unterhalten haben, kommen die Antworten relativ schnell:

»Die Vollkommenheit ... die Ordnung ... wenn jemand weiß, was er will ...«

Ich gebe weder der Kristallkugel noch dem Schloss der goldenen Sonne einen wissenschaftlichen Namen, die Umschreibungen der Jungen reichen vollkommen aus. Es würde die Atmosphäre unseres Gesprächs stören, wenn ich anfangen würde, von »Selbst« und »Selbstidentität« zu sprechen.

Ich gehe zur Tür, verabschiede mich einzeln von jedem der Jungen, und jeder kann noch einmal in den Spiegel schauen. Ich frage sie, ob sie sehen, wer sie werden könnten und ob sie in sich selbst die Kristallkugel finden könnten. Sie sind berührt. Mustern lange ihr Spiegelbild. Ich bitte sie nicht, mir zu sagen, was sie gesehen haben. Mir reicht es, ihre Augen zu sehen, während sie in den Spiegel blicken.

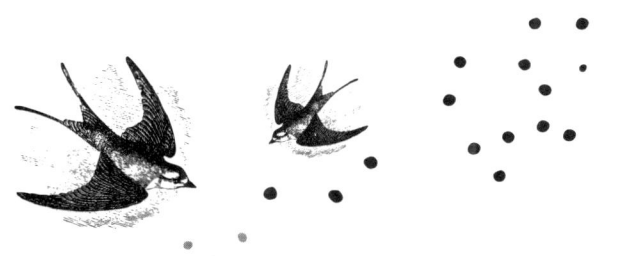

DRITTE SITZUNG – DIE EIGENEN ANLAGEN BESTMÖGLICH ENTFALTEN

Eine Woche später erwarten sie mich auf dem Flur. Sie wissen schon, dass man das Klassenzimmer nicht »einfach so« betreten kann. Wir könnten nach den Erkenntnissen der vorherigen Woche die Arbeit in viele Richtungen fortsetzen, doch ich will mich an die Bitte des Klassenlehrers halten und heute die Schwierigkeiten bei der Berufswahl in den Vordergrund stellen. Nachdem die Jungen beim vorangegangenen Treffen die »Kristallkugel« in sich gefunden haben, das heißt, wenigstens für einen Augenblick in Kontakt mit ihren verborgenen Kraftquellen getreten sind, legen wir die Betonung jetzt darauf, wie diese Kraftquellen ihnen dabei helfen können, Berufswünsche und Lebensziele zu definieren. Ich lade die Jungen zu einer langen Wanderschaft ein. Noch dazu in ein Märchen, in dem der Held nicht mehr sich selbst sucht, sondern das, was er mit all den Dingen anfangen könnte, die in ihm stecken.

Rasch räume ich den Inhalt meines Märchenranzens auf den vor der Tür bereitstehenden Tisch (die Jungen haben ihn selbst dorthin gestellt): ein Schachspiel, einen Zauberstab und einen Taschenrechner. Auch dieses Mal begrüße ich die Jungen einzeln und frage sie, welcher von den drei Gegenständen ihrer Meinung nach in die Tasche eines erwachsenen Mannes gehört.

Allesamt entscheiden sie sich für den Taschenrechner.

Ich öffne das Schachbrett und bitte sie, sich eine ihnen sympathische Schachfigur auszusuchen und mit ins Klassenzimmer zu nehmen.

Wir unterhalten uns zunächst darüber, was die ausgewählte Schachfigur kann, welche strategische Rolle sie im Spiel spielt, wie, das heißt mit welchen Schritten, sie das »Team« stärken kann. Die Jungen stellen fest, dass auch das Schachspiel in die Tasche eines erwachsenen Mannes gehören könnte. Ich nehme den Zauberstab in die Hand und erkläre, dass sich in meinem heutigen Märchen unter anderem herausstellen wird, dass ein Mann von Zeit zu Zeit auch einen Zauberstab brauchen kann.

»Darf ich es erzählen?«

Statt einer Antwort machen sie es sich an ihren Tischen bequem und hören so dem Märchen zu.

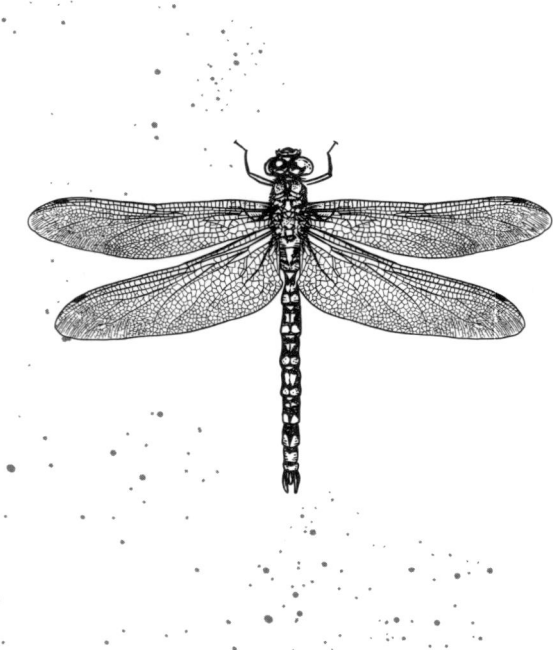

Die drei Weisheiten des Jungen

Es war einmal ein Junge, der hieß Osküs-ool und lebte bei seinem alten Vater. Der Vater war schon sehr alt und starb bald. Er hinterließ seinem Sohn 30 Pferde, 30 Kühe und 30 Ziegen.

»Tiere habe ich genug«, dachte sich der Junge, »aber ich habe keine Weisheit. Ich will versuchen, mir im Tausch für die Tiere eine Weisheit zu beschaffen.«

Also machte sich Osküs-ool geradewegs gen Norden auf den Weg.

Wie er so ging und ging, sah er auf einmal, dass unweit des Weges eine Jurte stand. Also beschloss er, sie zu betreten. In der Jurte saßen zwei Männer und spielten Schach.

Der eine fragte: »Woher kommst du, Junge? Wohin führt dein Weg?«

»Ich komme aus dem Süden und bin eine Waise. Meine Eltern sind gestorben und haben mir dreierlei Tiere hinterlassen. So habe ich beschlossen, mir dreierlei Wissen im Tausch für sie zu beschaffen. Ich bitte euch, lehrt mich das Schachspielen. Ich gebe euch dafür 30 Ziegen.«

Die Spieler willigten ein, ihm das Schachspielen beizubringen.

Nach einem Monat besiegte Osküs-ool die besten Schachspieler in der Gegend. Den beiden Männern aber gab er die 30 Ziegen und machte sich erneut auf den Weg.

Wie er so ging und ging, stieß er auf seinem Weg erneut auf eine Jurte. Er beschloss, auch in diese hineinzugehen und sein Glück zu versuchen. Also betrat er sie und sah, wie drei Männer einander verschiedene Zauberkunststücke zeigten.

Einer von ihnen fragte Osküs-ool: »Woher kommst du, Junge? Wohin führt dein Weg?«

»Ich komme aus dem Süden und bin eine Waise. Meine Eltern sind gestorben und haben mir dreierlei Tiere hinterlassen. So habe ich beschlossen, mir dreierlei Wissen im Tausch für sie zu beschaffen. Schachspielen habe ich schon gelernt. Lehrt ihr mich das Zaubern? Ich gebe euch dafür 30 Kühe.«

Die Zauberer willigten ein, Osküs-ool das Zaubern beizubringen. Einen Monat später hatte Osküs-ool auch dieses Handwerk erlernt. Er bedankte sich bei den Zauberern für ihre Freundlichkeit, gab ihnen die 30 Kühe und machte sich wieder auf den Weg.

Wie er so ging und ging, stieß er auf seinem Weg erneut auf eine Jurte. Auch in diese ging er hinein, da aber saßen drei Männer und rechneten. Sie stellten einander allerlei Rechenaufgaben. Als sie Osküs-ool erblickten, fragten sie ihn: »Woher kommst du, Junge? Wohin führt dein Weg?«

»Ich komme aus dem Süden und bin eine Waise. Meine Eltern sind gestorben und haben mir dreierlei Tiere hinterlassen. So habe ich beschlossen, mir dreierlei Wissen im Tausch für sie zu beschaffen. Schachspielen und Zaubern habe ich schon gelernt. Bringt ihr mir nun das Rechnen bei, ich gebe euch dafür meine Pferde.«

Auch diese Männer stimmten der Abmachung zu, und innerhalb eines Monats hatte der Junge rechnen gelernt. Osküs-ool gab den Männern 29 Pferde, und auf dem letzten Pferd machte er sich selbst auf den Weg von Dorf zu Dorf.

Eines Tages kam ihm zu Ohren, dass irgendwo im Süden Karati Khan einen Schachwettkampf veranstalten wollte: Wer ihn dreimal nacheinander im Schach besiegte, würde an seiner Stelle Khan und dürfte Karati den Kopf abhacken. Wenn aber Karati Khan gewann, dann würde er dem Besiegten den Kopf abhacken.

»Ich bin ohnehin allein«, sagte sich Osküs-ool, »habe keinen Bruder, keine Schwester, meine Eltern sind auch gestorben. Aber Schach spielen kann ich. Vielleicht besiege ich den Khan und helfe damit dem armen Volk, sich den gnadenlosen Tyrannen vom Hals zu schaffen. Wenn aber doch der Khan gewinnt und mir den Kopf abhackt, dann wird niemand um mich trauern.«

Damit begab sich Osküs-ool auf den Weg in das Land des Karati Khan. Er marschierte und wanderte durch Wälder und Wiesen, durch Berg und Tal. Auf seinem Weg erreichte er einen großen, dicht bewaldeten Gebirgssattel. Jenseits der Wälder lag das Land des Karati Khan. Osküs-ool sah, wohin er auch ging, zu beiden Seiten des Weges unzählige abgehackte Menschenköpfe von den Bäumen hängen: Diese vielen unschuldigen Menschen waren allesamt Opfer des Karati Khan.

Osküs-ool aber ging weiter und stieg schließlich in ein Tal hinab, in das Reich Karati Khans. Als er vor der schönsten Jurte ankam, der Jurte des Khans, stieg er von seinem braven Pferd und trat ein.

»Woher stammst du, und warum bist du gekommen, Junge?«, fragte ihn der Khan.

»Ich lebe jenseits der großen Berge, von dort bin ich gekommen, um mit dir Schach zu spielen, Karati Khan.«

»Und als du gekommen bist, was hast du da auf dem Gebirgssattel gesehen?«, fragte der Khan.

»Viele Köpfe, die du abgehackt hast, hängen an den Bäumen, Karati Khan. Die habe ich gesehen«, erwiderte Osküs-ool.

»Dann lauf und zähle nach, wie viele Köpfe dort hängen, erst danach spiele ich mit dir. Wenn du sie nicht zählen kannst, werde ich auch nicht mit dir spielen«, erklärte der Khan.

Doch Osküs-ool hatte das Rechnen nicht vergebens gelernt. Rasch zählte er die Köpfe zusammen: Es waren genau 99.

»99 Menschenköpfe baumeln an den Bäumen«, sagte er. »Doch wenn ich dich dreimal beim Schachspielen besiege, werden es mit deinem Kopf genau 100 sein.«

Der Khan wunderte sich, dass ein so einfacher Junge rechnen konnte. Die Lust, mit ihm zu spielen, war ihm vergangen, aber er konnte nicht mehr zurück.

Also setzte sich Osküs-ool mit dem Khan zum Schachspielen hin. Als sie die erste Partie zur Hälfte gespielt hatten, sah der Khan, dass er verlieren würde.

»He, Junge«, sprach er da. »Das Schachspiel ist eine ernste Sache. Dazu braucht es Verstand und große Aufmerksamkeit. Wir sollten etwas essen und danach auch trinken. Schau her, meine Gemahlin bereitet uns etwas Gutes zu essen.«

Daraufhin stellte die Gemahlin des Khans auf zwei goldenen Tellern schmackhaft zubereitete Speisen und allerlei Köstlichkeiten vor sie hin. Nur dass Osküs-ool sogleich durchschaute, dass die Speisen, obwohl sie auf gleichen Tellern gebracht wurden, auf verschiedene Weise zubereitet waren. Vor den Khan wurde eine Speise gestellt, die Kraft und Willen erneuerte, vor ihn aber eine solche, die den Verstand verstörte, Kraft und Willen schwächte. Doch Osküs-ool hatte das Zauberhandwerk nicht vergebens gelernt. Innerhalb eines Augenblickes vertauschte er die Teller: Jenen des Khans stellte er sich selbst hin, dem Khan aber stellte er den anderen Teller hin. Das tat er so geschickt, dass der Khan nichts davon bemerkte.

Nach dem Mittagsmahl fuhren sie mit dem Spiel fort, und Osküs-ool besiegte den Khan bald.

»Nun, einmal habe ich schon gewonnen. Es bleiben noch zwei Partien«, sprach Osküs-ool, und sie begannen ein neues Spiel.

Nachdem sie eine halbe Partie gespielt hatten, stand es erneut schlecht für den Khan. Seine Gemahlin brachte ein weiteres Mal Speisen, wieder auf denselben Goldtellern, doch den Jungen hereinzulegen war schwer: Wieder vertauschte er unbemerkt die beiden Teller.

Nach dem Essen setzten sie die Partie fort – wieder war es Osküs-ool, der gewann.

Sie begannen auch das dritte Spiel. Als sie die halbe Partie gespielt hatten, sah Osküs-ool, dass er gewinnen würde. Der Khan erschrak. Erneut befahl er seiner Frau, etwas zu essen zu bringen. Die Speise war zubereitet und wurde auf denselben Goldtellern serviert. Osküs-ool sah, dass man ihn erneut in die Falle locken wollte. Und wieder tauschte er die Teller aus.

Nach dem Essen setzten sie das Spiel fort, und nach ein paar Zügen hatte der Khan die Partie verloren.

»Ich habe alle drei Partien gewonnen«, sprach Osküs-ool. »Jeder weiß, wie wir übereingekommen sind: Auf dem großen Gebirgssattel hängen 99 Menschenköpfe, die du abgehackt hast, doch mit deinem werden es jetzt runde 100 sein.«

Der Khan erbleichte vor Entsetzen. Er wollte nicht sterben. Also fiel er vor dem Jungen auf die Knie und flehte ihn an: »Sei mir gnädig, Osküs-ool. Nimm mein Gold, mein Silber, meine Rinder, mein ganzes Hab und Gut. Sei du der Herr, herrsche. Nur trachte nicht nach meinem Leben und lass mich in dieser Schattenwelt.«

Doch das Herz des Jungen war hart. Er wollte den Worten des Khans keinen Glauben schenken und erwiderte ihm: »Jene 99 Menschen, deren Köpfe dort auf dem Berg hängen, wollten auch noch leben. Komm mit, du Schuft, und leiste ihnen Gesellschaft!«

Er brachte den Khan zum Schafott und hackte ihm den Kopf ab.

So befreite Osküs-ool mit seinen drei Weisheiten das Volk vom gnadenlosen Karati Khan.

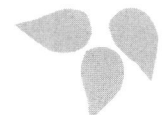

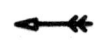

Warum habe ich dieses Märchen gewählt? – Die objektive Deutung des Märchens

Das Märchen handelt vom Schicksal eines jungen Mannes, dessen Vermögen groß ist, der jedoch »keine Weisheit« besitzt. Er könnte sein Leben auch so leben. Wenn er gut wirtschaftet, würden die 30 Pferde, 30 Kühe und 30 Ziegen bis zu seinem Tod reichen, sein Vermögen könnte sogar eine Familie ernähren. Doch der Junge wählt nicht diesen Weg. Er hat andere Wünsche, und diese sind keine verschwommenen Ahnungen, sondern richten sich auf ein konkretes Ziel: Er sehnt sich im Tausch für »seine Tiere« (seine materiellen Güter) nach Weisheit, nach Wissen.

Als er sich auf den Weg macht, weiß er noch nicht genau, welche Art von Wissen er sich aneignen will: Wird er Schuster oder Gerber, Goldschmied oder Stallmeister? Dies ist gar nicht wichtig, von Bedeutung ist vielmehr, dass er gleich bei der ersten Gelegenheit beweist, dass er seinen Plan zielstrebig verfolgt. »Man muss nehmen, was man kriegen kann«, heißt es, und so geht unser Held vor. Zuerst verirrt er sich zufällig in die Jurte zweier Schachspieler, und da für ihn dieses unbekannte Spiel tatsächlich eine »Weisheit« ist, erlernt er das Schachspielen, so dass er einen Monat später die besten Schachspieler der Gegend schlägt. Im ersten Teil des Märchens ist nicht nur bedeutsam, dass der Protagonist entschieden die Richtung seines Schicksals bestimmt, als er statt der Lebensweise seiner Vorfahren, statt Felder zu bestellen und Tiere zu hüten, einen anderen Weg einschlägt. Wichtig ist auch, dass er, ohne zu zögern und ohne Zweifel, die sich ihm bietenden Chancen wahrnimmt. Er beginnt nicht, darüber nachzudenken, ob in einer anderen Jurte vielleicht ein »besseres«, »nützlicheres« oder »wirtschaftlich vorteilhafteres« Wissen auf ihn warten könnte. Er kommt auch nicht auf die Idee, dass er erst einmal mindestens zehn verschiedene Wissenschaften ausprobieren und sich *erst danach* für eine davon entscheiden könnte. Darum braucht es in dem Märchen auch keine Figuren, die den Zweifel verkörpern und das Handeln des Jungen überprüfen.

Der Junge ist sich sicher: Er möchte sich das, was ihm begegnet, so gut wie möglich zu eigen machen. Seine Entscheidung ist erkennbar vom Anspruch auf Perfektion geleitet: Was das Leben ihm bringt, darin will er ein Meister sein. Nicht um irgendjemandem zu entsprechen oder sich Macht zu verschaffen, sondern weil er verantwortlich für das Vermögen seines Vaters ist. Das ihm anvertraute Erbe darf er nicht verschleudern, deshalb muss er eine gute »Investition« tätigen. Er ist es seinen Eltern und sich selbst schuldig, dass er, wenn er schon das Vermögen der Familie zur Verwirklichung seiner Lebensträume aufwendet, sich im Tausch für die Tiere das größtmögliche Wissen aneignet. So lernt er innerhalb jeweils eines Monats auch noch zu zaubern und zu rechnen. Schachspielen, Zaubern, Rechnen: Diese drei Wissensbereiche galten zur Zeit der Entstehung des Märchens als besonderes Wissen. Es ist so, als würde heute ein junger Mensch das Vermögen seiner Familie dafür aufwenden, Informatik, Astrophysik und Ingenieurswesen zu studieren und sich alle drei Fächer auf höchstem Niveau anzueignen.

Die Betonung liegt in jedem Fall auf dem »höchsten Niveau«. Denn welche Fähigkeiten erlangt der Jüngling mit dem Schachspielen, dem Zaubern und dem Rechnen? Für das Schachspielen sind Voraussicht, Kombinationsgabe, herausragende Konzentrationsgabe, Geduld, Disziplin und Respekt des Gegners unerlässlich. Beim Zaubern braucht es Konzentration, Geschick, Wachsamkeit und Schnelligkeit, beim Rechnen hingegen Intelligenz, Verstand, Aufmerksamkeit und Genauigkeit. Wenn wir diese Eigenschaften zusammennehmen, zeigt sich, dass der Junge nicht nur drei, sondern mindestens 14 »Weisheiten« erworben hat! Auf der Ent-

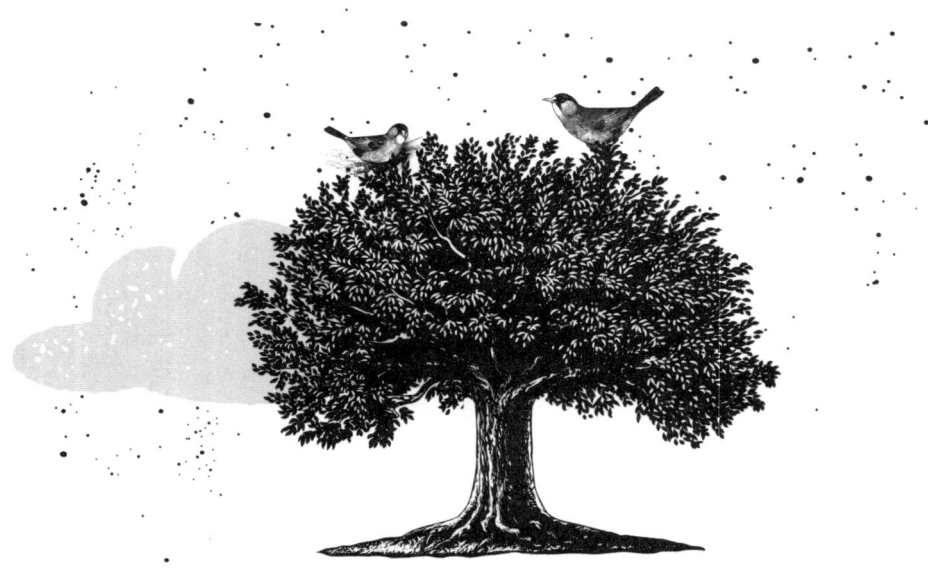

wicklungsstufe, die Osküs-ool erreicht hat, nachdem er die drei
Weisheiten erlernt hat, denkt er nicht mehr an sein Hab und Gut
sowie an seine eigenen Interessen. Er will sich vielmehr deswegen
mit dem Khan messen, um dem armen Volk »den gnadenlosen
Tyrannen vom Hals zu schaffen«. Sein eigenes Glück und Fortkommen fallen mit dem Glück und Fortkommen der Gemeinschaft in eins. Es scheint, dass die drei Weisheiten, die er erlernt
hat, in ihm noch weiteres Wissen zum Leben erwecken – ein
Wissen, das aus ihm selbst kommt und für das er keine äußeren
Lehrmeister mehr braucht. Die vierte Weisheit des Jungen, die
bei der Errettung des armen Volkes von Bedeutung ist, entspringt
seinem inneren Wissen und ist die Kenntnis von der energetischen
Bedeutung der Nahrung. Die Gemahlin des Khans serviert den
Spielern auf zwei gleichen Goldtellern verschieden zubereitete
Speisen. Das Märchen hat das Wissen bewahrt, dass auch mithilfe
der Ernährung die energetischen Prozesse des Körpers beeinflusst
werden können: Es gibt Speisen, die Kraft und Willen erneuern,
und solche, die uns schwächen und unseren Verstand verwir-

ren. Der Junge nutzt Geschick, Wachsamkeit, Schnelligkeit und Konzentration – das Wissen, das er bei den Zauberern erworben hat – dazu, die beiden Teller in Anwesenheit des Khans unbemerkt auszutauschen.

Osküs-ool besiegt den Khan, der um sein Leben fleht, so wie es die Drachen in anderen Märchen tun. Der Jüngling muss jetzt die fünfte Weisheit erlernen: Wann kann man Gnade walten lassen, und wann muss man hart bleiben? Osküs-ool findet den springenden Punkt und trifft auf seiner Grundlage die richtige Entscheidung: Wer anderen das Leben durch Täuschung nimmt, hat keine Gnade verdient. Dieses letzte Wissen ist die Weisheit des Lebens, die auch zum »Herrschen« unerlässlich ist, dazu, dass wir für uns selbst und andere das Leben positiv gestalten.

Ich habe dieses Märchen für die dritte Sitzung ausgesucht, weil die Geschichte beleuchtet, dass jedes erlangte Wissen seinen Preis hat und dass man vor Entscheidungssituationen nicht zwangsläufig Angst haben muss. Wir müssen mutig zu dem stehen, was wir möchten, und dann danach streben, es uns perfekt anzueignen. Wir dürfen nicht beim ersten Hindernis aufgeben, sondern müssen an unserer Entscheidung festhalten, einen Prozess zu Ende führen. Die Jungen, die vor der Berufswahl stehen und Prüfungen vor sich haben, müssen genau das lernen.

➤➤ Wie hat die Gruppe mit dem Märchen gearbeitet? – ◄◄ Die subjektive Deutung des Märchens

Am Ende des Märchens heben die Jungen, die bequem mit dem Oberkörper auf ihren Tischen gelegen haben, den Kopf. Ich sehe jetzt ganz andere Blicke als nach dem ersten Märchen, als ich von den drei Schweinchen erzählt habe. Damals starrten sie mich verwundert an, dieses Märchen aber hat sie tief berührt.

»Dieses Klassenzimmer ist kein Klassenzimmer, sondern ein riesiges Schachbrett.« Mit diesen Worten hole ich meinen Zauberstab hervor. Ich bitte die Jungen aufzustehen und sich so auf dem »Schachbrett« zu bewegen, als wären sie Schachfiguren, allerdings nicht die allseits bekannten Figuren des Schach, sondern unbekannte Spieler eines unbekannten Schachspiels. Sie lassen sich gern auf das Spiel ein. Ich fahre damit fort, dass sie jetzt eine Gruppe bilden, in der jeder eine Stärke hat, von der er jedoch nichts weiß. Die anderen werden sagen, worin er am besten ist, und danach wählt er sich eine passende Aufgabe, eine strategische Rolle. »Sie können sich auch einen Beruf wählen«, bringe ich das eigentliche Ziel des Spiels nebenbei zur Sprache.

Die Aufgabe macht den Jungen sichtlich Spaß. Es stellt sich heraus, dass sie sich selbst vielleicht noch nicht, einander aber schon sehr gut kennen. Die Eigenschaften und Fähigkeiten, die sie sich gegenseitig zusprechen, werden von jedem mit Freude akzeptiert. Ihr Bild von sich selbst beginnt klarer zu werden; einige der Schüler trauen sich das erste Mal auszusprechen, was sie in der Zukunft machen möchten. Ich frage nach der Strategie, nach den Mitteln, die sie brauchen werden, um das Ziel zu erreichen, nach Aufgaben, die dazu gelöst werden müssen. Sie unterstützen einander mit einer Vielzahl von ermutigenden und bekräftigenden Bemerkungen. Ich habe den Eindruck, es ist sehr befreiend für sie, ihrer eigenen »Kristallkugel« näher zu kommen.

Die Zeit vergeht wie im Flug. Ich beschließe, auf manches zu verzichten, was ich geplant habe – zwei Übungen allerdings brauchen die Jungen unbedingt noch. Aus meinem Märchenranzen hole ich zwei Teller hervor, stelle sie vor sie hin und frage, ob sie sich erinnern, welche Speisen in dem Märchen auf die Teller gelangten. Diesen Teil habe ich besonders sorgfältig erzählt, sie können sich auch daran erinnern: Der Khan hat eine Speise bekommen, die Kraft und Willen erneuern sollte, der Junge hin-

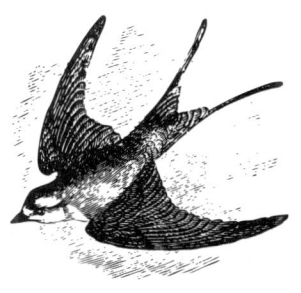

gegen eine Speise, die beides schwächen und sogar den Verstand verwirren sollte. Ich frage die Jungen, von welcher Speise sie essen müssten, um ihre Pläne verwirklichen zu können. Sie zeigen auf den Teller, auf dem die Speisen sind, die Kraft und Willen stärken. Jeder bekommt zwei Papierteller von mir (wie viel doch in so einen Märchenranzen passt …): Auf den einen schreiben sie, was sie in den kommenden Monaten stärken könnte, auf den anderen das, was sie schwächt und ablenkt.

Die Jungen arbeiten konzentriert, und als ich frage, ob jemand bereit sei, seine Gedanken mit uns zu teilen, melden sich zehn von ihnen. Damit habe ich nicht gerechnet; ich fürchte, dass wir nicht genügend Zeit haben werden, zum Ende zu kommen. Dennoch höre ich mir jeden an und schreibe gleichzeitig im Kopf das Drehbuch dieser Sitzung neu. Die Antworten der Jungen zeigen, dass sie die Aufgabe ernst genommen haben und ehrlich mit sich selbst waren. Unter den schwächenden Faktoren werden Drogen genannt, Alkohol, Computerspiele, die ganze Nacht Party machen, Mädchen, faul sein …

Die letzte Aufgabe steht im Zusammenhang mit dem Köpfen des Khans. Ich ziehe einen Stuhl zur Tür. »Dieser Stuhl ist kein Stuhl, dieser Stuhl ist ein Khan.« Wieder zaubere ich mit dem Zauberstab und bitte die Jungen darum, sich vor den Khan zu stellen und ihm Nein zu sagen. Sie sollen Nein zu einer der Ablenkungen sagen, die sie soeben aufgezählt haben, zu dem, was ihren Zielen ihrer Meinung nach am ehesten im Weg steht. Sie müssen dieses Nein nicht laut aussprechen, es reicht, wenn sie es zu sich selbst sagen. Dann sollen sie den Klassenraum verlassen. Draußen erwarte ich sie. Nach dem Nein kommt das Ja: Die Jungen sollen sich vor mich hinstellen und Ja zu etwas sagen – zu irgendetwas, das sie am liebsten auf der Welt erreichen möchten. Jetzt bekommen die Pläne und Wünsche, die sie in sich tragen, schon ganz deutlich eine Stimme. Die Jungen sagen Ja zu ihrem Leben.

Als Abschiedsgeschenk bekommen sie von mir ein zusammengerolltes Büttenpapier, mit einem Band zusammengebunden. Ein einziger Satz steht darauf, und zwar aus dem Märchen *Die Kristallkugel:* »Du bist von nun an der König vom Schloss der goldenen Sonne.«

Am Ende des Sommers bekomme ich einen Brief vom Klassenlehrer der Jungen. Die Schüler haben erfolgreich ihr Abitur bestanden, mit Ausnahme von zweien wurden alle an der Universität aufgenommen, an der sie sich beworben hatten.

➤➤–➤ **Wie werden die drei Märchen ohne einen Therapeuten zu selbstheilenden Geschichten?** ◄–◄◄

Bevor wir ein Märchen in eine selbstheilende Geschichte verwandeln, sollten wir klären, in welcher Lebenslage es uns von Nutzen sein könnte. Wir ersparen uns viele Enttäuschungen, wenn wir uns über diesen Punkt im Klaren sind. Beispielsweise ist es nicht zweckmäßig, das Märchen *Die drei kleinen Schweinchen* für die Trauerarbeit oder in einer Paartherapie anzuwenden. Dagegen bewährt sich diese Geschichte bei kleinen Kindern, wenn es darum geht, Sicherheit zu schaffen, sich die »eigene kleine Hütte« aufzubauen, die Grenzen des eigenen Ich zu ziehen, wenn ein Kind Teil einer Gemeinschaft wird. Bei größeren Kindern, Jugendlichen und Erwachsenen kann, wie oben gezeigt, der »Bau des inneren Hauses« in den Fokus gestellt werden. Mithilfe des Märchens können wir untersuchen, wie viel Energie wir tatsächlich für die Realisierung eines Projekts investieren möchten, wie fest unser Entschluss in Bezug auf ein bestimmtes Ziel ist. Auch unsere Misserfolge lassen sich unter dem Gesichtspunkt betrachten, woraus wir unser »Haus« errichtet haben und ob sich der Misserfolg nicht vielleicht daraus ergeben hat, dass wir das Haus statt aus Stein nur aus Stroh gebaut haben. Das kann uns dabei helfen herauszufinden, was wir tatsächlich brauchen, um unser Ziel zu erreichen. Das Märchen von den drei kleinen Schweinchen ist auch dann als selbstheilende Geschichte verwendbar, wenn das Gleichgewicht von Arbeit und Freizeit ins Schwanken gerät oder ein gefährlicher »Wolf« (unsere Hemmungen, Irrtümer, Fehler, Ängste, unser Kleinmut usw.) uns verschlingen will. Das Märchen fordert uns auf, dem Wolf beherzt ins Auge zu schauen und mit ihm abzurechnen.

Das Märchen *Die Kristallkugel* ist dann am wirkungsvollsten, wenn es darum geht, dass man ins Stocken geraten ist, sich vor etwas verschließt, mit einer Sache nicht weiterkommt und die Energie nachlässt. Mit seiner Hilfe können wir die Kluft zwischen unseren Wünschen und dem, was uns möglich ist, erkennen und überbrücken. Die Geschichte hilft uns dabei, die inneren Kraftquellen zu finden, unser Selbstbild zu schärfen und uns selbst weniger negativ zu sehen. Es unterstützt uns bei der Beantwortung der Frage, wo wir in unserem Leben gerade stehen, zu welchen Teilen unserer Persönlichkeit wir keinen Zugang haben und wie sich diese integrieren lassen. Die größte Stärke dieses Märchens aber liegt darin, dass es in der Lage ist, uns zur durch das Schloss der goldenen Sonne symbolisierten Vollkommenheit, zur Erfahrung des wahren Ich zu führen.

Das Novellenmärchen *Die drei Weisheiten des Jungen* kann uns helfen herauszufinden, was wir mit unseren Anlagen anfangen können, wie sich diese gut einsetzen lassen. Wichtig ist auch, dass das Märchen uns klarmacht, dass inneres Wachstum und die Entwicklung unserer Fähigkeiten ihren Preis haben. So können wir darüber nachdenken, welchen Preis wir zu zahlen bereit sind, um etwas zu erreichen. Und wir lernen, dass wir nicht trauern müssen um das, was wir eingesetzt haben oder worauf wir verzichtet haben, um an unserem Ziel anzukommen. Das Märchen erweist uns auch dann einen guten Dienst, wenn wir von einer Situation überrumpelt wurden und Ermutigung brauchen. Osküs-ool, der Protagonist, lehrt uns, unsere Chancen zu nutzen, und bekräftigt uns darin, bei den ersten Herausforderungen nicht gleich die Flinte ins Korn zu werfen, sondern unseren Wünschen und Vorstellungen treu zu bleiben. Das Märchen zeigt sehr anschaulich, wie wichtig es ist, unterscheiden zu lernen, womit wir unsere Energie verschwenden und was uns neue Energie schenkt. Die Wachsamkeit dafür (das »Zauberhandwerk«) sollten wir uns stets bewahren. Auch Menschen, die nur schwer Nein sagen können, kann die Geschichte helfen.

Alle drei Märchen können uns dabei unterstützen, unsere Ziele zu formulieren oder zu präzisieren. Wenn wir das erste Mal ein Märchen zu Hilfe nehmen, um in unserem Inneren »Ordnung zu schaffen«, lohnt es sich, eine sogenannte *Märchenmatrix* zu verwenden. Mit ihrer Hilfe können wir uns gezielt die wichtigsten Figuren und Motive des Märchens anschauen und so möglichst viele Anknüpfungspunkte in Bezug auf unser eigenes Leben finden. Die Märchenmatrix ist im Grunde nichts anderes als die *objektive Deutung des Märchens*. Sie besteht aus sieben Fragen, die wir uns auf ein Blatt notieren sollten:

✳ Welche Lebenssituation zeigt das Märchen?
✳ Wer ist der Held des Märchens?
✳ Was lernt der Held auf seinem Weg, worin entwickelt er sich weiter?

* Wer ist der Gegenspieler des Helden?
* Wie besiegt der Held seinen Gegenspieler?
* Wer ist der Helfer des Helden?
* Welche Lösung bietet das Märchen für den entstandenen Konflikt?

Nachdem wir die objektiven Antworten notiert haben, beginnen wir das Märchen als Spiegel zu benutzen, und zwar indem wir in das Märchen hineinschauen und uns dabei selbst einer Befragung unterziehen. So treten wir *auf subjektive Weise* in das Märchen ein. Was zeigt das Märchen von uns? Was haben wir mit den Helden des Märchens zu tun? Wir deuten das Märchen in diesem Fall *als Bezugsgrundlage für unser eigenes Leben* und nutzen den Märchenhelden als Referenzperson. Wir deuten uns und unsere Handlungen *im Vergleich* zu der im Märchen beschriebenen Situation und zum Märchenhelden. Grundlage für den durch Märchen angestoßenen Selbstheilungsprozess ist, dass wir die Akteure des Märchens als innere Akteure betrachten, die Landschaften und Schauplätze des Märchens als innere Landschaften und innere Schauplätze. Die Schauplätze sind dann nicht mehr geografische Orte, sondern Metaphern für bestimmte Seelenlagen. Sie entsprechen seelischen Faktoren, die verschiedene Stadien der inneren Entwicklung des Menschen repräsentieren. Jeder Schauplatz verbildlicht genau, wo wir uns beim Erleben der Probleme oder im Umgang mit ihnen gerade befinden. Wenn wir uns in einem dichten Wald sehen, in einer engen Gebirgsschlucht oder in einem Glassarg, dann erhalten wir ein ganz genaues Bild davon, wo wir ins Stocken geraten sind, in welchem Entwicklungsstadium unseres Lebens wir in eine Zwangslage gekommen sind, aus der wir keinen Ausweg sehen. Doch das Märchen ist hier nie zu Ende, denn die Helden bleiben nicht endgültig an einem einzigen Schauplatz. Jeder Ort kann verlassen oder verändert werden. Wenn wir uns die Verwandlung nicht vorstellen können, dann tut es das Märchen für uns; es ruft uns weiter an den folgenden Schauplatz, wo alles anders wird. *Es eröffnet sich uns eine neue Welt.* An jedem Ort müssen andere Aufgaben bewältigt werden, ist der Held mit anderen feindseligen Kräften konfrontiert. Genau dasselbe erfahren wir im Laufe des Selbstheilungsprozesses. Das Ziel besteht nicht darin, die unangenehmen Schauplätze so schnell wie möglich wieder zu verlassen, sondern die Fallen und Chancen, die sie bergen, möglichst eingehend kennenzulernen.

Sich auf den Weg zu machen bedeutet in der selbstheilenden Märchentherapie nicht dasselbe wie in den Märchen. In den Märchen macht sich der Held zu Beginn der Geschichte auf den Weg. Bei der Selbstheilung machen wir uns dort auf den Weg, wo wir uns selbst im Märchen sehen. Dies hat nichts mit der Struktur des Märchens zu tun. Wir müssen untersuchen, was der Held an diesem Ort tut und was ihn motiviert, sein bisheriges Leben zu verändern. Er kann sich aus eigenem Entschluss auf den Weg machen, aus plötzlicher Wut, aus Verbitterung, wegen eines Missverständnisses, aus Neugierde, aus Abenteuerlust, und er kann auch fortgehen, weil die Eltern ihn vor die Tür setzen; es kommt aber auch vor, dass der Zufall oder ein Unglück die Figur aus ihrer bisherigen Situation herausreißt, etwa indem sie von jemandem um Hilfe gebeten wird. Die häufigste Form, sich auf den Weg zu machen, ist im Märchen jedoch, dass der Held sein Glück versuchen möchte. Ganz gleich, ob er die ersten Schritte aus eigenem Willen oder unter Zwang tut, der Grund bleibt derselbe: Er will glücklich leben.

Die Zaubermärchen handeln immer von etwas, was den Lauf des Lebens, das Strömen der Energie, das innere und äußere Gleichgewicht gefährdet. Auf die Beeinträchtigung des Gleichgewichts folgt seine Wiederherstellung. Das Märchen birgt die aus dem Konflikt hinausführenden Wege, die zur Befreiung führenden Tore und Lösungsschlüssel ebenso in sich wie den Konflikt selbst. Doch damit diese Wege sichtbar werden, damit Tore sich öffnen und Schlüssel Türen aufschließen, müssen wir verstehen, was uns das Märchen und der Märchenheld lehren. Dazu sollten wir eine Märchenmatrix anfertigen, die auf unserer persönlichen Wirklichkeit basiert. In der selbstheilenden Märchentherapie stellen wir uns dazu folgende Fragen:

* An welchem Schauplatz, in welcher Figur oder in welchem Gegenstand erkenne ich mich wieder?
* Was ist der Konflikt *an diesem Schauplatz?* Welche Aufgabe hat der Held dort?
* Mit welchem Gegenspieler ist der Held *an diesem Schauplatz* konfrontiert?
* Was hilft ihm dabei voranzukommen?
* Wohin geht der Held von hier aus? Was ist der nächste Schauplatz?
* Welche Fähigkeiten eignet sich der Held auf seinem weiteren Weg an?
* Welchen Gegenstand aus dem Märchen würde ich am meisten benötigen, und wozu würde ich ihn benutzen?

Ob es uns gelingt, uns mithilfe eines Märchens selbst zu heilen, hängt davon ab, ob wir bereit sind, uns ehrliche Antworten zu geben, zum anderen aber auch davon, ob wir die im Märchen dargestellten Lösungen in unserem eigenen Leben fruchtbar machen können. Die Beispiele aus meiner therapeutischen Praxis, die ich in den folgenden Kapiteln vorstelle, zeigen, wie dies in der Realität funktioniert.

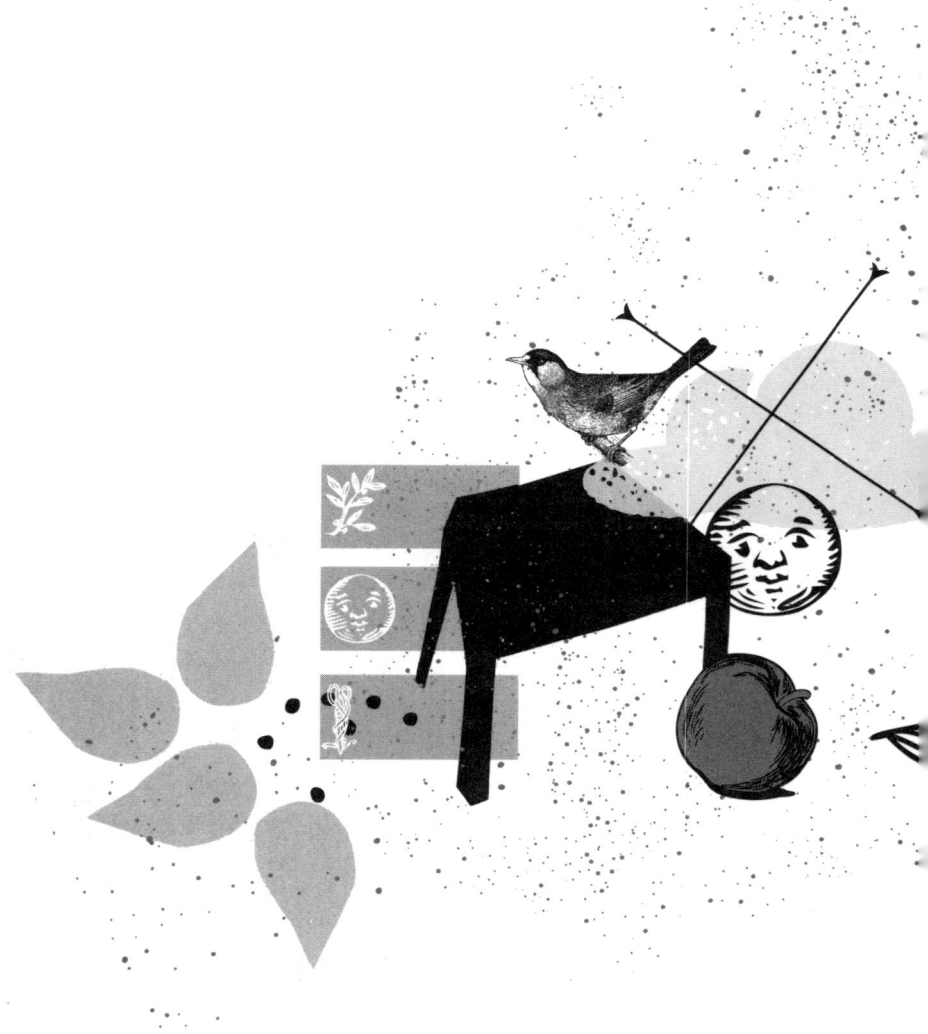

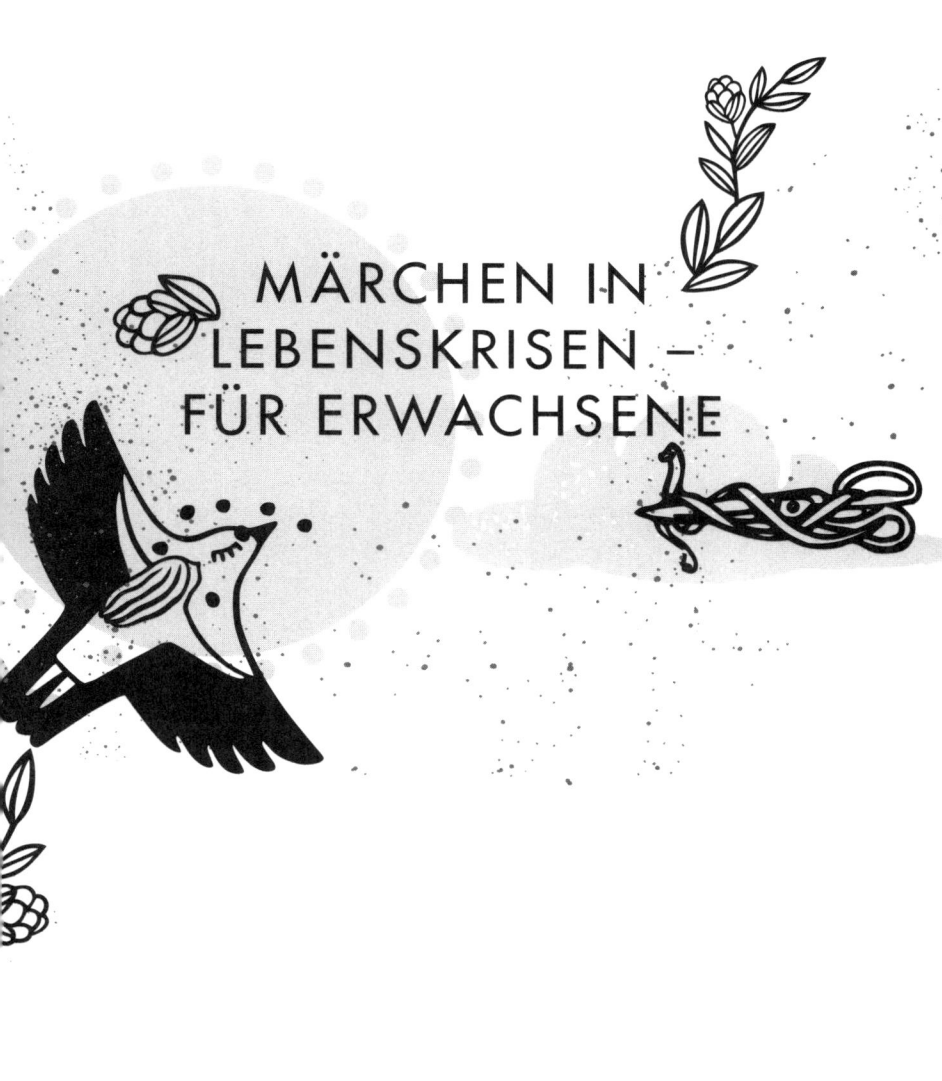

MÄRCHEN IN
LEBENSKRISEN –
FÜR ERWACHSENE

ASCHENPUTTELS
FACEBOOK-PROFIL

Angst vor dem Leben

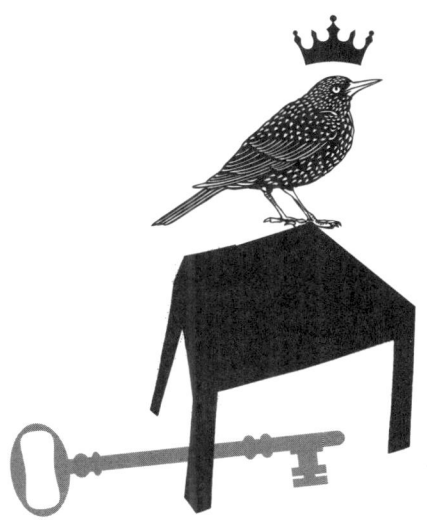

Eine groß gewachsene, schlanke junge Frau mit Modelfigur tritt durch die Tür. Ihr Mund lächelt, ihre Augen tun es nicht. Ihr dichtes schwarzes Haar wird durch ein weißes Seidenband zusammengehalten. Ihr Regenmantel ist klatschnass, auch die Jeans ist gründlich durchgeweicht. Als wäre sie stundenlang im Regen herumgeirrt, bevor sie geklingelt hat. »Da ist doch wohl nicht ein Schneewittchen gekommen?«, frage ich mich, vertreibe den Gedanken aber sofort wieder. Ich ahne noch nicht, dass dieser erste Eindruck ab unserer vierten Begegnung noch eine wichtige Rolle spielen wird.

Sie bittet um Erlaubnis, ihren Regenschirm abstellen zu dürfen. Fragt, ob sie *noch* auf die Toilette gehen könne. Jede ihrer Bewegungen ist wie ein Zucken.

Als sie sich setzt, ist das Erste, was ich an ihr bemerke, dass sie den ihr zur Verfügung stehenden Raum nicht ausfüllt. Irgendwie scheint sie viel kleiner, als sie in Wirklichkeit ist. Als würde sie sich zusammenziehen, dabei sitzt sie aufrecht. Oder noch eher: Als wäre sie in eine Hülle eingezwängt.

»Glassarg … doch Schneewittchen«, ist meine zweite spontane Assoziation. Ich merke, dass ich angespannt bin. Ich möchte jemandem nicht so schnell und einfach ein Etikett anhängen. Um das Bild vom Schneewittchen verschwinden zu lassen, schließe ich kurz die Augen. Zugleich konzentriere ich mich auf meine Ohren und mein Gehör, weite meine auditive Aufmerksamkeit.

»Ich höre«, leite ich etwas trocken unser Gespräch ein. Ein erneutes Zucken. Schon bedauere ich den mir selbst fremden Ton, den ich angeschlagen habe, und will ihn gerade etwas abschwächen, als ich sehe, dass sie tief Luft holt. Offensichtlich hat sie sich entschlossen zu reden.

»Ständig lande ich bei Psychologen, ich habe das Ganze wirklich satt. Ich bin gekommen, damit Sie vielleicht ein Märchen für mich finden, das hilft«, und noch bevor ich fragen könnte:

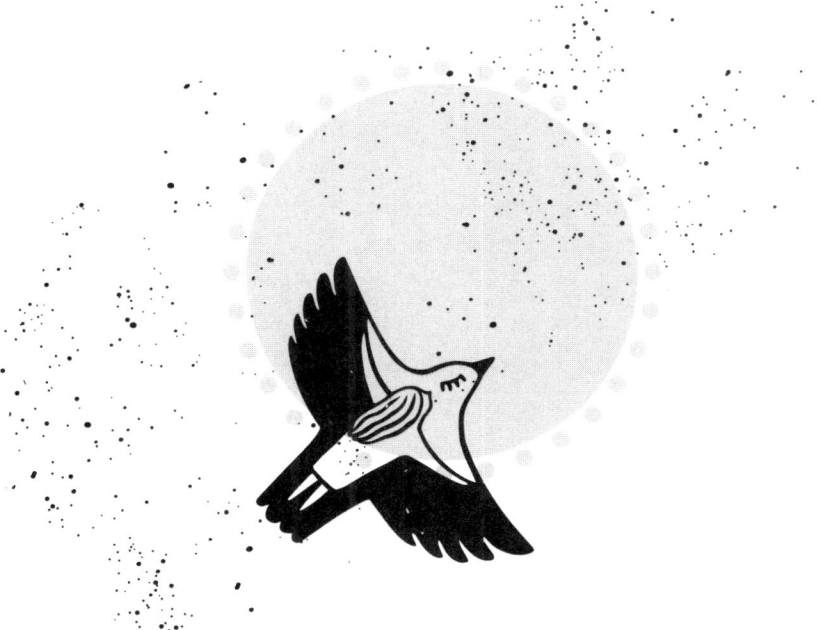

»Wobei?«, fährt sie auch schon fort. Sie ist im Armenviertel einer Stadt in der Provinz geboren. Ihr Vater war Alkoholiker, die Mutter schwer depressiv, und sie hat ihre gesamte Kindheit einsam durchlitten. Jetzt ist sie 29 und lebt mit einer ständigen inneren Unsicherheit. Sie tut alles für andere, für etwas Liebe ist sie im Grunde *zu egal was* fähig, aber jetzt ist sie am Ende ihres Lateins, sie weiß nicht mehr, was dieses *»egal was«* noch sein könnte. »Ich habe schon alles, was ich hatte, hergegeben. Was bräuchte es noch, dass mich jemand mehr liebt oder überhaupt liebt?« Sie bemüht sich, allen gegenüber so zu sein, wie es ihrer Meinung nach von ihr erwartet wird, doch nach einer Weile sind trotzdem alle unzufrieden mit ihr. Am Arbeitsplatz, in der Familie und auch in ihren Beziehungen zu Männern. »Inzwischen bin ich total durcheinander. Ich weiß weder, was für andere, noch, was für mich selbst gut wäre. Eigentlich weiß ich schon gar nicht mehr, was ich will. Ich habe Angst, dass mich keiner mag, wenn sie erfahren, wer ich in Wirklichkeit bin.« Sie verstummt. Ich sehe, dass sie den Tränen nahe ist. »Warum, wer sind Sie denn in Wirklichkeit?«, frage ich in die plötzlich entstandene Stille hinein.

Die Stille verlängert sich. Vielleicht lässt meine Gesprächspartnerin vor ihrem inneren Auge einen Film ablaufen, sucht nach den passenden Bildern und Wörtern. Dann bricht es auf einmal aus ihr heraus: »Ich bin ein Mädchen, das flieht. Das ständig flieht. Von überall flieht«, sagt sie, und ich spüre, dass sie es auch in diesem Moment am liebsten tun würde. Aufspringen und wegrennen. Meine Schneewittchen-Assoziation löst sich endgültig auf, doch erscheint klar umrissen eine andere Frauengestalt. Sie läuft die Treppe hinunter und trägt nur an einem Fuß einen Schuh. Den anderen hält ein Mann in der Hand, der oben an der Treppe steht. Kein Zweifel: Auch diese junge Frau flieht. Ich erkenne das Märchen und weiß: In der Szene mit dem Schuh macht sie das schon zum dritten Mal. Sie flieht das dritte Mal aus derselben Situation.

»Oh, ich kenne so eine junge Frau, die ihr Leben ganz genauso gelebt hat«, sage ich schnell. »Hätten Sie Lust, sie kennenzulernen?«

Diese unerwartete Frage eignet sich, um bei Klienten die hundert- oder tausendfach wiederholten autosuggestiven Monologe zu unterbrechen, sie für einen Augenblick aus dem Sicherheit bietenden inneren Hamsterrad herauszuholen und – im günstigen Fall – Neugierde zu wecken. Im schlechteren Fall kommt es zu einer Abwehrreaktion, und man kann sich auf einen langen Therapieprozess einstellen.

Bei meiner aktuellen Klientin siegt die Neugierde.

»Wirklich?«, fragt sie. »Eigentlich bin ich ja genau deswegen gekommen.«

»Darf ich von ihr erzählen?«, frage ich zurück.

Sie nickt und kauert sich in ihrem Sessel in Embryonalstellung zusammen.

Aschenputtel

Einem reichen Manne, dem wurde seine Frau krank, und als sie fühlte, daß ihr Ende herankam, rief sie ihr einziges Töchterlein zu sich ans Bett und sprach: »Liebes Kind, bleib fromm und gut, so wird dir der liebe Gott immer beistehen, und ich will vom Himmel auf dich herabblicken und will um dich sein.« Darauf tat sie die Augen zu und verschied. Das Mädchen ging jeden Tag hinaus zu dem Grabe der Mutter und weinte und blieb fromm und gut. Als der Winter kam, deckte der Schnee ein weißes Tüchlein auf das Grab, und als die Sonne im Frühjahr es wieder herabgezogen hatte, nahm sich der Mann eine andere Frau.

Die Frau hatte zwei Töchter mit ins Haus gebracht, die schön und weiß von Angesicht waren, aber garstig und schwarz von Herzen. Da ging eine schlimme Zeit für das arme Stiefkind an. »Soll die dumme Gans bei uns in der Stube sitzen?«, sprachen sie. »Wer Brot essen will, muß es verdienen: hinaus mit der Küchenmagd.« Sie nahmen ihm seine schönen Kleider weg, zogen ihm einen grauen alten Kittel an und gaben ihm hölzerne Schuhe. »Seht einmal die stolze Prinzessin, wie sie geputzt ist!«, riefen sie, lachten und führten es in die Küche. Da mußte es von Morgen bis Abend schwere Arbeit tun, früh vor Tag aufstehen, Wasser tragen, Feuer anmachen, kochen und waschen. Obendrein taten ihm die Schwestern alles ersinnliche Herzeleid an, verspotteten es und schütteten ihm die Erbsen und Linsen in die Asche, so daß es sitzen und sie wieder auslesen mußte. Abends, wenn es sich müde gearbeitet hatte, kam es in kein Bett, sondern mußte sich neben den Herd in die Asche legen. Und weil es darum immer staubig und schmutzig aussah, nannten sie es Aschenputtel.

Es trug sich zu, daß der Vater einmal in die Messe ziehen wollte, da fragte er die beiden Stieftöchter, was er ihnen mitbringen sollte. »Schöne Kleider«, sagte die eine, »Perlen und Edelsteine«, die zweite. »Aber du, Aschenputtel«, sprach er, »was willst du haben?« »Vater, das erste Reis, das Euch auf Eurem Heimweg an den Hut stößt, das brecht für mich ab.« Er kaufte nun für die beiden Stiefschwestern schöne Kleider, Perlen und Edelsteine, und auf dem Rückweg, als er durch einen grünen Busch ritt, streifte ihn ein Haselreis und stieß ihm den Hut ab. Da brach er das Reis ab und nahm es mit. Als er nach Haus kam, gab er den Stieftöchtern, was sie sich gewünscht hatten, und dem Aschenputtel gab er das Reis von dem Haselbusch. Aschenputtel dankte ihm, ging zu seiner Mutter Grab und pflanzte das Reis darauf und weinte so sehr, daß die Tränen darauf niederfielen und es begossen. Es wuchs aber und ward ein schöner Baum. Aschenputtel ging alle Tage dreimal darunter, weinte und betete, und allemal kam ein weißes Vöglein auf den Baum, und wenn es einen Wunsch aussprach, so warf ihm das Vöglein herab, was es sich gewünscht hatte.

Es begab sich aber, daß der König ein Fest anstellte, das drei Tage dauern sollte und wozu alle schönen Jungfrauen im Lande eingeladen wurden, damit sich sein Sohn eine Braut aussuchen möchte. Die zwei Stiefschwestern, als sie hörten, daß sie auch dabei erscheinen sollten, waren guter Dinge, riefen Aschenputtel und sprachen: »Kämm uns die Haare, bürste uns die Schuhe und mache uns die Schnallen fest, wir gehen zur Hochzeit, auf des Königs Schloß.« Aschenputtel gehorchte, weinte aber, weil es auch gern zum Tanz mitgegangen wäre, und bat die Stiefmutter, sie möchte es ihm erlauben. »Du, Aschenputtel«, sprach sie, »bist voll Staub und Schmutz und willst zur Hochzeit? Du hast keine Kleider und Schuhe und willst tanzen!« Als es aber mit Bitten anhielt, sprach sie endlich: »Da habe ich dir eine Schüssel Linsen in die Asche geschüttet, wenn du die Linsen in zwei Stunden wieder ausgelesen hast, so sollst du mitgehen.« Das Mädchen ging durch die Hintertüre nach dem Garten und rief: »Ihr zahmen Täubchen, ihr Turteltäubchen, all ihr Vöglein unter dem Himmel, kommt und helft mir lesen,

die guten ins Töpfchen,
die schlechten ins Kröpfchen.«

Da kamen zum Küchenfenster zwei weiße Täubchen herein und danach die Turteltäubchen, und endlich schwirrten und schwärmten alle Vöglein unter dem Himmel herein und ließen sich um die Asche nieder. Und die Täubchen nickten mit den Köpfchen und fingen an pick, pick, pick, pick, und da fingen die übrigen auch an pick, pick, pick, pick und lasen alle guten Körnlein in die Schüssel. Kaum war eine Stunde herum, so waren sie schon fertig und flogen alle wieder hinaus. Da brachte das Mädchen die Schüssel der Stiefmutter, freute sich und glaubte, es dürfte nun mit auf die Hochzeit gehen. Aber sie sprach: »Nein, Aschenputtel, du hast keine Kleider und kannst nicht tanzen: du wirst nur ausgelacht.« Als es nun weinte, sprach sie: »Wenn du mir zwei Schüsseln voll Linsen in einer Stunde aus der Asche rein lesen kannst, so sollst du mitgehen«, und dachte: »Das kann es ja nimmermehr.« Als sie die zwei Schüsseln Linsen in die Asche geschüttet hatte, ging das Mädchen durch die Hintertüre nach dem Garten und rief: »Ihr zahmen Täubchen, ihr Turteltäubchen, all ihr Vöglein unter dem Himmel, kommt und helft mir lesen,

die guten ins Töpfchen,
die schlechten ins Kröpfchen.«

Da kamen zum Küchenfenster zwei weiße Täubchen herein und danach die Turteltäubchen, und endlich schwirrten und schwärmten alle Vöglein unter dem Himmel herein und ließen sich um die Asche nieder. Und die Täubchen nickten mit ihren Köpfchen und fingen an pick, pick, pick, pick, und da fingen die übrigen auch an pick, pick, pick, pick und lasen alle guten Körner in die Schüsseln. Und eh eine halbe Stunde herum war, waren sie schon fertig und flogen alle wieder hinaus. Da trug das Mädchen die Schüsseln zu der Stiefmutter, freute sich und glaubte, nun dürfte es mit auf die Hochzeit gehen. Aber sie sprach: »Es hilft dir alles nichts: du kommst nicht mit, denn du hast keine Kleider und kannst nicht tanzen; wir müssten uns deiner schämen.« Darauf kehrte sie ihm den Rücken zu und eilte mit ihren zwei stolzen Töchtern fort.

Als nun niemand mehr daheim war, ging Aschenputtel zu seiner Mutter Grab unter den Haselbaum und rief:

»Bäumchen, rüttel dich und schüttel dich,
wirf Gold und Silber über mich.«

Da warf ihm der Vogel ein golden und silbern Kleid herunter und mit Seide und Silber ausgestickte Pantoffeln. In aller Eile zog es das Kleid an und ging zur Hochzeit. Seine Schwestern aber und die Stiefmutter kannten es nicht und meinten, es müsste eine fremde Königstochter sein, so schön sah es in dem goldenen Kleide aus. An Aschenputtel dachten sie gar nicht und dachten, es säße daheim im Schmutz und suchte die Linsen aus der Asche. Der Königssohn kam ihm entgegen, nahm es bei der Hand und tanzte mit ihm. Er wollte auch mit sonst niemand tanzen, also daß er ihm die Hand nicht losließ, und wenn ein anderer kam, es aufzufordern, sprach er: »Das ist meine Tänzerin.«

Es tanzte, bis es Abend war, da wollte es nach Haus gehen. Der Königssohn aber sprach: »Ich gehe mit und begleite dich«, denn er wollte sehen, wem das schöne Mädchen angehörte. Sie entwischte ihm aber und sprang in das Taubenhaus. Nun wartete der Königssohn, bis der Vater kam, und sagte ihm, das fremde Mädchen wär' in das Taubenhaus gesprungen. Der Alte dachte: »Sollte es Aschenputtel sein?«, und sie mußten ihm Axt und Hacken bringen, damit er das Taubenhaus entzweischlagen konnte; aber es war niemand darin. Und als sie ins Haus kamen, lag Aschenputtel in seinen schmutzigen Kleidern in der Asche, und ein trübes Öllämpchen brannte im Schornstein; denn Aschenputtel war geschwind aus dem Taubenhaus hinten herabgesprungen und war zu dem Haselbäumchen gelaufen: Da hatte es die schönen Kleider abgezogen und aufs Grab gelegt, und der Vogel hatte sie wieder weggenommen, und dann hatte es sich in seinem grauen Kittelchen in die Küche zur Asche gesetzt.

Am andern Tag, als das Fest von neuem anhub und die Eltern und Stiefschwestern wieder fort waren, ging Aschenputtel zu dem Haselbaum und sprach:

»Bäumchen, rüttel dich und schüttel dich,
wirf Gold und Silber über mich.«

Da warf der Vogel ein noch viel stolzeres Kleid herab als am vorigen Tag. Und als es mit diesem Kleide auf der Hochzeit erschien, erstaunte jedermann über seine Schönheit. Der Königssohn aber hatte gewartet, bis es kam, nahm es gleich bei der Hand und tanzte nur allein mit ihm. Wenn die andern kamen und es aufforderten, sprach er: »Das ist meine Tänzerin.« Als es nun Abend war, wollte es fort, und der Königssohn ging ihm nach und wollte sehen, in welches Haus es ging: aber es sprang ihm fort und in den Garten hinter dem Haus. Darin stand ein schöner großer Baum, an dem die herrlichsten Birnen hingen, es kletterte so behend wie ein Eichhörnchen zwischen die Äste, und der Königssohn wußte nicht, wo es hingekommen war. Er wartete aber, bis der Vater kam, und sprach zu ihm:»Das fremde Mädchen ist mir entwischt, und ich glaube, es ist auf den Birnbaum gesprungen.« Der Vater dachte:»Sollte es Aschenputtel sein?«, ließ sich die Axt holen und hieb den Baum um, aber es war niemand darauf. Und als sie in die Küche kamen, lag Aschenputtel da in der Asche, wie sonst auch, denn es war auf der andern Seite vom Baum herabgesprungen, hatte dem Vogel auf dem Haselbäumchen die schönen Kleider wieder gebracht und sein graues Kittelchen angezogen.

Am dritten Tag, als die Eltern und Schwestern fort waren, ging Aschenputtel wieder zu seiner Mutter Grab und sprach zu dem Bäumchen:

»Bäumchen, rüttel dich und schüttel dich,
wirf Gold und Silber über mich.«

Nun warf ihm der Vogel ein Kleid herab, das war so prächtig und glänzend, wie es noch keins gehabt hatte, und die Pantoffeln waren ganz golden. Als es in dem Kleid zu der Hochzeit kam, wußten sie alle nicht, was sie vor Verwunderung sagen sollten. Der Königssohn tanzte ganz allein mit ihm, und wenn es einer aufforderte, sprach er:»Das ist meine Tänzerin.«

Als es nun Abend war, wollte Aschenputtel fort, und der Königssohn wollte es begleiten, aber es entsprang ihm so geschwind, daß er nicht folgen konnte. Der Königssohn hatte aber eine List gebraucht und hatte die ganze Treppe mit Pech bestreichen lassen: Da war, als es hinabsprang, der linke Pantoffel des Mädchens hängengeblieben. Der Königssohn hob ihn auf, und er war klein und zierlich und ganz golden. Am nächsten Morgen ging er damit zu dem Mann und sagte zu ihm:»Keine andere soll meine Gemahlin werden als die, an deren Fuß dieser goldene Schuh paßt.« Da freuten sich die beiden Schwestern, denn sie hatten schöne Füße. Die Älteste ging mit dem Schuh in die Kammer und wollte ihn anprobieren, und die Mutter stand dabei. Aber sie konnte mit der großen Zehe nicht hineinkommen, und der Schuh war ihr zu klein, da reichte ihr die Mutter ein Messer und sprach: »Hau die Zehe ab: Wann du Königin bist, so brauchst du nicht mehr zu Fuß zu gehen.« Das Mädchen hieb die Zehe ab, zwängte den Fuß in den Schuh, verbiß den Schmerz und ging heraus zum Königssohn. Da nahm er sie als seine Braut aufs Pferd und ritt mit ihr fort. Sie mußten aber an dem Grabe vorbei, da saßen die zwei Täubchen auf dem Haselbäumchen und riefen:

»Rucke di guck, rucke di guck,
Blut ist im Schuck:
der Schuck ist zu klein,
die rechte Braut sitzt noch daheim.«

Da blickte er auf ihren Fuß und sah, wie das Blut herausquoll. Er wendete sein Pferd um, brachte die falsche Braut wieder nach Haus und sagte, das wäre nicht die rechte, die andere Schwester sollte den Schuh anziehen. Da ging diese in die Kammer und kam mit den Zehen glücklich in den Schuh, aber die Ferse war zu groß. Da reichte ihr die Mutter ein Messer und sprach: »Hau ein Stück von der Ferse ab: Wann du Königin bist, brauchst du nicht mehr zu Fuß zu gehen.« Das Mädchen hieb ein Stück von der Ferse ab, zwängte den Fuß in den Schuh, verbiß den Schmerz und ging heraus zum Königssohn. Da nahm er sie als seine Braut aufs Pferd und ritt mit ihr fort. Als sie an dem Haselbäumchen vorbeikamen, saßen die zwei Täubchen darauf und riefen:

»Rucke di guck, rucke di guck,
Blut ist im Schuck:
der Schuck ist zu klein,
die rechte Braut sitzt noch daheim.«

Er blickte nieder auf ihren Fuß und sah, wie das Blut aus dem Schuh quoll und an den weißen Strümpfen ganz rot heraufgestiegen war. Da wendete er sein Pferd und brachte die falsche Braut wieder nach Haus. »Das ist auch nicht die rechte«, sprach er, »habt Ihr keine andere Tochter?« »Nein«, sagte der Mann, »nur von meiner verstorbenen Frau ist noch ein kleines verbuttetes Aschenputtel da: Das kann unmöglich die Braut sein.« Der Königssohn sprach, er sollte es heraufschicken, die Mutter aber antwortete: »Ach nein, das ist viel zu schmutzig, das darf sich nicht sehen lassen.« Er wollte es aber durchaus haben, und Aschenputtel mußte gerufen werden. Da wusch es sich erst Hände und Angesicht rein, ging dann hin und neigte sich vor dem Königssohn, der ihm den goldenen Schuh reichte. Dann setzte es sich auf einen Schemel, zog den Fuß aus dem schweren Holzschuh und steckte ihn in den Pantoffel, der war wie angegossen. Und als es sich in die Höhe richtete und der Königssohn ihm ins Gesicht sah, so erkannte er das schöne Mädchen, das mit ihm getanzt hatte, und rief: »Das ist die rechte Braut!« Die Stiefmutter und die beiden Schwestern erschraken und wurden bleich vor Ärger: er aber nahm Aschenputtel aufs Pferd und ritt mit ihm fort. Als sie an dem Haselbäumchen vorbeikamen, riefen die zwei weißen Täubchen:

»Rucke di guck, rucke di guck,
kein Blut im Schuck:
der Schuck ist nicht zu klein,
die rechte Braut, die führt er heim.«

Und als sie das gerufen hatten, kamen sie beide herabgeflogen und setzten sich dem Aschenputtel auf die Schultern, eine rechts, die andere links, und blieben da sitzen.
Als die Hochzeit mit dem Königssohn sollte gehalten werden, kamen die falschen Schwestern, wollten sich einschmeicheln und teil an seinem Glück nehmen. Als die Brautleute nun zur Kirche gingen, war

die Älteste zur rechten, die Jüngste zur linken Seite: Da pickten die Tauben einer jeden das eine Auge aus. Hernach, als sie herausgingen, war die Älteste zur linken und die Jüngste zur rechten: Da pickten die Tauben einer jeden das andere Auge aus. Und waren sie also für ihre Bosheit und Falschheit mit Blindheit auf ihr Lebtag gestraft.[10]

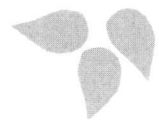

 ## Warum habe ich dieses Märchen gewählt? – Die objektive Deutung des Märchens

Das Märchen vom Aschenputtel wird in Therapien häufig verwendet. Viele Klienten kommen bereits mit der Annahme in die Therapie, *Aschenputtel* sei »ihr Lebensmärchen«. Die meisten identifizieren sich mit der Person und dem Schicksal des Aschenputtels; einmal bin ich aber auch einem Mann begegnet, der sich in der Rolle des Königssohns wiederfand, weil er nicht wusste, wie er seiner ständig flüchtenden Liebsten näherkommen konnte. Beim ersten Lesen hat es den Anschein, als bestünde der Hauptkonflikt des Märchens darin, dass die Stiefmutter und die beiden Stiefschwestern Aschenputtel schlecht behandeln und ihr jeden Wunsch versagen. Klienten, die sich mit Aschenputtel identifizieren, sind oft der Ansicht, dass auch sie niemand liebt und dass sie besonders vonseiten der Mutter und der Geschwister ständig Verletzungen, Bevormundung und Schikanen erleben. Sie sehen in einer ihnen feindlich gesinnten Umwelt den Grund für ihr erfolgloses Leben.

---

10. Zitiert nach: *Kinder- und Hausmärchen gesammelt durch die Brüder Grimm*, Frankfurt a. M. 1984, Bd. 1, S. 153–162 (d. Ü.).

Solange das Märchen auf diese Weise interpretiert wird, bieten sich kaum Möglichkeiten, es als therapeutische Geschichte zu verwenden, denn diese Interpretation führt auf Abwege. Die Frage ist nämlich nicht, wie es um das Verhältnis zwischen Aschenputtel und den anderen Figuren der Geschichte bestellt ist, sondern wie Aschenputtel von ihrem Platz beim Herd ins Königsschloss gelangt. Wie schafft das Mädchen es, aus einer Lebenssituation, die von ständiger Angst und Einschränkung geprägt ist, zur Entfaltung zu gelangen? Wie kommt es an den Punkt, an dem es für seine Wünsche einstehen und sich der Welt zeigen kann? Wenn jemand von seiner Mutter oder seinen Geschwistern nicht geliebt wird, empfehle ich ganz andere Märchen; die Geschichte vom Aschenputtel hebe ich mir für Menschen auf, die in einer Situation feststecken, die durch Sichverstecken, Flucht und einen Mangel an Selbstvertrauen verursacht wird.

Die Märchen lassen den unglaublichen Reichtum der weiblichen Seele aufscheinen. Neben den Heldinnen vom Opfertypus gibt es in den Märchen – unter anderem – kämpferische, eifersüchtige, böse, boshafte, neidische, neunmalkluge, ängstliche, schüchterne und eigensinnige Frauen. Wir begegnen ihnen an einem bestimmten Punkt ihrer Entwicklung, und ihre Geschichte zeigt, ob sie in der Lage sind, sich im Interesse ihres eigenen Glücks zu ändern. Ob sie es lernen, mit ihrer aufbrausenden Art umzugehen, ihre Zunge im Zaum zu halten, ihre übertriebene Neugierde oder ihre Ängste abzubauen, ihre Beziehungen ohne Illusionen zu leben. Ob es ihnen gelingt, im Chaos ihrer Gefühle Ordnung zu schaffen, sich auf ihre Intuition zu verlassen, sich von den Drachen, die sie an der Selbstentfaltung hindern, zu befreien, im richtigen Augenblick aufzuwachen und sich selbst zu vertrauen. Es gibt Märchen, in denen die Heldinnen aus der Passivität hinaustreten müssen, in anderen hingegen besteht die Lösung darin, dass sie sich nicht ständig in den Lauf ihres

Schicksals einmischen, sondern zulassen, dass bestimmte »einfach so« mit ihnen geschehen. In einigen Märchen kommt es auch vor, dass die Mütter oder Väter der Heldinnen diese tatsächlich in ihrer Entfaltung behindern. Jedoch nicht in *Aschenputtel*.

Wir lesen hier die Geschichte einer Frau, die sich lange Zeit nicht traut, die Chance wahrzunehmen, auf die sie insgeheim schon immer gewartet hat. Irgendwann gibt sie sich mit der ihr zugewiesenen Rolle – in der Asche zu klauben und andere zu bedienen – nicht mehr zufrieden, sondern will anders leben, auch in den Ballsaal gelangen, der alles irdische Gute – ein schönes Leben, Reichtum und einen Bräutigam – verheißt. Aschenputtels Wunsch, ebenfalls am Ball teilzunehmen, zeigt, dass sie nicht fürchtet, sich mit anderen zu messen. Sie will sich zeigen, will mehr werden, will ihre Eigenschaften und Fähigkeiten nutzen, die sie der Rolle der Dienstmagd entheben. Ihr Glück hängt einerseits davon ab, ob sie zu alledem in der Lage sein wird, andererseits davon, ob sie fähig ist, mit den Schattenseiten ihres Lebens umzugehen: damit, dass sie Halbwaise ist, einsam, ausgeliefert und ausgegrenzt, sowie mit einer ganzen Reihe von Demütigungen. Hört sie mit dem Versteckspiel und der ständigen Flucht auf? Findet sie den ersehnten Weg, und kann sie ihn bis zu Ende gehen? Zieht sie sich den »Schuh« an, der nur auf ihren Fuß passt, stellt sie sich also ihrem eigenen Schicksal und Leben? Zeigt sie sich in ihrer wahren Schönheit? Nimmt sie die damit einhergehenden Konsequenzen mit Würde und Stolz auf sich? Nimmt sie ihren verdienten Platz ein? Oder entscheidet sie sich für das Schicksal der Stiefschwestern und schneidet ständig ein Stück von sich weg, um den Erwartungen und Vorstellungen anderer gerecht zu werden?

Der Weg vom Schlafplatz beim Herd ins Königsschloss ist auch im Märchen kein einfacher. Aschenputtel muss sich erst einmal zu sich selbst bekennen, sie muss ihre eigenen Wünsche kennen sowie den Weg und die Mittel, die zu deren Erfüllung führen. Sie muss die Verstecke (Birnbaum, Taubenhaus, schwere Holzschuhe) verlassen, die für sie Sicherheit bedeuten, und sich von den Zweifeln befreien, die sie hemmen, von der Selbstzerfleischung und ihrem gestörten Selbstwertgefühl, die im Märchen in den Gestalten der Stiefmutter und der Stiefschwestern personifiziert sind. Denn nicht Stiefmutter und -schwestern behandeln Aschenputtel schlecht; vielmehr ist sie selbst es, die stiefmütterlich mit sich umgeht. Die Ordnung wird in diesem Märchen nur dann wiederhergestellt, wenn Aschenputtel ohne jeglichen Zweifel Ja zu ihrem eigenen Leben sagt. Wenn sie beginnt, sich selbst zu lieben. Wenn sie in ihren eigenen Schuhen auf eigenen Beinen steht. Das kann sie aber nur, wenn auch sie selbst sich als wichtig erachtet. Wenn sie sich Hände und Gesicht reinwäscht und den Fuß aus dem schweren Holzschuh zieht.

Den anderen, den goldenen Schuh hält genau der Mann in Händen, der ihr Partner sein wird.

➤➤── Wie wurde das Märchen zu einer heilenden ──◄◄ Geschichte? – Die subjektive Deutung des Märchens

Eine der größten therapeutischen Herausforderungen besteht darin, ein Märchen der Gebrüder Grimm auswendig zu erzählen. Jeder Satz ist strukturell und psychologisch wichtig, jedes vergessene Wort kann die Anfangsphase der Therapie erschweren oder verändern. Der Ausgleich für diese Herausforderung besteht in der großen heilenden Kraft dieser Märchen. Sie lassen sich sachlich und ohne emotionale Einfärbung erzählen. Den Klienten wird es dadurch möglich, sich ihren eigenen Gefühlen zu öffnen.

Das geschieht auch dieses Mal. Während ich mich sehr darauf konzentriere, den Wortlaut möglichst genau wiederzugeben und die Gefühle der jungen Frau nicht durch meine Betonungen in eine bestimmte Richtung zu lenken, hört sie der Geschichte mit weit aufgerissenen Augen zu, fast zur Reglosigkeit erstarrt. Zwischen uns spannt das Märchen seine Geschichte auf, in die wir beide eintreten. Ich von der objektiven Wahrheit des Märchens her, sie hingegen mit ihrer eigenen subjektiven Wirklichkeit. Wir bleiben fast durchweg in Augenkontakt, nur bei den Fluchtszenen wendet sie ihren Blick ab. Als ich fertig erzählt habe, richtet sie sich aus der Embryonalstellung auf und merkt an, sie kenne das Märchen anders.

Auf meine Bitte hin erzählt sie ihre eigene Version, die eine Mischung aus *Aschenputtel oder Das gläserne Pantöffelchen* von Charles Perrault und dem Walt-Disney-Film *Cinderella* ist: Es gibt darin eine Patin, die eine Fee ist, eine von Mäusen gezogene Kürbis-Kutsche, einen um Mitternacht endenden Zauber und einen gläsernen Schuh. »Die Disney-Version gefällt mir besser«, erklärt die junge Frau. »Das Grimm-Märchen ist sehr brutal.« Ich frage sie, was sie daran brutal findet. Sie erwähnt die blutigen Szenen am Ende, in denen sich die Schwestern Zehe und Ferse abschneiden und von den Tauben die Augen ausgestochen bekommen. Ich schlage vor, nicht so weit vorzugreifen und uns lieber anzuschauen, was zu dieser für sie brutalen Szene führt. »Denn wenn in einem Märchen solche Sachen passieren, gibt es dafür immer einen triftigen Grund«, erkläre ich, worauf die junge Frau fast sofort erwidert: »Wenn ich es mir genauer überlege, dann verstümmele ich mich auch immer, wenn ich den Ansprüchen anderer gerecht werden will.« Ich stutze angesichts dieser unerwarteten und starken Identifikation, und weil unsere erste Sitzung dem Ende zugeht, schlage ich ihr vor, dass wir einen Therapievertrag schließen. Wir einigen uns auf sieben weitere Sitzungen. Gemäß dem zweiten Vertragspunkt frage ich sie: »Worin erwarten Sie sich von dem Märchen Hilfe?« Ihre Antwort überrascht mich erneut: »Dass sie mir zeigen, wie ich mich von einem Aschenputtel in eine Prinzessin verwandeln kann.« Ich gebe der jungen Frau die schriftliche Fassung des Märchens und bitte sie darum, es bis zu unserem nächsten Treffen mehrmals zu lesen und die für sie wichtigsten Sätze zu markieren.

Zur zweiten Sitzung kommt sie etwas gelöster und berichtet, dass sie das Märchen, das ihr zunehmend besser gefalle, täglich mehrmals gelesen habe. »Das ist doch die bessere Geschichte. Viel wahrer als die mit der Kürbis-Kutsche«, sagt sie und fügt hinzu, dass sie mehrere Sätze gefunden habe, die auf sie zuträfen. Sie legt ihre Liste mit den unterstrichenen Sätzen vor mich hin.

»Seht einmal die stolze Prinzessin, wie sie geputzt ist!«
»Sie weinte so sehr, dass die Tränen darauf niederfielen und es begossen.«
»Du, Aschenputtel, bist voll Staub und Schmutz und willst zur Hochzeit?«
»Nein, Aschenputtel, du hast keine Kleider und kannst nicht tanzen: Du wirst nur ausgelacht.«
»Wir müssten uns deiner schämen.«
»Dann hatte es sich in seinem grauen Kittelchen in die Küche zur Asche gesetzt.«
»Das Mädchen hieb die Zehe ab, zwängte den Fuß in den Schuh, verbiss den Schmerz und ging heraus zum Königssohn.«
»Das Mädchen hieb ein Stück von der Ferse ab, zwängte den Fuß in den Schuh, verbiss den Schmerz und ging heraus zum Königssohn.«
»Da ist noch ein kleines verbuttetes Aschenputtel: Das kann unmöglich die Braut sein.«

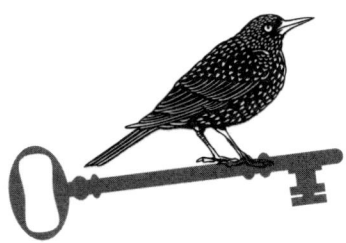

Ich lese Zeile für Zeile, und mich überkommt das Gefühl, als sähe ich die aktuelle Lebenssituation meiner Klientin in neun Sätze komprimiert. Die Bilder des Märchens beschreiben – mit Ausnahme des ersten Satzes – das, was sie mir bei unserer ersten Sitzung geschildert hat. Als ich sie bitte, ihr eigenes Leben mit den unterstrichenen Sätzen zu verknüpfen, überspringt auch sie den ersten Satz. »Ich weiß gar nicht, warum ich den unterstrichen habe«, sagt sie sichtlich irritiert. Ich notiere mir diese Aussage, denn dieses »Ich weiß nicht« entwickelt erfahrungsgemäß in jeder Therapie früher oder später eine große Kraft. Vorläufig will ich nicht nachhaken, denn ich respektiere, dass meine Klientin es im Grunde genommen wirklich noch »nicht weiß«. *Dass sie es tatsächlich nicht sagen kann.*

Vom Timing hängt viel ab: Wenn ich ein Märchenmotiv übereilt öffne, ist es möglich, dass ich auf Widerstand stoße; tue ich es zu spät, verpasst mein Klient womöglich die Chance, dass es zu einer Kraftquelle wird. Zudem erkenne ich in ihrem irritierten Zurückzucken allmählich ein Muster, und weil ich die irritierten Momente gerne reduzieren möchte, zügle ich vorläufig meine Neugierde. Über die anderen unterstrichenen Sätze spricht die junge Frau konzentriert. Sie kann jeden Satz mit konkreten Situationen ihres Lebens verknüpfen. Lange verweilt sie bei den beiden Szenen, mit denen wir unser erstes Treffen beendet haben: das Abschneiden von Zeh und Ferse, die Selbstverstümmelung. Sie erzählt, auf welche Weise sie versucht, den Erwartungen der verschiedenen Familienmitglieder, der Kollegen und Partner gerecht zu werden, wie sie sich in jeder Beziehung innerhalb kurzer Zeit unterordnet. Da bei der Märchentherapie nicht die lineare Lebensgeschichte oder die lineare Aufarbeitung des Märchens den Verlauf der Therapie bestimmt, sondern die Beziehung des Klienten zu den einzelnen Motiven des Märchens, lasse ich eine Weile zu, dass ihre Assoziationen unser Gespräch lenken.

Allerdings stellt sich immer irgendwann der Moment ein, in dem das Märchen die Steuerung übernehmen muss. Für mich bedeutet das, dass ich mich selbst – genau wie beim Erzählen – auch im therapeutischen Gespräch der Objektivität des Märchens unterordne, mich also von den Wahrheiten des Märchens führen lasse. Darum entnehme ich meine Fragen dem Märchen oder passe sie ihm an, während ich zugleich die persönliche Lebensgeschichte meiner Klientin im Auge behalte. Genau genommen führe ich zwischen ihr und dem Märchen eine Feineinstellung durch.

Für den Klienten bedeutet die leitende Rolle des Märchens – auch dies steht im Therapievertrag –, dass er die von der Geschichte angebotenen Lösungen akzeptiert und die Erkenntnisse, die er nach und nach durch die Märchen gewinnt, Schritt für Schritt in seinen Alltag überträgt, das heißt, die mithilfe des Märchens erschlossenen Lösungsmöglichkeiten auch in der Realität ausprobiert.

Ich frage meine Klientin, wo sie sich in der Geschichte von Aschenputtel sehe. Sie antwortet, dass sie sich beim ersten Anhören der Geschichte in dem fliehenden Aschenputtel wiedererkannt habe, doch je öfter sie die Geschichte gelesen habe, umso offensichtlicher sei ihr geworden, dass sie eigentlich gar nicht Aschenputtel sei, sondern der jeden Wunsch erfüllende Baum. Auch sie müsse man nur schütteln, und schon überhäufe sie die anderen mit den gewünschten Dingen. »Man kann mich um was auch immer bitten, ich erfülle jeden Wunsch«, erklärt sie und sinkt in sich zusammen. Damit sie sich nicht verschließt, schlage ich ihr rasch vor, den Therapievertrag abzuändern: Es sei nämlich demnach gar nicht die Frage, wie aus dem Aschenputtel eine Prinzessin, sondern wie aus dem Bäumchen ein Aschenputtel werden könnte. Sie lacht. Ich beruhige sie, dass auch etwas von Aschenputtel in ihr sei, ebenso wie von den anderen Figuren des Märchens: dem Vater, der Mutter, selbst den Stiefschwestern und dem Königssohn. Während jedoch im Grimm-Märchen unter den Figuren Ordnung herrscht, erkläre ich ihr weiter, haben sich in ihrer Psyche die Rollen irgendwie vertauscht beziehungsweise fehle der Regisseur. Sie will etwas antworten, schluckt aber dann nur. Weil unsere Zeit abgelaufen ist, bitte ich sie, bis zum nächsten Mal über die Geschichte des »jeden Wunsch erfüllenden Baumes« nachzudenken – etwa darüber, wie er in das Märchen gelangt ist, was er dort für eine Rolle spielt, ob ihn wirklich jeder schütteln kann und ob er tatsächlich jedem seinen Wunsch erfüllt. Darüber hinaus solle sie überlegen, warum Aschenputtel den Baum ausgerechnet um ein Kleid bittet.

An diesem Punkt machen wir in der darauffolgenden Woche weiter. Die junge Frau hat zu Hause viel mit dem Motiv des Baumes gearbeitet. Ihr ist aufgefallen, dass die Geschichte des Baumes, der aus dem Haselreis erwachsen ist, am Anfang des Märchens mit der Bitte Aschenputtels beginnt, ihr Vater solle den ersten Zweig abbrechen und mitbringen, der seinen Hut streift. Das heißt, dieser Baum wird eigentlich aus einem Wunsch geboren. Meine Klientin hält es für wichtig, dass Aschenputtel ihn auf das Grab ihrer Mutter pflanzt, mit ihren Tränen begießt und regelmäßig aufsucht (»alle Tage dreimal«). Dass dies ein Hinweis darauf sein kann, seine eigenen Wünsche beständig zu pflegen – auch wenn es Tränen und Mühe kostet –, fällt ihr noch nicht auf, und ich mache sie nicht darauf aufmerksam. Das wäre verfrüht.

Die junge Frau entdeckt eine Gemeinsamkeit zwischen dem Leben ihrer Mutter und ihrem eigenen Schicksal: »Meine Mutter war auch ihr ganzes Leben lang Opfer.« In dieser Sitzung arbeiten wir mit dem mütterlichen Erbe weiter, wir besprechen, welchen positiven und negativen Mustern ihrer Mutter die junge Frau folgt und warum sie das tut. Was den Wunschbaum betrifft, nimmt sie nicht wahr, dass Aschenputtel zwar den Baum um die Kleider bittet, diese jedoch immer aus dem Schnabel eines Vogels hinabfallen. Vorsichtig frage ich sie, ob sie das nicht sonderbar finde und

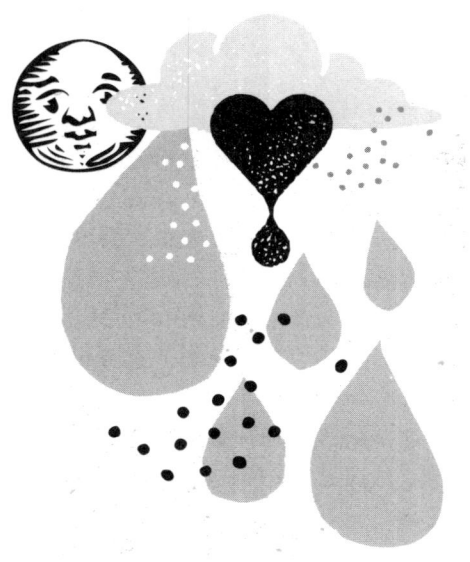

was dieser weiße Vogel dort wohl zu suchen habe. Sie denkt ein wenig nach und sagt nach einer Weile: »Dann sind der Vogel und der Baum zwei verschiedene Dinge, und der Vogel ist aus dem Baum geboren. Der Baum bedeutet das mütterliche Erbe, der Vogel hingegen verkörpert Aschenputtels Zukunft.« Ich nicke. Sie strahlt: »Das heißt, dass ich den negativen Mustern meiner Mutter nicht folgen, sondern meinen weißen Vogel finden müsste.« Ich frage sie, was sie ihrer Ansicht nach dazu bräuchte. »Dass ich zu meinen eigenen Wünschen gelange«, antwortet sie und fügt dann hinzu: »Die Vögel fliegen, wohin sie wollen.«

Beim Abschied steht sie verlegen in der Tür und fragt, ob ich eine Facebook-Seite habe. Natürlich kennt sie die Antwort. »Darf ich Ihnen eine Freundschaftsanfrage schicken?« Ich nicke. »Aber wundern Sie sich nicht«, sagt sie schnell und verschwindet im Treppenhaus.

Am Abend erwartet mich ein unbekannter Name mit einer Anfrage. Ich sehe mir das Profil an. Auf den Fotos erkenne ich meine Klientin zunächst nicht, schließlich führen mich die freudlosen Augen hinter der starken Schminke auf die richtige Spur. Ihr Profilbild ist ein tiefes Dekolleté (nicht ihres), auf dem Titelbild liegt sie nackt auf blutrotem Stoff, ihr Körper umhüllt von durchsichtiger Seide, ihre schwarzen Haare ausgebreitet. Mehr als erotisch. Ihre eigenen und geteilten Beiträge sowie die weiteren Fotos sind eine wilde Mischung: mal sentimental, mal erotisch aufgeladen. In den Kommentaren sind viele geschmacklose Bemerkungen zu lesen, noch dazu leben ähnlich getarnte Nutzer hier ihre latenten Aggressionen und sexuellen Wünsche aus. Ich nehme die Freundschaftsanfrage nicht an. Sicherlich war es auch nicht das Ziel meiner Klientin, dass ich dieser Bitte nachkomme. Doch jetzt verstehe ich, warum sie im Märchen den Satz unterstrichen hat: »*Seht einmal die stolze Prinzessin, wie sie geputzt ist!*«

Zum vierten Treffen kommt sie wie ein kleines Mädchen, das Gewissensbisse hat und auf seine Strafe wartet. Ich kündige an, dass wir heute zu einem anderen Märchen wechseln werden, jedoch nur für kurze Zeit und auch nur deshalb, um uns von dort einen Gegenstand zu holen. Beim Betrachten ihrer Facebook-Seite ist mir nämlich wie schon bei unserer ersten Begegnung *Schneewittchen* eingefallen. Allerdings sehe ich sie jetzt nicht mehr als Schneewittchen, sondern als die böse Stiefmutter, und zwar als eine Stiefmutter, die sich selbst gegenüber bösartig ist, die ständig eine Bestätigung von außen braucht, weil sie nicht klar erkennt, wer sie in Wirklichkeit ist. Ich bitte die junge Frau um ihre Einwilligung, ungeachtet des Vertrags ein anderes Märchen in unsere Arbeit einzubeziehen, und führe sie dann in die geheime Kammer von Schneewittchens Stiefmutter, wo diese gerade ihren Zauberspiegel befragt: »*Spieglein, Spieglein an der Wand, wer ist die Schönste im ganzen Land?*«

Diesen Spiegel nehmen wir aus dem Märchen mit. Ich bitte die junge Frau, hineinzusehen und ihn etwas zu fragen. Um ihr die Aufgabe zu erleichtern, hole ich meinen Jugendstil-Spiegel aus der Handtasche hervor. In die Rückseite ist eine unglaublich zarte, ätherische Frauengestalt geschnitzt, und der Griff formt den Körper einer wunderschönen, mit bunten Steinen besetzten Schlange. Allein ihn in der Hand zu halten ist schon wie ein Zauber. Staunend nimmt meine Klientin den Spiegel in die Hand, doch als sie hineinsieht, verdüstert sich ihr Blick. Sie mustert sich lange, ihr Gesicht ändert sich mit jedem Augenblick. Eine Maske folgt auf die nächste. Sie wird unendlich traurig. Als sie die Frage ausspricht, schaut sie nicht in den Spiegel, sondern sieht mich an: »Wo bin ich?«

»Die Zeit ist gekommen, Sie zu suchen«, erwidere ich und rufe sie in das Märchen vom Aschenputtel zurück. Ich gebe ihr eine Tasse voller Körner in die Hand: Weizen, Gerste, Hafer, Mais, Reis, Hirse und Roggen gemischt. Sie bekommt die Aufgabe, sie zu sortieren. Während sie arbeitet, sprechen wir über ihre Masken. Ich bitte sie, mit jeder Getreidesorte eine ihrer Masken zu verknüpfen. Sechs zählt die junge Frau aus dem Stegreif auf, über die siebte denkt sie ein wenig nach. »Ich verstecke mich nicht im Taubenhaus wie Aschenputtel, sondern hinter meinen Masken.« Ich frage sie, ob sie sich erinnert, was mit dem Taubenhaus passiert. »Na, der Vater schlägt es in Stücke, damit man sich nicht mehr darin verstecken kann.« Sie sagt, sie könne ihre Masken deshalb nicht »in Stücke schlagen«, weil sie nicht wisse, was an ihrer Stelle bliebe. Ich frage sie nach ihren Wünschen als Jugendliche und junge Erwachsene. Sie wollte gerne Malerin werden, wurde an der Universität für bildende Künste jedoch nicht angenommen. Da sei ihr die Lust an allem vergangen. Seitdem habe sie keinen Pinsel mehr in die Hand genommen, und wenn es in irgendeinem Bereich ihres Lebens darum gehe, sich mit anderen zu messen, ergreife sie lieber die Flucht. »Auf einen Birnbaum?«, frage ich sie. Zuerst versteht sie nicht, dann muss sie lachen: »Mein Birnbaum trägt keine Früchte und ist vertrocknet.« Ich erwidere, dass ich mir das angesichts ihrer Facebook-Seite nur schwer vorstellen kann. »Das ist virtueller Sex, da lebe ich mich aus, aber irgendwie ist es so gekommen, dass ich auch da nur die Rolle des ›jeden Wunsch erfüllenden Bäumchens‹ einnehme. Auch da fragt niemand, was ich will. Zu realen Begegnungen kommt es nie, aber mir machen die dreckigen Kommentare Spaß.« Ich erinnere sie daran, dass der Baum nicht den Wunsch von »egal wem« erfüllt, sondern nur von der Person, die ihn mit ihren Tränen begießt. Die ihn pflegt. Die gut zu ihm ist. Die ihn liebt. Sie fängt zu weinen an. »Ich möchte so gerne meinen anderen goldenen Schuh finden!«, schluchzt sie. Ich antworte nicht, lasse sie weinen. Als ich beginne, die Maiskörner aus der Tasse zu klauben, schließt sie sich mir an. Wir sortieren sie schweigend aus.

Sieben Sitzungen reichen nicht, um die Arbeit zu Ende zu bringen. Insgesamt treffen die junge Frau und ich uns 15 Mal. Von der fünften bis zur zehnten Sitzung sortiert sie weiter die Körner aus, denn ihr ist klar geworden, warum Aschenputtel genau diese Aufgabe vor dem Ball – das heißt vor der Situation, in der sie sich mit anderen zu messen hatte – erledigen musste. »Solange in ihr selbst keine Ordnung herrscht, würde sie vergeblich zum Ball gehen«, erklärt sie. In großen Glasschüsseln gebe ich ihr von jedem Getreide jeweils ein Kilo, damit sie es betasten, spüren, schmecken und in den Händen reiben kann. Ich erzähle ihr auch von den Bedeutungen der unterschiedlichen Getreidesorten, die ich aus meiner eigenen Erfahrung beziehungsweise aus der Überlieferung und den Märchen zusammengestellt habe. Der Weizen ist das Sinnbild des Anfangs, der Entfaltung und des Schaffens, die Gerste steht für Dynamik und Elan, mit dem Hafer sind Unbändigkeit und wilde, undifferenzierte Gefühle verknüpft. Der Mais ist das Getreide der Festigung und des Pflichtbewusstseins, der Reis das der Zärtlichkeit und der Intuition. Der Hirse werden Rationalität, Bewusstheit und feinfühlige Kommunikation zugeordnet, dem Roggen wiederum die alles umfassende Weisheit.

Mit jeder Getreidesorte macht meine Klientin ausgiebig Bekanntschaft; sie legt die Körner mal hier-, mal dorthin, lässt sie zwischen den Fingern in die Schüssel rieseln, sucht nach einem Bezug zu ihnen und erkennt letztlich, dass all diese Eigenschaften auch in ihr selbst stecken, jedoch undifferenziert und durcheinander, dass also keine davon ihrer bewussten Steuerung unterliegt. »Sie verhalten sich in mir wie die Stiefschwestern im Märchen«, sagt sie, »sie sind es, die mich lenken, sie nehmen mir meine schönen Kleider weg, sie ziehen mir einen grauen Kittel und Holzschuhe an, sie lassen mich von morgens bis abends arbeiten, sie quälen mich mit allen möglichen durchtriebenen Gemeinheiten und machen mich zum Gespött« – dabei zeigt sie auf den zweiten Absatz des Märchens. »Ich denke mir nur aus, wie ich sein möchte, achte aber nicht darauf, wie ich eigentlich bin. Ich drehe einen Film über mich, bin aber nur die Drehbuchautorin des Films, nicht die Regisseurin und Hauptdarstellerin. Ich bin mal so, mal so, je nachdem, wem ich gefallen will. Aber wenn mir jemand nahekommt, ergreife ich die Flucht«, fügt sie hinzu.

Wir benötigen fünf Sitzungen, bis die junge Frau ihre ambivalenten Gefühle ordnen, ihr wahres Ich von den unterschiedlichen Rollen trennen und eine Grenze zwischen Realität und virtueller Welt ziehen kann. Mithilfe der Körner bringen wir nach und nach Ordnung in das Chaos, das durch die vorgetäuschte Internetpersönlichkeit sowie ihre ständig wechselnden Alter Egos in ihr entstanden ist. Beim elften Treffen kehren wir zur Rolle von Aschenputtels Vater zurück und rücken die Beziehung meiner Klientin zu ihrem alkoholkranken, lang verstorbenen Vater zurecht, danach erwecken wir jenen »inneren Vater« zum Leben, der Aschenputtels Verstecke in Stücke geschlagen hat. Sie weiß bereits, dass dieser Vater niemand sein wird, der in ihrer Umgebung auftaucht, sondern eine innere Kraft, die ihr dabei helfen wird, die Verstecke aufzulösen, die sie in sich selbst geschaffen hat.

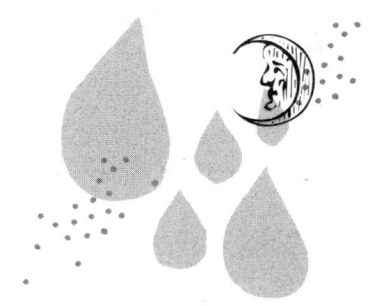

Nun ist es an der Zeit, die Aufmerksamkeit meiner Klientin auf die Gestalt des Königssohns zu richten. Ich frage sie, wie sie über ihn denkt. »Dass er sich verpflichtet, gefällt mir am besten an ihm. Dass er dreimal ausspricht: *Das ist meine Tänzerin.*« Ich bitte sie, ein wenig bei diesem Satz zu verweilen. »Wissen Sie denn, wer Ihr Tänzer ist?«, frage ich sie. Da wir bereits zehn Sitzungen lang mit dem Märchen gearbeitet haben, weiß sie, dass Fragen dieser Art sich nicht auf die Außenwelt und auf ihre Beziehungen richten, sich also nicht auf einen konkreten Partner beziehen, sondern auf ein »Etwas«, auf das sie sich ebenso eindeutig verpflichten könnte wie der Königssohn auf Aschenputtel. Obwohl es schmerzhaft ist, kann sie es aussprechen: »Mein Tänzer ist mein Pinsel, ist das Malen.« Ich erinnere sie daran, dass sich im Märchen der eine goldene Schuh bei Aschenputtel befindet, der andere beim Königssohn und dass die Ordnung erst dann hergestellt ist, als die beiden Schuhe wieder beisammen sind. Sie erkennt, wie viel inneren Schaden ihre Flucht vor der Malerei verursacht hat, wie viel Frustration und innere Unzufriedenheit sie im Laufe der Jahre hervorgebracht hat. Wir einigen uns darauf, an jenen Punkt ihres Lebens zurückzukehren, an dem sie das erste Mal alles stehen und liegen gelassen hat – also in die Zeit ihrer gescheiterten Aufnahmeprüfung –, und beschließen, den Neuaufbau dort zu beginnen.

Unter dieser Maßgabe verbringen wir die letzten vier Sitzungen mit dem »Ankleiden«. Der weiße Vogel, also ihre Vorstellung von der Zukunft, wird zusehends stärker, und parallel dazu findet er seine eigene Stimme. Wir suchen das »golden und silbern Kleid«, das »noch viel stolzere Kleid« sowie das Kleid, das »so prächtig und glänzend« ist – das heißt jene Stärken und Fähigkeiten, die meine Klientin hat brachliegen lassen, die sie nicht gepflegt, nicht gefördert, mit denen sie sich nicht beschäftigt hat. Unsere gemeinsame Arbeit ist abgeschlossen, als sie mit ihren Füßen in die goldenen Schuhe schlüpft: Sie holt ihre Pinsel und Leinwände hervor und beginnt wieder zu malen. Bald darauf meldet sie sich auch für einen Malkurs im Ausland an. Ihr vorgetäuschtes Facebook-Profil unter falschem Namen hat sie gelöscht. (»Ich habe meine Stiefschwestern blind gemacht«, schreibt sie mir dazu.)

Inzwischen postet sie bei Facebook unter ihrem richtigen Namen. Sie hat wunderschöne Gemälde in ihr Profil eingestellt. Es sind ihre eigenen Werke.

 ## Wie wird das Märchen ohne einen Therapeuten zu einer selbstheilenden Geschichte?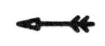

Wenn wir das Märchen mit therapeutischer Hilfe aufarbeiten, hilft uns der Therapeut mit seinen Fragen dabei, die Geschichte an möglichst vielen Punkten mit den Ereignissen unseres Lebens zu verknüpfen. Wenn wir ein Märchen zur Selbstheilung einsetzen möchten, ohne einen Therapeuten hinzuzunehmen, müssen wir das selbst tun. Wie aber stellen wir das an?

In einem ersten Schritt können wir untersuchen, mit wem/was in dem Märchen wir uns am stärksten identifizieren, welche Figur wir attraktiv oder aber abstoßend finden. Dabei gehen wir von ihrer Situation, ihrem Charakter oder ihrem Verhalten aus und vergleichen all dies mit uns selbst. Wir tun also nichts anderes, als den Märchenhelden als Referenzperson zu betrachten.

Wir analysieren uns selbst und unsere Handlungen *im Vergleich* zu der im Märchen dargestellten Situation und dem Märchenhelden und nehmen dabei auf rationale Weise Bezug zu der Geschichte. Eine Stärke der Märchentherapie besteht darin, dass in ihr das Rationale und das Irrationale gleichzeitig präsent sind, und das auf überaus intensive Weise. Das Märchen erleichtert es uns, Verbindung zum Unbewussten aufzunehmen. Es stellt gewissermaßen den Rahmen dazu dar. Das Märchen bietet uns den Leitfaden, auf den wir den Selbstheilungsprozess auffädeln. Mit seinen universalen Codes stellt es einerseits einen Bezug zu den uralten Überlieferungen, zu tiefen Schichten des Unbewussten her, während es zugleich das persönliche Unbewusste öffnet und uns den Zugang zu den Narrativen unserer eigenen Lebensgeschichte erleichtert. Diese drei Bereiche müssen wir stets im Auge behalten: Mal ist es wichtig, dass wir sie auseinanderhalten; dann wieder, dass wir sie zusammenbringen.

Wenn wir beginnen, ein Märchen zu verstehen, befinden wir uns nicht im Zustand der Hypnose, des Traums, der Trance, der Meditation oder in einem freien Assoziationsfeld. Wir sind also nicht im Raum des Unbewussten, sondern im Raum des Märchens. Dieser Raum ist klar abgesteckt. Er gibt uns Halt, legt Grenzen und Anhaltspunkte fest, manchmal gibt er uns Denkanstöße. Zugleich öffnet er uns einen weiteren Raum, der nicht mehr der klar abgesteckte Raum des Märchens ist, sondern jener unserer eigenen Freiheit. In diesem freien Raum finden wir nicht nur rationale Instrumente vor; vielmehr befindet sich hier all das, was sich in unserem Unterbewusstsein verbirgt und was das Märchen mithilfe von Bildern und unserer Sinnesorgane zum Leben erweckt. In diesen freien Raum können wir die Erfahrungen, die wir im geschlossenen, sicheren Raum des Märchens gemacht haben, bewusst hinüberbringen. Hier können wir das, was wir erkannt haben, in konkrete Handlungen umsetzen.

Bei der Selbstheilung durch Märchen müssen uns diese beiden Räume permanent offenstehen, das heißt, wir müssen genau dasselbe tun wie die Helden der Märchen: uns zum einen nach den Gesetzen des Verstandes bewegen, zum anderen in eine Welt eintreten, in der diese Gesetze ungültig sind und unbekannte Gesetzmäßigkeiten die Ereignisse steuern. Diese beiden Räume erscheinen zunächst widersprüchlich. Unsere Aufgabe ist es, aus der Spannung, die sich daraus ergibt, eine Ordnung und ein harmonisches Gleichgewicht herzustellen, damit wir aus einer schwierigen Lebenslage herauskommen.

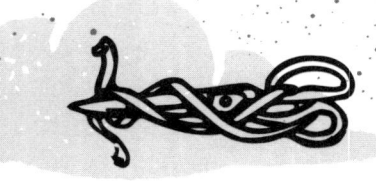

Die Frage »*Wer bist du in dem Märchen?*« schafft in der Märchentherapie einen ersten Zugang; ihre Möglichkeiten sind jedoch rasch erschöpft. Welche Figur uns am nächsten steht – sei es aufgrund ihrer charakterlichen Eigenschaften oder ihrer Rolle in der Geschichte –, bietet im Selbstheilungsprozess nur für kurze Zeit einen Bezugspunkt. Die Märchenfigur hilft uns zu erkennen, welche Fähigkeiten wir erlangen können, wenn wir ihrem Weg folgen, was wir von dem Entwicklungsprozess, den sie durchläuft, für uns nutzen können. Die Märchenfigur ist in einem therapeutischen Prozess vor allem deshalb nützlich, weil wir erkennen, dass auch sie das Ergebnis eines Prozesses, eines fortlaufenden »Werdens« ist. Langfristig ist es allerdings nicht zweckmäßig, mit dem Archetypus des »Helden« zu arbeiten, denn die allgemeinen Charaktermerkmale der Märchenfigur sind niemals vollkommen deckungsgleich mit unserem individuellen Lebensproblem. Zwischen einzelnen Motiven des Märchens und unserem Leben wird es immer Ähnlichkeiten geben. Doch Märchenmotive lassen sich unendlich vielfältig kombinieren und variieren. Wollen wir ein Märchen zu unserer Heilung nutzen, müssen wir jedoch die eine richtige Kombination finden, die unseren Veränderungsprozess anstoßen kann. Wir müssen also eine ganz individuelle Beziehung zwischen uns und dem Helden herstellen. Das Ziel und die Suche des Helden, seine Konflikte und Lösungstechniken entfalten sich ausschließlich im Vergleich zu unserer Lebensgeschichte in ihrer ganzen Vollkommenheit und Tiefe.

Das Märchen stellt ein komplexes seelisches Kraftfeld dar, in dem jede Figur und jedes Motiv (inklusive überirdischer Wesen, falscher Helden, Tiere, Zaubermittel und Schauplätze) in einer Beziehung zum Helden stehen. Sie alle können als ein Teil des Helden, als eine seiner Ausdrucksformen betrachtet werden. Das bedeutet, dass wir nur dann erfolgreich mit einer Geschichte arbeiten können, wenn wir uns nicht eine einzige Figur als Identifikationsmuster wählen, sondern mit allen in Kontakt treten. In den unsympathischen Märchenfiguren finden wir ebenso einen Teil von uns selbst wie in den mutigen, freundlichen und liebenswerten Männern und Frauen. Das Märchen integriert diese unterschiedlichen Anteile, indem es zwischen den Figuren eine Ordnung (wieder-)herstellt. Nach der eingangs bereits erwähnten Märchentheorie Propps (vgl. dazu den Abschnitt »Wie wird aus einem Märchen eine selbstheilende Geschichte?«) gibt es in jedem Märchen sieben feste Figuren: den Helden, den falschen Helden, den Aussender, den Schenker, den Helfer, den Gegenspieler, die Königstochter. Unsere eigene Situation und unsere Möglichkeiten sollten wir immer auch gemäß dem Verhältnis untersuchen, in dem diese sieben Figuren zueinander stehen, und dabei nach und nach alle Elemente des Märchens in unsere Arbeit einbeziehen.

Wenn wir uns zuerst damit auseinandersetzen, *wo wir uns in der Geschichte sehen,* erfahren wir mehr über uns selbst. In einem Märchen gibt es eine Vielzahl von Schauplätzen. Angefangen von der Hütte über den dichten Wald bis hin zum Ballsaal im königlichen Palast bewegen sich die Figuren an unzähligen Orten. In *Aschenputtel* gibt es beispielsweise das Grab der Mutter, die Küche, die Asche vor dem Herd, das Königsschloss, den Birnbaum, das Taubenhaus, den Ballsaal, die Treppe, die Kammer, um nur die offensichtlichsten Orte zu nennen. Wenn ein Mensch sich ausschließlich in der Küche, in der Asche sieht und ihm gar nicht in den Sinn kommt, dass er auch zum Ball gehen könnte, ist er vermutlich ein Gefangener seiner Pflichten oder unterdrückten Wünsche. Sein Problem besteht nicht in der Frage, ob er zum Ball gehen sollte, sondern darin, dass er gar keine Sehnsucht verspürt, dorthin zu gehen. Die Märchenleserin, die sich auf dem Friedhof wiederfindet, trauert vielleicht um ihre Mutter oder will in ihrer aktuellen Lebenslage die Beziehung zu ihr ins Reine bringen. Wenn jemand sich selbst in der Situation wiederfindet, wie er sich gerade aufgeregt auf den Ball vorbereitet, fürchtet er sich vermutlich nicht davor, sich mit anderen zu messen, sondern freut sich auf die Chance zur Selbstentfaltung. Ganz anders der Leser oder die Leserin, die sich selbst auf der Treppe flüchtend oder im Taubenhaus zusammengekauert sieht. Natürlich dienen diese Annahmen nur als Ausgangspunkt zu Beginn der Selbsttherapie. Wenn wir von dort aus die kleinen Details der Schauplätze genau betrachten und uns die Fragen, die sich dabei ergeben, aufrichtig beantworten, erweitern wir unser Verständnis des Märchens und unserer selbst.

In welcher Reihenfolge wir die Figuren in den Verlauf der Therapie einbeziehen, hängt immer davon ab, wo wir sie erblickt und mit wem wir uns identifiziert haben. Es kommt häufig vor, dass wir uns nicht im Protagonisten wiedererkennen, sondern in seinem Gegenspieler, dem falschen Helden, in der Hexe oder aber in einem Naturgebilde. Mit einer Figur arbeiten wir so lange, bis wir die Möglichkeiten, die sie birgt, ausgeschöpft haben. Im Fall meiner oben geschilderten Klientin war zu sehen, wie wir vom Bild des »jeden Wunsch erfüllenden Bäumchens« über die Mutter, den Vater, die Stiefschwestern bis zu Aschenputtel und dem Königssohn gelangten.

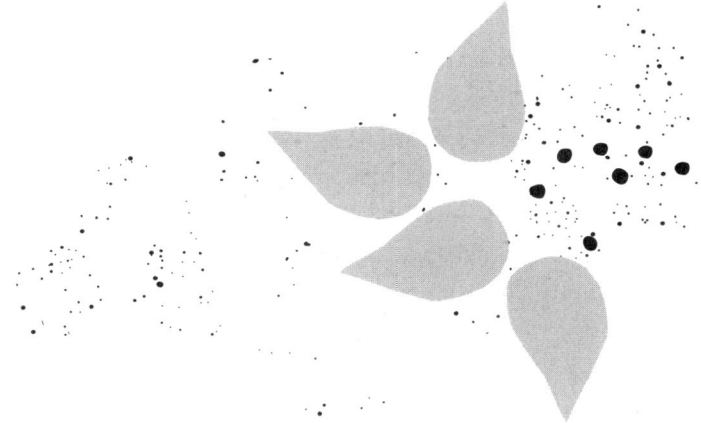

Das Märchen vom Aschenputtel kann einerseits vor allem dann zu einer selbstheilenden Geschichte werden, wenn die Stimmen der Stiefschwestern in uns laut und beherrschend sind, das heißt, wir uns ein ausgelassenes, freudiges Leben nicht erlauben oder es an zu strenge Bedingungen knüpfen. Es kann aber andererseits auch dann helfen, wenn wir drauf und dran sind, auf eine Chance in unserem Leben zu verzichten, weil wir uns die damit verbundenen Herausforderungen nicht zutrauen. Oder aber, wenn wir uns selbst einschränken, uns also in eine Situation zwingen, nach der wir uns eigentlich gar nicht sehnen, die uns jedoch in den Augen anderer Menschen gut dastehen lässt. In diesen Fällen besteht das primäre Ziel darin, uns über unseren Mangel an Selbstliebe und Selbstvertrauen klar zu werden, ebenso wie über diejenigen Antriebe ins uns, die uns verunsichern, tyrannisieren und gefangen halten (also die »Stiefschwestern«).

Das Märchen vom Aschenputtel ist besonders reich an Charakteren und Schauplätzen, was zum einen eine Vielfalt an Möglichkeiten des Verstehens eröffnet, zum anderen aber gesteigerte Umsicht erfordert, da man angesichts dieser Vielfalt leicht auf Abwege gerät. Nachdem wir das Märchen gelesen haben, sollten wir zunächst einmal die Augen schließen und uns den Weg Aschenputtels vom Anfang des Märchens bis zum Ende in Erinnerung rufen. Dabei sollten wir im Märchen noch nichts suchen, uns nur auf die Reihenfolge der Bilder konzentrieren. Wenn die Bilder bereits »im Fluss sind«, sich also leicht zu einer abgerundeten, kompletten Geschichte zusammenfügen, stellen wir uns die Frage, wo wir uns in diesem Märchen sehen. Wir achten dabei nur auf die Bilder und versuchen nicht, auf rationale Weise eine Verbindung zwischen uns und dem Märchen zu finden. Wir sollten keine Theorien aufstellen, wo wir sein *müssten,* und kein Urteil fällen nach dem Motto: *»Da bin ich ganz sicher nicht.«* Die Bilder werden uns ganz von selbst zu der Szene führen, die den in uns ablaufenden seelischen Prozessen am stärksten entspricht. Den Schauplatz, den wir dabei vorfinden, halten wir dann fest und untersuchen, was hier mit dem Helden geschieht. Was ist seine Aufgabe an ebendiesem Schauplatz? Welchen Schwierigkeiten steht er gegenüber, als er hier eintrifft? Hat er einen Helfer? Wer oder was ist sein Gegenspieler? Wie ist er hierhergekommen? Wohin will er weiter? Insbesondere unsere Antwort auf die letzte Frage ist von Bedeutung, denn die Art und Weise, wie wir zum nächsten Schauplatz gelangen, kann auch die für uns anstehende Lebensaufgabe bestimmen.

In der selbstheilenden Märchentherapie begegnen wir im Grunde genommen unserem eigenen »Möglichkeitsfeld«, das heißt, wir suchen die Antwort darauf, welche neuen Gesichtspunkte und Möglichkeiten uns die Geschichte für unseren weiteren Lebensweg, unsere Entwicklung zeigt und wie wir am wirkungsvollsten einen Bezug zu ihr herstellen können. Dazu sollten wir einen Therapievertrag mit uns selbst schließen: Wir sollten wissen, worin wir uns Hilfe von dem Märchen erwarten, und uns darauf verpflichten, dass wir die aus dem Märchen gewonnenen Erkenntnisse in den Dienst unserer Entwicklung stellen.

Wenn wir mit unserem »eigenen Schauplatz« arbeiten, leitet uns nicht die objektive Wahrheit des Märchens. Nachdem wir unsere persönlichen Antworten formuliert haben, sollten wir jedoch unbedingt zu dieser objektiven Wahrheit zurückkehren. Jeder von uns hat zwar einen anderen Grund, warum er flieht, sich versteckt oder sich hinter Masken verbirgt, doch wenn wir beim Märchen von Aschenputtel bleiben, gelangen wir alle stets an ein und denselben Punkt: Wir erhalten eine Antwort auf die Frage, was wir tun müssen, um unsere Verstecke endlich aufzulösen, unsere Masken abzulegen und statt der schweren Holzschuhe die goldenen Schuhe anzuziehen.

IM BRUNNEN DER FRAU HOLLE

Eine Frau in der Midlifecrisis

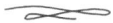

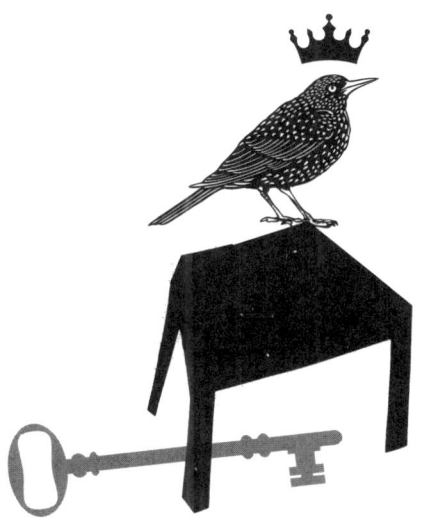

Meine neue Klientin möchte selbstsicher wirken, doch ihr kraftloser Händedruck hinterlässt einen anderen Eindruck. Sie legt ihren Mantel ab. Sie ist eine große, überaus attraktive Frau; ihre sorgfältig aufeinander abgestimmten Accessoires betonen ihre Schönheit noch. Alles an ihr strahlt – nur ihre Augen nicht. Als sie sich setzt, verdunkelt sich ihr Gesicht. Sie schlägt ein Bein über das andere, verschränkt die Finger. Ihre gepflegten Fingernägel sind rot lackiert. Sie spricht in ganzen Sätzen, leise und lange. Sie erzählt ihr Leben. Ich höre ihr zu, frage nicht, unterbreche sie nicht. Jahrelang aufgestaute Bitterkeit bricht aus ihr hervor.

Sie ist 49 Jahre alt. Ihr Vater ist tot, zu ihrer Mutter hat sie keine gute Beziehung. Sie ist geschieden, ihre Kinder sind erwachsen, leben ihr eigenes Leben. Mit dem Mann, mit dem sie derzeit zusammenlebt, ist sie nicht glücklich, aber sie traut sich nicht, ihn zu verlassen. Sie hat Angst, vollkommen allein zu bleiben und zu vereinsamen. Sie fürchtet sich vor der Zukunft. An ihrer Arbeit als Journalistin hat sie keine Freude mehr, erledigt jedoch die Aufträge, mit denen sie betraut wird, präzise und exakt. Die Menschen, von denen ihre Reportagen handeln, interessieren sie eigentlich nicht mehr, sie kann sich kaum auf sie konzentrieren. Das Schreiben der Artikel fällt ihr zunehmend schwer. Im Grunde genommen interessiert sie gar nichts mehr. Deshalb ist sie hier.

Ich habe schon mindestens hundert solcher Geschichten gehört. Doch solange ich in der Lebensgeschichte der Frau, die jetzt vor mir sitzt, den roten Faden nicht finde, der nur für sie allein charakteristisch ist und mich zu ihrem Märchen führt, wirbeln auch in mir hundert Märchen durcheinander. Welches ist ihr Märchen? Das Märchen einer festgefahrenen Beziehung? Die Geschichte des Tibeters auf der Suche nach dem Glück? Oder jene des Mannes aus Lappland, der sich auf den Weg machte, die Sonne zu suchen? Vielleicht das Märchen einer allein gebliebenen schottischen Königstochter? Oder jenes, das von einem Kind erzählt, das in den Wald verbannt wurde?

Auf meine Frage, wobei sie sich von den Märchen Hilfe erhofft, antwortet sie: »Ich kann mich über nichts freuen. Ich glaube, mein Leben ist nichts wert.«

Wem ähnelt diese Frau, die mir da gegenübersitzt? Welchem Märchenhelden entspricht ihr Muster? Manchmal führt mich das äußere Erscheinungsbild zu dem gesuchten Märchen, manchmal auch eine Geste, ein Satz oder ein Duft …

Sie greift nach der Teetasse. Als sie die Tasse hochhebt, bemerke ich eine winzige Narbe an ihrem Handgelenk. Plötzlich kommt mir eine verschwommene Ahnung, aber ich sehe immer noch mindestens ein Dutzend Märchen vor mir. Und ich weiß noch immer nicht, welches ihres ist. Doch wohl nicht ein Suizidversuch?, denke ich. Dann frage ich sie nach der Narbe. »Ein Unfall, ich war unaufmerksam«, antwortet sie. »Vor drei Jahren hat sich da bei der Arbeit eine Schere hineingebohrt. Das hat keine Bedeutung. Ich war sehr müde.«

Das ist der Augenblick, in dem ich ihr Märchen finde.

»Mir ist davon eine Geschichte eingefallen«, sage ich zu ihr. »Darf ich sie Ihnen erzählen?«

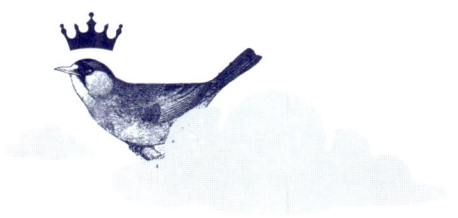

Frau Holle

Eine Witwe hatte zwei Töchter, davon war die eine schön und fleißig, die andere häßlich und faul. Sie hatte aber die häßliche und
faule, weil sie ihre rechte Tochter war, viel lieber, und die andere
mußte alle Arbeit tun und der Aschenputtel im Hause sein. Das arme
Mädchen mußte sich täglich auf die große Straße bei einem Brunnen
setzen und mußte so viel spinnen, daß ihm das Blut aus den Fingern
sprang. Nun trug es sich zu, daß die Spule einmal ganz blutig war,
da bückte es sich damit in den Brunnen und wollte sie abwaschen;
sie sprang ihm aber aus der Hand und fiel hinab. Es weinte, lief zur
Stiefmutter und erzählte ihr das Unglück. Sie schalt es aber so heftig und war so unbarmherzig, daß sie sprach: »Hast du die Spule
hinunterfallen lassen, so hol sie auch wieder herauf.« Da ging das
Mädchen zu dem Brunnen zurück und wußte nicht, was es anfangen
sollte; und in seiner Herzensangst sprang es in den Brunnen hinein,
um die Spule zu holen. Es verlor die Besinnung, und als es erwachte
und wieder zu sich selber kam, war es auf einer schönen Wiese,
wo die Sonne schien und vieltausend Blumen standen. Auf dieser
Wiese ging es fort und kam zu einem Backofen, der war voller Brot;
das Brot aber rief: »Ach, zieh mich raus, zieh mich raus, sonst verbrenn ich: Ich bin schon längst ausgebacken.« Da trat es herzu und
holte mit dem Brotschieber alles nacheinander heraus. Danach ging
es weiter und kam zu einem Baum, der hing voll Äpfel, und rief ihm

zu: »Ach, schüttel mich, schüttel mich, wir Äpfel sind alle miteinander reif.« Da schüttelte es den Baum, daß die Äpfel fielen, als regneten sie, und schüttelte, bis keiner mehr oben war; und als es alle in einen Haufen zusammengelegt hatte, ging es wieder weiter. Endlich kam es zu einem kleinen Haus, daraus guckte eine alte Frau, weil sie aber so große Zähne hatte, ward ihm angst, und es wollte fortlaufen. Die alte Frau aber rief ihm nach: »Was fürchtest du dich, liebes Kind? Bleib bei mir, wenn du alle Arbeit im Hause ordentlich tun willst, so soll dir's gut gehn. Du mußt nur achtgeben, daß du mein Bett gut machst und es fleißig aufschüttelst, daß die Federn fliegen, dann schneit es in der Welt; ich bin die Frau Holle.« Weil die Alte ihm so gut zusprach, so faßte sich das Mädchen ein Herz, willigte ein und begab sich in ihren Dienst. Es besorgte auch alles nach ihrer Zufriedenheit und schüttelte ihr das Bett immer gewaltig, auf daß die Federn wie Schneeflocken umherflogen; dafür hatte es auch ein gut Leben bei ihr, kein böses Wort und alle Tage Gesottenes und Gebratenes. Nun war es eine Zeitlang bei der Frau Holle, da ward es traurig und wußte anfangs selbst nicht, was ihm fehlte, endlich merkte es, daß es Heimweh war; ob es ihm hier gleich vieltausendmal besser ging als zu Haus, so hatte es doch ein Verlangen dahin. Endlich sagte es zu ihr: »Ich habe den Jammer nach Haus kriegt, und wenn es mir auch noch so gut hier unten geht, so kann ich doch nicht länger bleiben, ich muß wieder hinauf zu den Meinigen.« Die Frau Holle sagte: »Es gefällt mir, daß du wieder nach Haus verlangst, und weil du mir so treu gedient hast, so will ich dich selbst wieder hinaufbringen.« Sie nahm es darauf bei der Hand und führte es vor ein großes Tor. Das Tor ward aufgetan, und wie das Mädchen gerade darunterstand, fiel ein gewaltiger Goldregen, und alles Gold blieb an ihm hängen, so daß es über und über davon bedeckt war. »Das sollst du haben, weil du so fleißig gewesen bist«, sprach die Frau Holle und gab ihm auch die Spule wieder, die ihm in den Brunnen gefallen war. Darauf ward das Tor verschlossen, und das Mädchen befand sich oben auf der Welt, nicht weit von seiner Mutter Haus; und als es in den Hof kam, saß der Hahn auf dem Brunnen und rief:

»Kikeriki, unsere goldene Jungfrau ist wieder hie.«

Da ging es hinein zu seiner Mutter, und weil es so mit Gold bedeckt ankam, ward es von ihr und der Schwester gut aufgenommen. Das Mädchen erzählte alles, was ihm begegnet war, und als die Mutter hörte, wie es zu dem großen Reichtum gekommen war, wollte sie der andern, häßlichen und faulen Tochter gerne dasselbe Glück verschaffen. Sie mußte sich an den Brunnen setzen und spinnen; und damit ihre Spule blutig ward, stach sie sich in die Finger und stieß sich die Hand in die Dornhecke. Dann warf sie die Spule in den Brunnen und sprang selber hinein. Sie kam, wie die andere, auf die schöne Wiese und ging auf demselben Pfade weiter. Als sie zu dem Backofen gelangte, schrie das Brot wieder: »Ach, zieh mich raus, zieh mich raus, sonst verbrenn ich, ich bin schon längst ausgebacken.« Die Faule aber antwortete: »Da hätt ich Lust, mich schmutzig zu machen«, und ging fort. Bald kam sie zu dem Apfelbaum, der rief: »Ach, schüttel mich, schüttel mich, wir Äpfel sind alle miteinander reif.« Sie antwortete aber: »Du kommst mir recht, es könnte mir einer auf den Kopf fallen«, und ging damit weiter. Als sie vor der Frau Holle Haus kam, fürchtete sie sich nicht, weil sie von ihren großen Zähnen schon gehört hatte, und verdingte sich gleich zu ihr. Am ersten Tag tat sie sich Gewalt an, war fleißig und folgte der Frau Holle, wenn sie ihr etwas sagte, denn sie dachte an das viele Gold, das sie ihr schenken würde; am zweiten Tag aber fing sie schon an zu faulenzen, am dritten noch mehr, da wollte sie morgens gar nicht aufstehen. Sie machte auch der Frau Holle das Bett nicht, wie sich's gebührte, und schüttelte es nicht, daß die Federn aufflogen. Das ward die Frau Holle bald müde und sagte ihr den

Dienst auf. Die Faule war das wohl zufrieden und meinte, nun würde der Goldregen kommen; die Frau Holle führte sie auch zu dem Tor, als sie aber darunterstand, ward statt des Goldes ein großer Kessel voll Pech ausgeschüttet. »Das ist zur Belohnung deiner Dienste«, sagte die Frau Holle und schloß das Tor zu. Da kam die Faule heim, aber sie war ganz mit Pech bedeckt, und der Hahn auf dem Brunnen, als er sie sah, rief:

»Kikeriki, unsere schmutzige Jungfrau ist wieder hie.«

Das Pech aber blieb fest an ihr hängen und wollte, solange sie lebte, nicht abgehen.[11]

 ## Warum habe ich dieses Märchen gewählt? –
Die objektive Deutung des Märchens

Das nüchterne Grimm-Märchen ist eine typische Geschichte für Lebenskrisen. Wenn jemandem der »Lebensfaden« in den Finger schneidet und sogar die Spule blutig wird, dürfen wir annehmen, dass der betreffende Mensch in Schwierigkeiten steckt. Etwas an seinem Schicksal ist »schmutzig« geworden, und zwar so sehr, dass sogar das Leben dieses Menschen in Gefahr ist. In dem Märchen bemüht sich das Mädchen, seine Schwierigkeiten zu bewältigen, indem es die Spule abwäscht, doch es macht die Sache nur schlimmer: Die blutige Spule entgleitet ihm. Nähert man sich diesem Motiv von der symbolischen Bedeutung der Spule her,

---

11. Zitiert nach: *Kinder und Hausmärchen gesammelt durch die Brüder Grimm*, Frankfurt a. M. 1984, Bd. 1, S. 168–172 (d. Ü.).

so kann man sagen, dass es eigentlich das Leben des Mädchens ist, das in den Brunnen fällt. In diesem Märchen kippt das Gleichgewicht in dem Moment, als das Mädchen den Faden seines Lebens verliert. Danach kann es nur noch eine einzige Lösung geben: Es muss sich auf die Suche nach dem machen, was es verloren hat. Seine Stiefmutter spricht den »unbarmherzigen« Satz nicht aus Boshaftigkeit aus: »Hast du die Spule hinunterfallen lassen, so hol sie auch wieder herauf.« Stellen wir uns einmal vor, was passieren würde, wenn das Mädchen dies nicht täte. Es würde bis ans Ende seines Lebens am Brunnen sitzen und immer wieder neue »Ersatzspulen« ins Wasser fallen lassen. Im Märchen aber macht es sich, wie die Stiefmutter ihm geheißen hat, auf den Weg, um seine eigene Spule zu suchen und zurückzuerlangen. Es muss dorthin gehen, wo das Problem seinen Ursprung hat, wo die Kontinuität abgerissen ist. Wo es etwas falsch gemacht oder vergessen hat. Aber wo ist dieser Ort? In dem Märchen von Frau Holle befinden wir uns mal unten, mal oben, es kommt sogar vor – und das ist eines der rätselhaftesten Motive dieses Märchens –, dass das Mädchen »unten« das Bett aufschüttelt, während es »dort oben« schneit. Alle Gesetze der Physik verlieren ihre Gültigkeit, und so ist es oft auch in einer Lebenskrise: Auch dann scheint nichts von dem, worauf wir uns bisher verlassen haben, noch Gültigkeit zu besitzen.

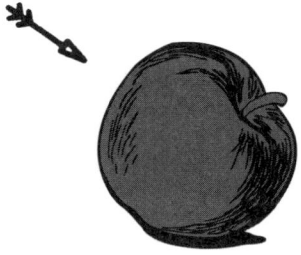

In der Tiefe des Brunnens kann das Mädchen neu beginnen. Zum Neuanfang braucht es Brot und Äpfel – starke, beständige Lebensgrundlagen. Aber wir wissen noch immer nicht, wo wir uns genau befinden. In welchen Brunnen hat die Stiefmutter das Mädchen geschickt? Auf dem Grund realer Brunnen gibt es ganz sicher keine blühenden Wiesen, rufenden Brote und sprechenden Apfelbäume! In »unserem eigenen Brunnen«, tief in unserem Inneren, können wir solche Dinge jedoch sicherlich vorfinden. Hier gibt es nämlich alles zusammen: das, was nicht mehr lebensfähig ist, und das, was noch lebensfähig ist. Das Mädchen, das seine Spule verloren hat, muss in diesen Dingen Ordnung schaffen. Es muss erkennen, was zur Reife gekommen ist, was ansteht und getan werden muss. Das Mädchen findet für jedes Brot und jeden Apfel den rechten Platz und tut somit nichts anderes, als Kontakt mit dem Leben und der Zeit aufzunehmen. Es versteht, dass es den Faden seines Lebens erst dann wieder in die Hand nehmen kann, wenn es in der Lage ist, in Zukunft alles zu seiner Zeit zu erledigen.

Doch damit nimmt es nur das eine Ende des verlorenen Lebensfadens auf. Das andere Ende muss es woanders suchen. Es muss den Weg weitergehen, denn das, weswegen es gekommen ist, hat es noch nicht gefunden. Vergebens hat es unter den Broten und Äpfeln, das heißt, unter den verschiedenen Ereignissen und Möglichkeiten des Lebens Ordnung geschaffen, und vergebens hat es den Lebensfaden in die Hand genommen. Das Märchen erlaubt ihm nicht, aus dem Brunnen hochzukommen, ehe es Frau Holle begegnet. Diese Begegnung ist nicht nur deswegen notwendig, weil sich bei ihr die verlorene Spule des Mädchens befindet, sondern auch, weil Frau Holle dem Mädchen etwas sehr Wichtiges beibringen will: die Fähigkeit zur Freude. Das Mädchen hat die Spule vielleicht gerade deswegen in den Brunnen fallen lassen, weil von ihm immer nur Leistung und Gehorsam gefordert wurden. Es hat jedem gedient, nur sich selbst nicht. Anderen so eine Freude zu machen, dass es sich dabei auch selbst Freude bereitet – das muss es dort unten lernen. Es darf erst nach Hause gehen, wenn es die auf seinem Herzen festgefrorenen Tränen in sanft rieselnde Schneeflocken umwandeln kann. Als das geschieht, eröffnet das Märchen die Möglichkeit zur Heimkehr mit einem einzigen Satz:»Ich habe den Jammer nach Haus kriegt, und wenn es mir auch noch so gut hier unten geht, so kann ich doch nicht länger bleiben, ich muß wieder hinauf zu den Meinigen.«

Das ist der wahre Wendepunkt! Das Mädchen kann nicht unten bleiben, denn es ist nicht dorthin gegangen, um dort zu leben, sondern um etwas zu suchen. Als es den Faden seines Lebens wieder in der Hand hat, muss es in sein eigenes Umfeld zurückkehren. Sein Weg endet also dort, wo er begonnen hat, doch kehrt das Mädchen verwandelt hierher zurück. Im Durchgang zum neuen Leben bekommt der Mensch, der sich selbst nicht aufgegeben und aktiv nach dem roten Faden des eigenen Lebens gesucht hat, nämlich ein»goldenes Kleid«. Die Geschichte der mit Pech bedeckten faulen Schwester des Mädchens erinnert uns daran, dass wir selbst es sind, die über unser Leben entscheiden. Es liegt nur an uns, wie unser Kleid aussieht, ob uns Gold oder Pech bedeckt.

 Wie wurde das Märchen zu einer heilenden Geschichte? – Die subjektive Deutung des Märchens

Die Lebensgeschichte meiner Klientin und das von mir ausgewählte Märchen begegneten sich zum ersten Mal in der kleinen Narbe, die an ihrem Handgelenk zu sehen war. Eine scheinbar unbedeutende Verletzung, die, wie sie sagte, durch eigene Unaufmerksamkeit verursacht wurde.

Wie mochte es zu der Verletzung gekommen sein? Warum war meine Klientin müde und unaufmerksam, und warum bezeichnet sie die Verletzung mir gegenüber als belanglos? Vielleicht begann mit dieser Verletzung all das, was zu ihrer aktuellen Freudlosigkeit führte. Vielleicht hat sie damals etwas verloren. Wenn es sich so verhält und das Märchen von Frau Holle ihre Geschichte ist, dann wird ihr das Märchen helfen herauszufinden, was das Verlorene gewesen sein könnte.

Beim Erzählen beobachte ich die Reaktionen meiner Klientin. Ich bemühe mich, so zu erzählen, dass ich ihre Gedanken und Gefühle mit meinen eigenen Emotionen, von denen das Erzählen begleitet ist, nicht beeinflusse. Die Frau hört dem Märchen angespannt zu, wendet ihren Blick nicht von mir ab. Wir bleiben durchweg in Augenkontakt. Ihr Gesicht zuckt an einer einzigen Stelle: als das Mädchen sich wünscht, aus der Tiefe des Brunnens nach Hause zurückzukehren. »Ich habe den Jammer nach Haus kriegt, und wenn es mir auch noch so gut hier unten geht, so kann ich doch nicht länger bleiben, ich muß wieder hinauf zu den Meinigen.« Ich spüre, dass dieser Satz meine Klientin tief berührt. *Sie sehnt sich nach Hause.* Das Zucken ihres Gesichts signalisiert eindeutig, dass sie zu den »Ihrigen« gehören möchte: zu alledem, was für sie einst bestimmend war. Nach dem, was sie bisher von sich erzählt hat, nehme ich an, dass das Wort »Ihrige« sowohl für ihre Angehörigen wie auch für ihr früheres Ich, ihre einstigen inneren Kraftquellen stehen kann.

Am Ende des Märchens lasse ich meiner Zuhörerin ein wenig Zeit, dann bitte ich sie, in das soeben gehörte Märchen einzutreten und mir zu sagen, was sie dort als Erstes hört. Sie hört ein Platschen. Ich bitte sie auch um einen Duft aus dem Märchen – sie nennt den Rauch eines Schornsteins. Danach bitte ich sie, den ersten Gegenstand anzufassen, den sie im Märchen erblickt: Sie ergreift einen kalten Stein. Schließlich soll sie – und ich signalisiere ihr, dass dies am schwersten sein wird – sich selbst in der Geschichte suchen. Sie soll erneut vom Anfang bis zum Ende durch das Märchen gehen und darauf achten, wo sie sich selbst in der Geschichte sieht. »Ich stehe am Brunnen und schaue ins Wasser. Ich sehe die Spule nicht mehr, das Wasser hat sie verschluckt, aber ich weiß, dass sie dort in der Tiefe liegt.«

An diesem Punkt ist meine Klientin weit entfernt von dem Punkt der Geschichte, an dem sie eine so deutliche körperliche Reaktion gezeigt hat, nämlich der Szene des »Sich-nach-Hause-Sehnens«. Wie es aussieht, ist sie noch nicht einmal in den Brunnen gesprungen. Meine Intuition scheint sich zu bestätigen: Mir sitzt eine Frau gegenüber, die keine Ahnung hat, dass man den verloren gegangenen roten Faden des eigenen Lebens wiederfinden kann.

Ich habe meine Klientin gebeten, aus dem Märchen eine Stimme, einen Duft und einen Gegenstand zu holen, um ihr Denken auszuschalten. Sie sollte sich allein auf ihre Sinnesorgane verlassen und so einen näheren Bezug zu dem Märchen aufbauen. Ihre Antwort auf meine Frage, wo sie sich in der Geschichte sieht, drückt ihren seelischen Zustand präzise aus: die Angst nach einem Verlust, Beklemmung, Ohnmacht. Im Grunde hatte sie schon in der ersten halben Stunde unserer Begegnung von nichts anderem gesprochen, doch waren ihre Äußerungen da noch von ihrem Verstand kontrolliert, und so konnte sie nur wenig von sich zeigen. Das mithilfe der Sinnesorgane geschaffene Bild bereichert all das, was meine Klientin bislang schon wusste, um ein winziges, jedoch wesentliches Detail: Das, was sie sucht, ist nicht endgültig verschwunden. Es liegt »dort in der Tiefe« verborgen. Es ist eine Frage der Entscheidung, was sie mit dieser Erkenntnis anfängt: Sucht sie das, was sie verloren hat, oder verzichtet sie für immer darauf?

Da die Zeit unserer ersten Sitzung an diesem Punkt abgelaufen ist, besprechen wir, dass sie das Märchen bis zu unserem nächsten

Treffen jeden Abend liest und entscheidet, welche Möglichkeit sie wählt. Wir einigen uns außerdem darauf, dass ihre Antwort das Ziel der Therapie bestimmen wird und wir den Therapievertrag abhängig davon abschließen.

Bei unserem nächsten Treffen erklärt meine Klientin, sie wolle sich nicht aufgeben. Daher setzen wir uns als therapeutisches Ziel, einerseits nachzusehen, wann sie ihre »Spule« in den Brunnen hat fallen lassen (das heißt, wann sie die Beziehung zu sich selbst verloren hat), andererseits die Möglichkeiten aufzuspüren, wieder Freude in ihr Leben zu bringen. Wir schließen den Therapievertrag für zehn Sitzungen und einigen uns darauf, den therapeutischen Raum und Rahmen nach dem Märchen *Frau Holle* zu gestalten. Das bedeutet, dass die therapeutische Geschichte meiner Klientin mit dem Augenblick beginnt, in dem sie sich im Märchen am Rande des Brunnens stehend erblickt hat, und dann enden wird, wenn sie durch das »goldene Tor« tritt, wenn sie mit den aus dem Märchen gewonnenen Erkenntnissen in ihr eigenes Leben zurückkehren kann. In der *Metamorphoses*-Therapie ist immer der Moment der Ausgangspunkt der Arbeit, in dem der Zuhörer sich in dem jeweiligen Märchen wiederfindet. Es ist noch nie vorgekommen, dass sich jemand spontan am Ende des Märchens gesehen hat, aber jeder wollte gern dorthin gelangen.

Vom zweiten Treffen an folgen wir der strengen Struktur des Märchens. Wir untersuchen die vom Märchen aufgeworfenen Fragen und Möglichkeiten im Spiegel des Lebenswegs meiner Klientin. Es dauert eine gewisse Zeit, bis sie sich traut, sich mit der Frage zu konfrontieren, welche Ereignisse der Vergangenheit ihre »Spule« wohl mit Blut verschmutzt haben. Der Reihe nach finden wir jene Lebensereignisse, die ein sich deutlich abzeichnendes, sich wiederholendes Muster aufweisen: das Muster der permanenten Unterordnung und des Leistungszwangs – im Elternhaus, in der Schule, in der Ehe und am Arbeitsplatz.

Doch auf einmal gehen mir die Fragen aus, die ich meiner Klientin auf der Grundlage des Märchens stellen könnte. Zu diesem Zeitpunkt scheint es noch so, als hätte der Zwang, immer allen Ansprüchen gerecht werden zu müssen, sie zu Überdruss und Freudlosigkeit geführt. Doch da befinden wir uns erst am Anfang des Märchens!

Meine Klientin ahnt, dass im folgenden Teil der Geschichte Möglichkeiten zu finden wären, die sie weiterbrächten, doch sie hat große Angst, »in den Brunnen zu springen«. Ich beruhige sie, dass die Schauplätze des Märchens einen Halt und einen sicheren Rahmen für die therapeutische Arbeit bedeuteten, zudem bliebe auch ich bis zum Ende des Märchens an ihrer Seite; wir würden das Reich der Frau Holle gemeinsam durchwandern und zusammen durch das Zaubertor zurückkehren.

Bei der vierten Sitzung ist die Zeit reif, im Märchen einen Schritt weiterzugehen. Meiner Klientin wird klar, dass es nur eine Richtung geben kann und dass es keinen Sinn mehr hat umzukehren. Sie weiß auch, warum sie den Schritt nach vorn wagen muss: »Ich will meine Spule zurückbekommen. Ich möchte wieder eine Beziehung finden zu alledem, was mir irgendwann einmal gehört hat. Ich möchte mein Leben wieder selbst in die Hand nehmen.«

So gelangen wir mit einem mutigen imaginären Sprung in den Brunnen zum nächsten Schauplatz des Märchens, auf die Wiese in der Tiefe des Brunnens. Erleichtert berichtet meine Klientin, wie viel besser sie sich hier fühle als am vorherigen Schauplatz, als sie sich noch an den Rand des Brunnens geklammert hatte. Ich ermuntere sie, sich gründlich umzusehen, Gerüche aufzunehmen, etwas zu kosten, den Stimmen zu lauschen, die Pflanzen um sie herum zu berühren. Sich im Gras zu räkeln, Blumen zu pflücken, dem Zwitschern der Vögel zuzuhören. In diesem imaginären Raum fühlt sie sich ausgesprochen wohl, ihre Ängste lassen deutlich nach. Sie atmet spürbar auf.

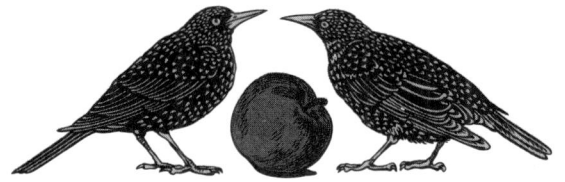

Nach einer Weile mache ich sie darauf aufmerksam, dass wir uns noch nicht am Ende des Märchens befänden und auch an diesem Schauplatz noch einige Aufgaben auf sie warteten. Da bemerkt sie den Backofen und den Apfelbaum. Ich bitte sie, näher an den Ofen heranzutreten und nachzusehen, ob das Brot schon gebacken sei. »Oh, da sind welche schon verkohlt«, antwortet sie lachend und verweist damit auf das Märchen. Ich bitte sie, sich in ihrem eigenen Leben umzusehen, ob sie dort wohl auch »verkohlte Brote« finde. Sofort fällt ihr ihre Beziehung ein: »Mein Partner und ich haben keine gemeinsamen Erlebnisse mehr, eigentlich sind wir einander leid.« Nach kurzem Überlegen zählt sie auch ihre Arbeit zu den verbrannten Broten: »Auch zu meiner Arbeit habe ich keine innere Verbindung mehr … in der Redaktion gibt es nichts mehr, das mich fachlich inspiriert.« Als ich sie frage, ob sie im »Backofen« ihres Lebens auch gerade fertiggebackene, »genau richtige«, genießbare Brote sehe, antwortet sie mit einem entschiedenen Nein. Ihre Antwort bedeutet für mich, dass sie sich selbst unterbewertet, dass sie nichts Interessantes an dem findet, was sie bislang gemacht oder geschafft hat. »Ich sehe nichts, was ich mir zunutze machen könnte. Ich habe keine essbaren Brote.« Als ich nachfrage, ob sie halb gebackene Brote sehe, fällt ihr die Beziehung zu ihrer Mutter ein. »Ich komme mit meiner Mutter auf keinen grünen Zweig, wir leben in einer sehr ambivalenten Beziehung.« Danach begeben wir uns zum Apfelbaum. Sie erwähnt ihre Kinder, als ich sie nach reifen

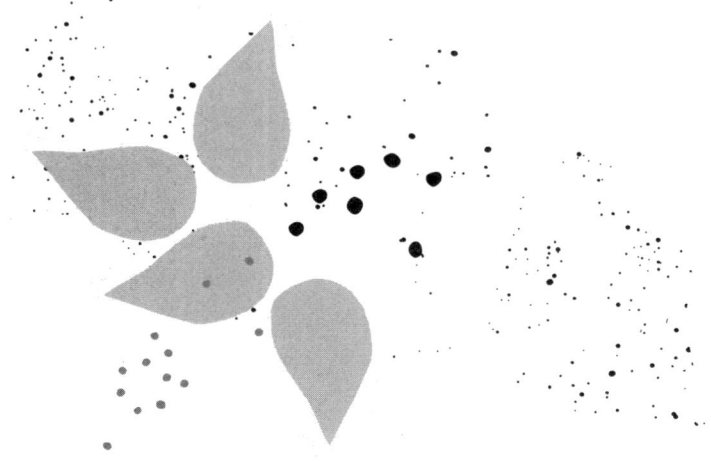

Früchten auf ihrem eigenen Apfelbaum frage. »Beide sind erfolgreich, Erwachsene, die ihre eigenen Wege gehen«, sagt sie stolz. Ich bitte sie, auch nach verschrumpelten Äpfeln am Baum zu suchen. Sie nennt die Beziehung zu ihrem Ex-Mann. Sie beide würden seit Jahren nicht miteinander reden, sich nicht treffen, wüssten überhaupt nichts mehr voneinander. Unreife Äpfel sieht sie allerdings keine – wiederum ein Hinweis darauf, dass sie ihr derzeitiges Leben nicht nur als wertlos erachtet, sondern auch in der Zukunft keinen Halt, keine Möglichkeiten voranzukommen sieht. Daher formuliere ich meine vorangegangene Bitte neu: Sie soll ihre eigenen Fähigkeiten und Wünsche unter dem Gesichtspunkt der »gebackenen und rohen Brote« sowie »der reifen und unreifen Äpfel« in Augenschein nehmen. Welche ihrer Fähigkeiten hat sie bislang am meisten genutzt und umgesetzt, und wo sieht sie Kompetenzen, die sie überhaupt noch nicht genutzt hat? Auf welche Aktivitäten möchte sie in Zukunft verzichten? Gibt es Wünsche, die sie vergessen oder nicht verwirklicht hat? Diese Fragen berühren meine Klientin stark. Die Antworten sprudeln nur so aus ihr heraus. Es zeigt sich, dass sie früher bei ihrer Arbeit zahlreiche Erfolgserlebnisse verzeichnen konnte, Auszeichnungen erhalten hat und Zeitungen sie abwerben wollten. Sie erzählt von alledem, als könne sie selbst es nicht glauben. Es wird auch deutlich, dass sie unzählige unerfüllte Wünsche hegt: Sie würde gern reiten, Spanisch lernen und ehrenamtlich in einer karitativen Organisation arbeiten. Auch Reisen und Tanzen stehen auf ihrer Wunschliste, doch da sich ihr derzeitiger Partner für nichts von alledem begeistern könne, habe auch sie darauf verzichtet.

Sie kann genau benennen, welche Dinge der Vergangenheit angehören sollten, wovon sie sich befreien muss:»Ich habe es satt, für andere Leute Dinge zu tun, die ich nicht tun will, und immer den Ansprüchen anderer entsprechen zu müssen.« Scherzhaft antworte ich ihr, das sei ein Problem, denn von der Wiese am Grund des Brunnens müssten wir nun geradewegs zum Haus von Frau Holle gehen, wo sie ihr einen großen Dienst erweisen müsse. Meine Klientin verzieht den Mund, doch ich beruhige sie damit, dass man von den Märchenfiguren immer etwas lernen kann, was man andernorts nicht lernt.

Das weckt ihre Neugierde, und sie ist bereit, den Schauplatz, an dem sie für Ordnung sorgen konnte und sich so wohlgefühlt hat, zu verlassen. Sie gesteht mir, dass der folgende Abschnitt des Märchens ihr noch mehr Angst macht, als in den Brunnen zu springen, obwohl sie nicht sagen könne, warum.

Doch auch das stellt sich bald heraus.

Im Haus von Frau Holle muss meine Klientin hart arbeiten, doch es ist diese Arbeit, die letztlich heilsam wirkt. Zunächst muss sie sich mit der schwierigen Beziehung zu ihrer Mutter befassen. Sie erzählt, dass sie von ihrer Mutter viel gelernt hat, was ihr später von Nutzen war, vor allem im Haushalt. Allerdings ging es ihr mit der Mutter wie dem Mädchen mit Frau Holle: Sie »*besorgte alles nach ihrer Zufriedenheit*«. Meine Klientin zählt eine lange Reihe von Verletzungen auf, die sich vor allem darauf beziehen, dass ihre Mutter eigentlich nur dann zufrieden mit der Tochter war, wenn diese alles genau so machte, wie es ihr, der Mutter, gefiel. »Und das ist bis heute so«, fügt sie hinzu, »deshalb haben wir keine gute

Beziehung.« Ganz zum Schluss unserer Sitzung stelle ich ihr die entscheidende Frage:»Demnach hat Ihre Mutter Sie nie darum gebeten, die Betten zu schütteln, dass die Federn fliegen und es in der Welt dann schneit?«

Sie schaut mich mit großen Augen an. Ich verabschiede mich von ihr und kündige an, dass wir bei der nächsten Sitzung weiter mit dieser Frage arbeiten werden.

Zu unserem nächsten Treffen erscheint meine Klientin ganz aufgeregt. Zum ersten Mal hat sie ein Leuchten in den Augen. Sie erzählt, dass sie sich tagelang den Kopf über meine Frage zerbrochen und den diesbezüglichen Abschnitt des Märchens x-mal gelesen habe. Sie habe immer weniger verstanden, warum das Mädchen das Bett »dort unten« aufschütteln musste und wie es sein konnte, dass es währenddessen »dort oben« schneite. Insgeheim freue ich mich, dass das rätselhafteste Motiv des Märchens auch sie umgetrieben hat, und warte neugierig, welche Dinge aus ihrem eigenen Leben sie mit diesem Motiv verbinden wird. Sie erzählt, dass sie, als ihre Kinder vor drei Jahren von zu Hause ausgezogen seien, einen emotionalen Zusammenbruch erlitten habe. »Ich bin innerlich erfroren.« Sie habe sich überall überflüssig gefühlt und denke auch jetzt noch, dass es eigentlich nur das Sichkümmern um die Kinder war, das sie bis dahin am Leben gehalten hat. Seit dem Auszug der Kinder habe sie an

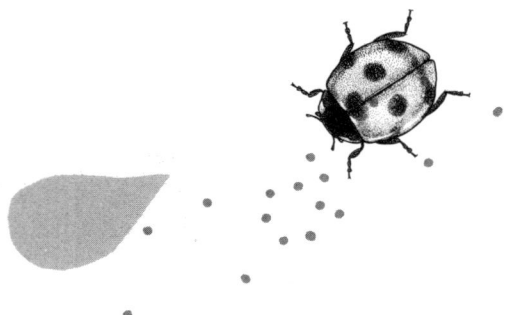

nichts mehr Freude. Ihr sei klar geworden, dass sie bislang auch vor sich selbst verheimlicht hat, wie schmerzhaft es für sie war, dass die Kinder das Haus verlassen haben. »Mir ging es damit wie dem Mädchen am Brunnen zu Beginn des Märchens: Ich habe versucht, das Blut von meiner Spule zu waschen, damit niemand bemerkt, was passiert ist, und dann habe ich vor lauter Waschen die ganze Spule fallen gelassen.« Die Freudlosigkeit sei in ihr zu einem riesigen Schneehaufen angewachsen, doch jetzt wisse sie, was zu tun sei: »Auflockern, loslassen, sollen die Schneeflocken fliegen!«

Vorsichtig antworte ich, dass dies nur ein Stück des Schneehaufens sei, und davon, dass die Schneeflocken davonflögen, würde sich das bei unserem ersten Treffen aufgeworfene Problem noch nicht lösen. Ich erinnere sie daran, welche Hilfe sie sich von dem Märchen erwartet hat, nämlich dass wieder Freude in ihr Leben kommt.

»Das gehört schon der Vergangenheit an«, antwortet sie. »Als ich unter meinen Broten und Äpfeln Ordnung gemacht habe, sind jene Wünsche aufgetaucht, die mein ›Schneehaufen‹ bis dahin verdeckt hat. Ich habe verstanden, dass ich nicht immer nur anderen eine Freude machen muss, sondern auch mir selbst.«

Und sie zählt ihre Pläne »für die nächsten 25 Jahre« auf.

Für mich ist damit nichts anderes mehr zu tun, als meine Klientin am Ende unserer letzten Sitzung durch das »goldene Tor« aus dem Märchen hinauszuführen. Sie hält die Spule ihres Lebens wieder in der Hand und kann in eine neue Geschichte eintreten.

All das hat sich ergeben aus dem Zusammentreffen einer Wunde, die meine Klientin sich »zufällig« mit einer Schere zugefügt hatte, eines Brunnens, einer Spule, ein paar Broten und Äpfeln und natürlich eines ausgiebigen inneren Schneesturms.

Wie wird das Märchen ohne einen Therapeuten zu einer selbstheilenden Geschichte?

Eine erfolgreiche Selbstheilung beruht auf Selbsterkenntnis, und die wiederum hat damit zu tun, dass wir uns selbst auch unangenehme Fragen stellen und diese dann ehrlich beantworten. Das Märchen ist dabei nur ein »Hilfsmittel«, das uns die passenden Fragen vermittelt. In diesem Sinne liefert das Märchen von Frau Holle den Rahmen für den Umgang mit jenen Lebenskrisen, in denen unsere Lebensenergie nicht ungehindert strömen kann, der »Flow« unterbrochen ist, Lebensüberdruss und Gefühle von Aussichtslosigkeit und Hoffnungslosigkeit auftreten. Im ersten Schritt der Selbstheilung muss diese Lebenssituation erkannt und benannt sowie die Antwort auf die Frage gesucht werden, weswegen unser eigener Lebensfaden »blutig« geworden ist. Die Selbstheilung wird natürlich nicht allein durch das Aufdecken der Ursachen erfolgen, denn vermutlich handelt es sich dabei um Verluste, Beziehungsprobleme, um Schwierigkeiten, Zugang zu unserer Lebensenergie zu finden.

Das Märchen von Frau Holle veranlasst uns dazu, uns mit unserer Vergangenheit auseinanderzusetzen, und es hilft uns dabei, bislang ungenutzte Chancen zu erkennen.

Die Selbstheilung beginnt auf dieselbe Weise wie die vom Therapeuten geführte Therapie: Zuerst müssen wir uns selbst im Märchen finden. An welchem Schauplatz erkennen wir uns wieder? Wie sind wir dorthin gelangt? Wie muss der Held, wie müssen wir an jenem Schauplatz handeln? Worauf muss er, worauf müssen wir achten? Was muss er, was müssen wir lernen? Wenn wir diese Fragen auch von unserem eigenen Leben her beantwortet haben, eröffnet das Märchen uns einen neuen Schauplatz, an dem uns dieselben Fragen erwarten.

Im Hinblick auf den Selbstheilungsprozess finden sich in *Frau Holle* drei bedeutsame Schauplätze: der Rand des Brunnens, die Wiese auf dem Grund des Brunnens und das Haus der Frau Holle. Der erste Schauplatz ist wichtig, um sich überhaupt auf den Weg zu machen: Wir müssen entscheiden, ob wir tatsächlich wollen, dass sich unser Leben verändert. Auf der Wiese wird Ordnung geschaffen: Wir befreien uns von den Dingen in unserem Leben, deren Zeit abgelaufen ist, von unseren Ängsten und Komplexen. Hier bietet sich auch die Möglichkeit zu untersuchen, welche Chancen wir in unserem Leben noch nicht wahrgenommen haben, und wir können jene Pläne wiederentdecken, auf deren Verwirklichung wir aus irgendwelchen Gründen bislang verzichtet haben. Im Haus von Frau Holle wiederum schaffen wir auf einer anderen Ebene Ordnung: Wir achten weniger darauf, welche Bedingungen im Außen erfüllt sein müssen, damit wir unsere Pläne verwirklichen können, sondern vielmehr darauf, wo wir in unserem Inneren auf Quellen der Freude stoßen. Dieser Ort ist der Schauplatz der Verwandlung: Hier wandeln wir unsere Verletzungen, Schmerzen und Misserfolge in »rieselnde Schneeflocken« um, und hier befreien wir uns von den Einschränkungen, die unsere Entwicklung hemmen. Das kann durchaus längere Zeit in Anspruch nehmen. Das Märchen besagt, dass wir so lange im Haus der Frau Holle bleiben müssen, bis es unser Herzenswunsch ist »heimzukehren«. Dieser Punkt ist erreicht, wenn der Selbstheilungsprozess bereits in Gang gekommen ist. Wir beginnen erst dann, uns nach Hause zurückzusehnen, wenn wir unser Leben von neuem in die Hand genommen haben und schon etwas aus dem Brunnen nach Hause mitnehmen können. Die vollkommene Heilung erfolgt, wenn der »Goldregen« über uns niedergeht und wir fähig und bereit sind, uns den anderen mit unserem neuen Ich zu zeigen.

WIE FUNKTIONIERT
DAS STERNENAUGE?
Der Übergang zum reifen Mannesalter

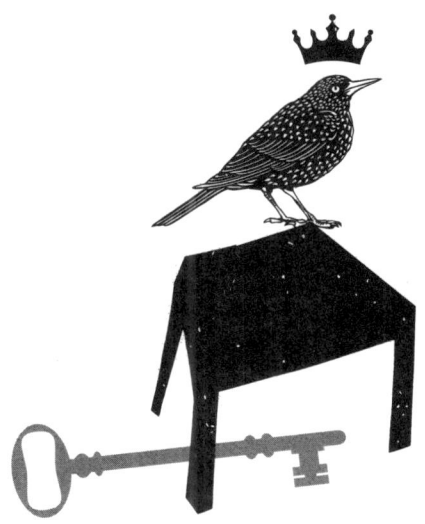

Mein neuer Klient lächelt, als er meine Praxis betritt. Ein schmaler, hochgewachsener Mann um die 50 mit einer sportlichen Figur. Er trägt ein kurzärmliges blaues Hemd und eine weiße Leinenhose. Sein Gesicht ist sonnengebräunt, in seinem dunklen Haar findet sich die eine oder andere graue Strähne. Er wirkt selbstsicher und gut gelaunt. Seine Augen sind auffallend schön, mit vielen Lachfältchen. Er hat einen Autoschlüssel dabei, sonst nichts.

Ich frage mich, was ihn zu mir führt, und beobachte, wie er den Ring des Autoschlüssels am rechten Zeigefinger dreht. Er hat sich per E-Mail gemeldet und in wenigen Worten um einen Termin gebeten. Ich hatte erst in sechs Wochen wieder einen freien Termin. Inzwischen, geht mir durch den Kopf, hat sich sein Problem sicher gelöst, und er ist jetzt nur aus Höflichkeit gekommen, um rasch zu berichten, was passiert ist, sich zu entschuldigen und dann gleich wieder zu gehen. Sein strahlendes Lächeln wirkt irgendwie fast unwirklich.

Ich irre mich. Noch bevor er sich in den Sessel fallen lässt, zieht er aus der Gesäßtasche ein zusammengefaltetes Blatt Papier hervor. Er streicht es glatt und reicht es mir. »Ich habe aufgeschrieben, warum ich gekommen bin. Ich dachte, so könnten wir ein wenig Zeit sparen.«

Ich greife nicht nach dem Blatt.

»Ich würde bevorzugen, wenn wir das im Gespräch klären«, antworte ich ihm.

Von einem Augenblick auf den anderen verändert er sich. Seine Züge verhärten sich, das Lächeln verschwindet von seinen Lippen. Er zieht die Augenbrauen hoch, die Fältchen um die Augen sind jetzt angespannt.

»Ich kann es auch vorlesen«, bietet er etwas trocken an.

»Ich würde mich freuen, wenn Sie vorher ein paar Worte über sich sagen würden. Ich kenne nur Ihren Namen, Ihre E-Mail-

Adresse und weiß, dass Sie mit einem Audi gekommen sind.« Ich zeige auf den Autoschlüssel.

Er lacht. Sein Gesicht entspannt sich wieder. Die raschen Stimmungswechsel steigern meine Neugierde. Er erzählt, dass er in Nordungarn lebt und »extra für den Termin« 200 Kilometer mit dem Auto zurückgelegt hat. Er ist 50 Jahre alt, diplomierter Chemieingenieur und aktuell in der Position eines Geschäftsführers. Als Vater von drei Kindern und Ehemann einer wunderbaren Frau könnte er glücklich sein, ist es aber nicht. »Mir fehlt ein sicherer Ofen«, sagt er, »an dem ich sitzen und mich wärmen könnte und von wo aus es mir möglich wäre, alles zu überblicken.« In seinem Beruf gilt er als anerkannter Fachmann, doch stecken, wie er erzählt, zahlreiche Ängste hinter seinem Perfektionismus. Er will jedem gerecht werden, gleichzeitig zermürbt er sich innerlich, weil er meint, dass das, was er tut, eigentlich für niemanden gut sei, für ihn selbst am allerwenigsten. Mit großem Elan und Begeisterung habe er sich bisher bei jeder neuen Stelle hundertprozentig engagiert, Tag und Nacht gearbeitet, Kosten gespart, Ordnung geschaffen und ineffiziente Mitarbeiter wegsaniert. Deswegen würden viele ihn nicht mögen, doch die Unternehmen profitierten immer von seinem Fleiß, seiner Kreativität und Konsequenz. »In jeder Stelle war ich der zweite Mann, nie der erste, dazu war ich nicht mutig genug. Nach ein paar Jahren, wenn ich eigentlich die Früchte meiner Arbeit hätte genießen können, hatte ich immer genug von dem Ganzen, kündigte und suchte mir eine neue Stelle. Immer hat man mich angefleht, doch dazubleiben, aber darauf habe ich mich nie eingelassen. In der neuen Stelle fing dann alles wieder von vorne an, und bald fand ich mich in derselben Situation wieder. Jetzt bin ich wieder in der Versuchung, meinen derzeitigen Posten aufzugeben und etwas Neues anzufangen. Allmählich habe ich aber das Gefühl, dass das nicht normal ist. Deshalb bin ich hier.«

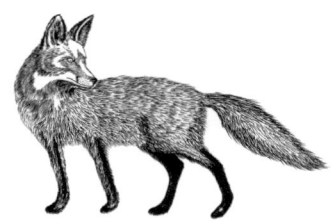

Ich frage ihn, was er über die Märchentherapie weiß. Er erklärt mir, dass er sich über die Methode informiert, meine Bücher gelesen habe, sogar bei einem meiner Vorträge gewesen sei, bei dem ich über das Wesen des Glücks gesprochen habe. »Es hat mich sehr berührt, was Sie dort gesagt haben. Ich möchte Sie bitten, auch für mich ein Märchen zu finden, damit ich normal sein kann!«

Ich bitte ihn zu präzisieren, was er für »normal« hält. »Für mich wäre normal, wenn ich das Leben endlich genießen könnte, frei wäre und mit Würde alt werden könnte. Ich möchte glücklich leben und glücklich sterben.« Im Ton einer Entschuldigung fügt er hinzu, dass er all das gerne aus eigener Kraft erreicht hätte, deshalb habe er vieles ausprobiert: Yoga, Kinesiologie, Mind Control, NLP, Homöopathie; er habe die Werke von Jung, Adler und vielen anderen Autoren gelesen, die großen Weltreligionen studiert. Und obwohl er dabei immer wieder ein Stückchen mehr von sich selbst und der Welt verstanden habe, habe all das zu keinem nachhaltigen Durchbruch geführt.

Ich frage ihn, womit ihn seine vielfältige Lektüre und die Versuche einer Selbsttherapie denn bereichert hätten. Er holt kaum Luft, so schnell zählt er die grundlegenden Thesen der verschiedenen Richtungen und Schulen auf. Als müsse er in der Schule eine mündliche Prüfung ablegen.

Ich höre ihm zu, während seine konkrete Erscheinung vor meinem inneren Auge allmählich verschwindet. Ich suche im Universalen nach dem Individuellen und im Individuellen nach dem

Universalen. Es ist nicht leicht, denn die Vielzahl an Informationen, die ich von ihm erhalte, erschlägt mich fast. Ich springe mit ihm zusammen von einer Therapiemethode, einer Weltreligion zur nächsten. »Als gäbe es keinen roten Faden, auf den er all das, was er von hier und dort zusammensammelt, auffädeln könnte. Eine ungedämmte Informationsflut, ungeordnete Datenmengen«, denke ich und notiere mir das.

Mir fällt kein Märchen ein, das all das, was ich höre, abdecken würde. Darüber hinaus bin ich mir sicher, dass es nicht darum geht, ein Märchen zu finden, in dem der Märchenheld sein Leben genießt, frei und glücklich ist. Mit einer solchen Geschichte kämen wir nicht weit. Ich schaue mir den Mann an. Betrachte den Gegensatz zwischen seinem geordneten äußeren Erscheinungsbild und dem inneren Chaos, unter dem er leidet. Zugleich suche ich nach einem Märchen, in dem innere und äußere Eindeutigkeit, Abgeklärtheit und Ordnung vorherrschen, am besten in Gestalt eines männlichen Protagonisten. Ich suche danach, welchen Märchenhelden ich neben den Mann setzen könnte, damit ein Gleichgewicht entsteht. Ich suche einen Märchenhelden, der nichts mehr lernen muss, weil er alles weiß. Der nur eine einzige Aufgabe hat: von seinem Wissen Rechenschaft abzulegen und davon, dass er all das, was er gelernt hat, gut anwendet. Er wäre in gewissem Sinne das genaue Gegenteil jenes Mannes, der mir gegenübersitzt.

Unter den 2400 europäischen Märchentypen, die mir bekannt sind, fällt mir nur ein einziges Märchen ein, das dieses Kriterium erfüllt. Es ist ein ungarisches Volksmärchen.

Ich betrachte den Mann jetzt aus einer etwas größeren Distanz, um die Parallelen zwischen ihm und dem Märchenhelden zu überprüfen. Äußerlich stimmt alles. Aber über wie viele der inneren Eigenschaften des Märchenhelden verfügt wohl dieser Mann, den ich erst seit 30 Minuten kenne?

»Es gibt jemanden, der mir bei Ihrer Geschichte einfällt. Darf ich Ihnen von ihm erzählen? Ich bin neugierig, ob dieser Mann Ihrer Ansicht nach normal ist oder nicht.«

Er beugt sich vor, in seinen Augen kindliche Aufregung. Die Atmosphäre zwischen uns ist voller Spannung.

»Ich höre Ihnen zu.«

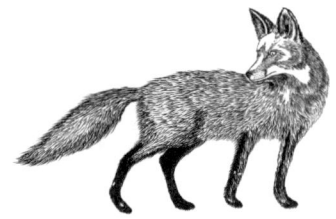

Der Schäfer mit den Sternenaugen

Vor langer, langer Zeit, da lebte einmal ein König. Dieser König war so mächtig, dass, wenn er nieste, das Volk des ganzen Landes erwidern musste: Gesund möget Ihr sein und lange leben! Wenn er einen Schnupfen hatte, war im ganzen Land nichts anderes mehr zu hören als: »Gesund möget Ihr sein und lange leben!« Jeder sagte es, nur der Schäfer mit den Sternenaugen wollte es nie sagen. Dies kam dem König zu Ohren; er wurde sehr ärgerlich und ließ den Schäfer rufen. Der Schäfer kam und blieb vor dem König stehen, der gerade auf seinem Thron saß und sehr mächtig war, noch dazu furchtbar verärgert. Doch ganz gleich, wie mächtig und wie verärgert der König auch war, der Schäfer mit den Sternenaugen hatte dennoch keine Angst vor ihm.

»Sag sofort: Gesund möge ich sein und lange leben!!«, fuhr ihn der König an.

»Gesund möge ich sein und lange leben!«, erwiderte der Schäfer mit den Sternenaugen.

»Ich, ich, du Trunkenbold, du Lump, du!«, schrie der König.

»Ich, ich, Eure Majestät«, erwiderte jener.

»Aber ich, genau ich«, brüllte der König und schlug sich wütend auf die Brust.

»Ich, aber sicher, ich!«, sagte der Schäfer wieder und schlug sich dabei sanft ebenfalls auf die Brust.

Als der König in seiner Wut nicht mehr wusste, was er tun sollte, warf der Zeremonienmeister ein: »Du sag, sag sofort: Gesund möget Ihr sein und lange leben, Eure Majestät! Denn wenn du es nicht sagst, bist du dem Tode geweiht!«

»Ich sage das nicht, bis ich die Königstochter bekomme«, antwortete der Schäfer.

Die Königstochter hielt sich ebenfalls im Saal auf, sie saß neben ihrem Vater auf einem kleineren Thron und war so wunderschön wie eine goldene Taube; doch ganz gleich, wie wunderschön sie auch war, sie musste bei den Worten des Schäfers dennoch lachen, da sie an ihm Gefallen gefunden hatte. Er gefiel ihr besser als jeder Königssohn.

Der König aber befahl, den Schäfer unverzüglich in den Kerker des weißen Bären zu werfen.

Die Soldaten nahmen ihn auch sogleich mit und warfen ihn in den Kerker des weißen Bären, der zwei Tage lang nichts zu fressen bekommen hatte, damit er noch wilder wäre. Als sie die Tür zuschlossen, ging der Bär sofort auf den Schäfer los, um ihn in Stücke zu reißen und zu fressen. Als er aber dessen Sternenaugen sah, erschrak er so sehr, dass er sich fast selbst gefressen hätte. Er kauerte sich in den entferntesten Winkel des Kerkers, musterte den Schäfer von dort, wagte es aber nicht, ihm etwas anzutun, dabei plagte ihn der Hunger so sehr, dass er sich die Pratzen leckte. Der Schäfer seinerseits wendete seine Augen nicht vom Bären ab, und um sich wachzuhalten, stimmte er ein Lied an, denn er wusste, wenn er einschliefe, würde ihn der Bär sofort zerreißen.

Aber er schlief nicht ein.

Am Morgen kam dann der Zeremonienmeister, um die Knochen des Schäfers in Augenschein zu nehmen, und sah, dass ihm kein Haar gekrümmt worden war.

Er führte ihn zum König hinauf, der furchtbar verärgert war und sprach: »Nun, jetzt warst du dem Tode nah, sagst du endlich: Gesund möge ich sein und lange leben?«

Der Schäfer aber sagte nur: »Ich fürchte nicht einmal zehn Tode! Ich sage es nur, wenn Ihr mir die Königstochter zur Gemahlin gebt.«

»Dann lauf in deine zehn Tode!«

Und der König befahl, den Schäfer in den Kerker der riesigen Stachelschweine zu werfen. Die Soldaten taten, wie ihnen geheißen, und gaben den stechenden Stachelschweinen eine Woche lang nichts zu essen, damit sie noch bösartiger wurden. Doch als die Tiere auf den Schäfer losgingen, um ihn aufzufressen, zog dieser aus seinem Hirtenmantel eine kleine Flöte hervor und begann, auf ihr das Lied des heiligen Wendelin zu spielen, woraufhin die Stachelschweine stutzten, sich aneinander festhielten und das Tanzbein schwangen. Der Schäfer hätte am liebsten laut gelacht, als er die plumpen Tiere so tanzen sah, wagte aber nicht, mit dem Flöten aufzuhören, denn er wusste, dass sie dann sofort auf ihn losstürmen und ihn auffressen würden. Auch wenn er Sternenaugen hatte: Zehn Stachelschweinen konnte er nicht auf einmal in die Augen schauen! Daher blies und blies er das Lied des Wendelin; zuerst nur langsam, damit die Stachelschweine einen gemächlichen Csárdás tanzten, aber dann immer schneller, bis er zuletzt so flott flötete, dass sie ihre Beine kaum mehr heben konnten und ganz erschöpft übereinanderfielen. Der Schäfer aber lachte nur, lachte so sehr, dass er bis zum Morgen nicht aufhören konnte, als der Zeremonienmeister kam, um nachzusehen, ob etwas von seinen Knochen übriggeblieben war. Die Tränen kullerten ihm vor lauter Lachen nur so über das Gesicht.

Er führte den Schäfer also zum König hinauf, der nun noch wütender wurde, da auch die Stachelschweine den Schäfer nicht hatten töten können, und sprach: »Nun, jetzt warst du den zehn Toden nahe, sagst du endlich: Gesund möge ich sein und lange leben?«

Aber der Schäfer fiel ihm ins Wort: »Ich fürchte auch keine hundert Tode, ich sage es nur, wenn Ihr mir die Königstochter zur Gemahlin gebt.«

»Dann geh in die hundert Tode!«, rief der König erzürnt und befahl, den Schäfer in die Sensengrube zu werfen.

Die Soldaten brachten ihn sogleich in einen finsteren Kerker, in dessen Mitte ein tiefer Brunnen stand, dessen Wände rundherum mit scharfen Sensen bestückt waren; auf dem Grund des Brunnens aber brannte ein Licht, damit man sah, ob derjenige, der hineingeworfen wurde, auch in der Tiefe ankam.

Als die Soldaten den Schäfer dorthin brachten, bat er sie darum, ihn kurz allein zu lassen, damit er in den Sensenbrunnen hineinschauen könnte, vielleicht werde er es sich ja noch überlegen, ob er zu dem König nicht doch lieber sagte: Gesund möget Ihr sein und lange leben.

Die Soldaten gingen hinaus, der Schäfer aber stellte seine Axt neben den Brunnen, legte seinen Hirtenmantel darüber und setzte seinen Hut darauf, doch zuerst hängte er noch seinen Ranzen darunter, damit es so aussähe, als ob unter dem Hirtenmantel ein Körper wäre, dann rief er den Soldaten zu, er habe es sich überlegt, er würde es doch nicht sagen.

Die Soldaten kamen herein und stießen den Hirtenmantel, den Hut und den Ranzen in den Brunnen; sie horchten, wie er von Sense zu Sense fiel, bis er unten anlangte, und sahen nach, ob er das Licht ausgelöscht hatte; danach gingen sie fort, beruhigt, dass es mit dem Schäfer nun wirklich aus und vorbei war. Der Schäfer aber lachte in der dunklen Ecke, in der er sich versteckt hatte.

Am Tag darauf kam der Zeremonienmeister mit einer Laterne und fiel beinahe in Ohnmacht, als er den Schäfer erblickte. Er führte ihn zum König hinauf, der da noch viel, viel wütender wurde, doch trotz allem fragte: »Nun, jetzt warst du hundert Toden nahe, sagst du endlich: Gesund möge ich sein und lange leben?«

Doch der Schäfer erwiderte nur: »Ich sage es nicht, solange Ihr mir nicht die Königstochter zur Gemahlin gebt!«

»Vielleicht kommen wir ja auch billiger ins Geschäft«, sagte der König, als er sah, dass er den Schäfer auf keine Weise aus dem Weg räumen konnte, und befahl, die Pferde vor die königliche Kutsche zu spannen; dann setzte er den Schäfer neben sich und hieß den Kutscher, sie in den Silberwald zu fahren. Dort aber sprach er zu ihm: »Siehst du diesen Silberwald? Ich gebe ihn dir, wenn du sagst, gesund möge ich sein und lange leben!«

Der Schäfer staunte gewaltig, sagte aber dennoch: »Ich sage es nicht, solange Ihr mir nicht die Königstochter zur Gemahlin gebt!«

Der König grämte sich, er hieß den Kutscher weiterfahren, und sie erreichten die goldene Burg. Dort sprach er: »Siehst du diese goldene Burg? Ich gebe dir den Silberwald und die goldene Burg, nur sag endlich, gesund möge ich sein und lange leben!«

Aber der Schäfer sagte, obwohl er aus dem Staunen gar nicht herauskam: »Nein, ich sage es nicht, solange Ihr mir nicht die Königstochter zur Gemahlin gebt!«

Da überkam den König ein großer Kummer. Er ließ den Kutscher bis zum Diamantensee fahren, und dort sprach er: »Siehst du diesen Diamantensee? Ich gebe dir den Silberwald, die goldene Burg und den Diamantensee – dies alles gebe ich dir, nur sag endlich: Gesund möge ich sein und lange leben!«

Da musste der Schäfer seine Sternenaugen schließen, um den See nicht allzu sehr zu bewundern. Trotzdem erwiderte er: »Nein, nein, nein, ich sag es nicht, solange Ihr mir nicht die Königstochter zur Gemahlin gebt!«

Da erkannte der König, dass er sich vergeblich abmühte, also gab er sich geschlagen: »Nun, was soll's, ich gebe dir meine Tochter zur Frau, aber jetzt sag endlich, gesund möge ich sein und lange leben!«

»Wie sollte ich das nicht sagen, gewiss werde ich es sagen!«

Der König freute sich darüber sehr und verkündete, dass seine Tochter heiraten würde, damit sich all seine Untertanen mit ihm freuen konnten. Und alle Untertanen seines Landes freuten sich, dass die Königstochter, die so viele Prinzen fortgeschickt hatte, den Schäfer mit den Sternenaugen doch liebgewonnen hatte.

Es wurde ein großes Hochzeitsfest gefeiert, und im ganzen Land hielten alle ein Festmahl, und sie tanzten, selbst die Todkranken und die Kinder, die erst an jenem Tag geboren waren. Doch das größte Freudenfest wurde im Hause des Königs gefeiert. Dort spielte die beste Kapelle auf, dort wurden die besten Speisen zubereitet, an den Tischen saß eine große Schar von Menschen, und die gute Laune hob fast das Dach vom Haus; doch als der Brautführer den Schweinskopf mit Meerrettich brachte und, wie es sich gehörte, vortrug:

Suppe gibt es keine mehr,
nun kommt Meerrettich mit Fleisch,
der ist so scharf, da seht her,
alle küssen sich sogleich,

und der König die Platte an sich nahm, um jedem seinen Bissen zuzuteilen, da musste er von dem scharfen Meerrettich plötzlich laut niesen.

»Gesund möget Ihr sein und lange leben!«, rief der Schäfer als Erster, und den König freute das so sehr, dass er in seiner Freude auf der Stelle starb.

Da wurde der Schäfer mit den Sternenaugen König. Er wurde ein guter König, nie forderte er von seinen Untertanen, ihm gegen ihren Willen Gutes zu wünschen, und doch wünschte ihm jeder unbefohlen Gutes, weil er ein guter König war und ihn alle sehr mochten.

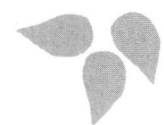

Märchen, in denen sich der Held im Laufe der Geschichte nicht weiterentwickeln muss, sondern Rechenschaft ablegt über all das, was er in seinem bisherigen Leben erreicht hat, sind selten. *Der Schäfer mit den Sternenaugen* ist eines davon. Das Märchen verrät nicht, seit wann der Schäfer Sternenaugen hat, doch wir nehmen an, dass er sie nicht seit seiner Geburt besitzt, sondern erst im Laufe seiner Entwicklung erlangt hat. Das Märchen zeigt, was einer kann, der Sternenaugen hat.

Der Schäfer mit den Sternenaugen verfügt über außerordentliche Anlagen und Fähigkeiten, eines fehlt ihm dennoch in seinem Leben: die Königstochter. Ich schreibe absichtlich nicht »eine Ehefrau« oder »Partnerin«, denn darum geht es in dem Märchen nicht. Vielmehr handelt es davon, dass eine Figur mit »Sternenaugen-Qualität« eine Figur sucht, die über eine ähnlich hohe Qualität verfügt, hier verkörpert durch die Königstochter. In den Märchen repräsentieren die Königstöchter das reine Wissen und die allem aufgeschlossene, grenzenlose Weisheit. Wie Joseph Campbell schreibt, stehen sie für eine Vollkommenheit, die auch für andere erreichbar ist; sie sind das Versprechen des Perfekten.[12] Der Schäfer mit den Sternenaugen ist also nur »fast« perfekt. Um unbestreitbar perfekt zu sein, benötigt er auch die weibliche Weisheit und Vollkommenheit.

Dieses ungarische Volksmärchen ist Teil einer Geschichtensammlung vom Ende der 1870er Jahre. Der Schäfer unterwirft sich nicht der Tyrannei des Königs, er ist nicht bereit, sinnlose Befehle auszuführen und mit der Herde zu blöken. Keine Todesandro-

---

12. Joseph Campbell: *Der Heros in tausend Gestalten*, Frankfurt a. M. 2011.

hung kann ihn dazu bringen, seine autonome Denkweise aufzugeben. Er geht seinen eigenen Weg und weiß genau, was er will, weicht nicht von seinen ursprünglichen Vorstellungen ab und widersteht der Versuchung, sich korrumpieren zu lassen. Er versteht sich auf Tiere, doch vor Uneingeweihten gibt er nicht mit seinem Können an. Nicht nur sein geistiger Klarblick, sondern auch emotionale Ausgeglichenheit, Heiterkeit, Flexibilität und Wachsamkeit sind es, die ihm seine Sternenaugen verleihen. In der Geschichte gibt es keine wundersamen Elemente und Helfer, Zaubereien oder Metamorphosen. Alles, was der Schäfer mit den Sternenaugen erreicht, kann jeder erreichen. Aber nur dann, wenn er sich darüber im Klaren ist, was er will, wo seine Stärken liegen und für welches Ziel er sein Wissen und seine Fähigkeiten

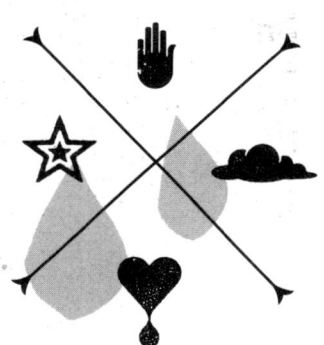

weiterentwickelt. Er muss seine eigenen körperlichen, seelischen und geistigen Kräfte kennen und bereit sein, diese gewissen Prüfungen zu unterwerfen. Der Schäfer mit den Sternenaugen lässt sich nicht deshalb auf die Prüfungen ein, weil er hochmütig, überheblich oder allzu selbstsicher ist, sondern weil er weiß: Seine Berufung, den Wert seiner Sternenaugen erkennen andere nur, wenn sie sehen, wie diese Augen wirken. Und natürlich kann er seine Fähigkeiten auch wegen der Königstochter nicht verheimlichen. Die Königstochter muss sich ebenfalls davon überzeugen können, dass ihre Vollkommenheit durch einen würdigen Partner ergänzt wird. Der Schäfer mit den Sternenaugen gerät im Laufe der Versuchungen nur für einen einzigen Augenblick ins Wanken, doch gerade das macht seine Gestalt so menschlich. Er ist zielbewusst, entschieden und handlungsfähig, das heißt, er verfügt über all das, was zum Ausüben der auf ihn wartenden Berufung – das Regieren des Königreichs – erforderlich ist. Zudem steht er nicht unter Leistungsdruck – er muss niemandem etwas beweisen –, denn er ist sich sicher, dem Guten und der Ordnung zu dienen. Er zeigt auf einfache und heitere Weise, wie viel all das wert ist, was er in seinem bisherigen Leben gelernt hat, und wie ihn das, zusammen mit der Königstochter, zur Erfüllung seiner Berufung qualifiziert. König zu werden bedeutet in den Märchen nicht einen gesellschaftlichen oder politischen Status, sondern steht für höchste innere Qualität. Der Schäfer muss den vorherigen König deshalb ablösen, weil dieser sich für die Erfüllung seiner Berufung als ungeeignet erwiesen hat. Willkürherrschaft, Tyrannei und das Erteilen sinnloser Befehle gehören selbst im Märchen nicht zu den königlichen Qualitäten.

Die »Sternenaugen« sind nicht der ausschließliche Besitz eines einzigen, auserwählten Wesens, sondern eine für jedermann erreichbare Qualität: Wer die körperlichen, seelischen und geistigen Prüfungen besteht, das heißt die Prüfungen der Stärke, der Standhaftigkeit, der Ausdauer und des Klarblicks, dessen Augen strahlen in der Tat wie Sterne. Der betreffende Mensch ist autonom, unbestechlich und vermutlich ein guter Herrscher über sein eigenes Leben.

Mein neuer Klient erinnerte mich zunächst nur in seinem äußeren Erscheinungsbild an die Figur des Schäfers mit den Sternenaugen, allerdings spürte ich keine Harmonie zwischen seinem äußeren und inneren »Strahlen«, genauer gesagt: Ich hatte den

Eindruck, dass das Gleichgewicht, das bei ihm für Momente spürbar war, nicht stabil war. Bei unserer ersten Unterhaltung wurde mir deutlich, dass sich in ihm tatsächlich ein *potenzieller* »Mann mit Sternenaugen« verbarg, der sich im Laufe seines Lebens ein umfassendes Wissen angeeignet hatte, dieses Wissen jedoch nicht zu nutzen vermochte. Er war den Widersprüchen der verschiedenen Philosophien, psychologischen Wissensrichtungen und Religionen, in die er sich eingearbeitet hatte, hilflos ausgesetzt und wusste nicht, zu welcher er sich bekennen, welche er als letztgültigen Leitfaden wählen sollte. Um dies zu klären, zog ich das Märchen zu Rate.

⋙━▶ Wie wurde das Märchen zu einer heilenden ◀━⋘ Geschichte? – Die subjektive Deutung des Märchens

Während ich meinem Klienten die Geschichte vom Schäfer mit den Sternenaugen erzähle, mache ich die überraschende Erfahrung, dass es sich nicht gut anfühlt, diesem Mann ein Märchen zu erzählen. Ich fühle mich dabei richtiggehend unwohl. Nun geht es in der Therapie natürlich nicht in erster Linie um mich, sondern um die Person, der ich ein Märchen erzähle, doch das Verhältnis von Erzähler und Zuhörer wirkt sich im weiteren Verlauf auch auf das Verhältnis von Therapeut und Klient aus. Beim Erzählen des Märchens entstehen gegenseitiges Vertrauen und ein Gefühl der Sicherheit, auch wenn dies nicht das vorrangige Ziel ist. Primär ist vielmehr, dass Therapeut/Erzähler und Klient/Zuhörer miteinander harmonieren, dass wechselseitige Aufmerksamkeit hergestellt und aufrechterhalten wird und dass die sogenannte *storytelling trance* entsteht (vgl. dazu den Abschnitt »Die Kraft der schöpferischen Fantasie«). Letztere hilft dabei, Zugang zu jener inneren Welt jenseits unseres rationalen Weltzugangs zu gewährleisten, in der Bilder, Träume und unbewusste Inhalte zu finden sind.

Dieser Zugang öffnet sich dieses Mal nicht, denn ich habe das Gefühl, dass meinen Klienten nur eine einzige Sache interessiert: nämlich, wann er dieses »Etwas« bekommt, das seinen Geist auf einen Schlag erleuchtet, sein Leben verändert und ihn – vor allem – so schnell wie möglich »glücklich« und »normal« macht. Er erwartet eine grandiose, bombastische Botschaft, etwas, für das es sich lohnt, 400 Kilometer zurückzulegen. Wie sehr ich auch dagegen ankämpfe, bin ich beim Erzählen doch durchweg von dem Zwang geleitet, dieser Erwartung zu entsprechen, denn ich sehe meinem Klienten deutlich an, dass er dieses »Etwas« zunehmend ungeduldiger von mir erwartet und immer angespannter wird, weil er es nicht bekommt. Ich kann deutlich spüren, dass er sich frustriert und ausgehungert fühlt und gleichzeitig ein inneres Drängen und eine Sehnsucht empfindet. Mein Zuhörer kann nicht in jenen entspannten Zustand gelangen, der beim Zuhören sonst meist entsteht. Seine unstillbar scheinende Neugierde macht mich zunehmend unsicher.

Der befreiende Effekt des Märchens bleibt dieses Mal aus, und ich frage mich, ob ich vielleicht doch die falsche Geschichte ausgewählt habe. Ich bin kaum verstummt, da fragt mich der Mann hörbar enttäuscht: »Das war alles?«

Seine Frage trifft mich mitten ins Herz, ich spüre, wie sie mich verletzt.

Ich stehe auf, trete ans Fenster. Öffne es.

»Leider können die Märchen auch nicht mehr als der Buddhismus, der Hinduismus, das Christentum, das NLP, das Mind Control, die Homöopathie, Jung und Adler zusammengenommen«, führe ich all das auf, was ich mir von der Liste seiner bisherigen Suche nach Erleuchtung merken konnte.

»Schade. Dabei hatte ich das gedacht.«

In seinen Augen spiegelt sich ein derart aufrichtiges Bedauern, eine solche Enttäuschung, dass ich lachen muss. Ich setze mich wieder: »Nun, was denken Sie: Ist dieser Schäfer mit den Sternenaugen normal oder nicht?«

Mein Klient überlegt. »In manchen Sachen ist er normal, in anderen nicht. Er ist normal, als er den Befehl des Königs nicht ausführt, aber er ist nicht normal, als er keinen Handel mit dem König schließt. Dabei würde es ihm mit den vielen angebotenen Schätzen besser ergehen als mit einer Königstochter. Dieses krankhafte Festhalten an Wünschen ist nicht normal.«

Ich kann nicht entscheiden, ob ich im letzten Satz die Äußerung eines buddhistischen Meisters höre oder ob er selbst dieser Ansicht ist.

Ich frage ihn, worin er seiner Meinung nach dem Schäfer mit den Sternenaugen ähnelt. Er antwortet, seine Frau habe bei ihrem Kennenlernen gesagt, er habe Sternenaugen. Eine darüber hinausgehende Ähnlichkeit könne er nicht ausmachen. Er fragt zurück, warum mir bei ihm gerade dieser Märchenheld eingefallen sei.

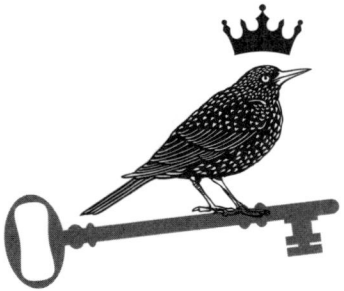

»Auch mir wegen Ihrer Augen.«

Etwas anderes darf ich nicht sagen.

Unsere Zeit läuft bald ab. Ich bitte ihn daher, das Märchen zu Hause zu lesen und nach jenen universalen geistigen Lehren zu suchen, die er aus seinen Studien bereits kennt. Er soll eine Beziehung zwischen seinem angehäuften Wissen und dem Märchen herstellen.

Die Aufgabe elektrisiert ihn regelrecht; er zweifelt kein bisschen daran, dass es ihm ein Leichtes sein wird, sie zu lösen. Er bittet um drei weitere Treffen und fügt hinzu, wegen des weiten Weges wären ihm Doppelsitzungen recht. »Es tut mir leid, aber mehr Zeit habe ich nicht.« Ich frage ihn, was passieren wird, wenn die drei Sitzungen nicht ausreichen, um aus ihm einen normalen und glücklichen Mann zu machen. Jetzt muss er lachen. Er zuckt mit den Schultern und sagt: »Ich weiß es nicht.« Der Satz passt nicht zu ihm, vermutlich sagt er im Alltag so etwas nur selten.

Beim Abschied drückt er mir das zusammengefaltete, vollgeschriebene Blatt Papier in die Hand, das er eingangs unseres Gesprächs aus seiner Hosentasche gezogen hatte. »Darüber haben wir gar nicht gesprochen.«

Irgendwie bin ich erleichtert, als er durch die Tür hinaustritt. Ich gehe zurück ins Therapiezimmer und denke darüber nach, warum mich seine Frage »Das war alles?« so verletzt hat, warum seine Frustration derart stark auf mich gewirkt hat, warum ich mich beim Erzählen so unwohl gefühlt habe und warum ich erleichtert war, als er ging. Obwohl ich die Antworten finde, meinen Projektionen auf die Schliche komme und meine Position in unserer therapeutischen Beziehung klären kann, glaube ich, dass mein größter Fehler darin bestand, dass ich dem Märchen nicht die richtige Beachtung geschenkt habe. Ich habe es aus der Hand gleiten lassen, es nicht als »Führer« zu weiteren Fragen benutzt. Ich war innerlich blockiert von dem Gedanken, möglicherweise das falsche Märchen ausgewählt zu haben. Ich hätte dem Märchen vertrauen sollen, denn dies ist eine der Grundlagen meiner Arbeit.

Was den Zettel betrifft, den mein neuer Klient mir in die Hand gedrückt hat, so habe ich keine Lust, ihn mir genauer anzuschauen. Ich lasse ihn in meine Tasche gleiten und nehme ihn erst am Abend wieder heraus. Mein Klient zählt dort seine Symptome auf:

* Angstgefühle, vor allem vormittags, am Arbeitsplatz,
* Leere, ein Gefühl der Verunsicherung, wenn ich gerade nichts mache,
* Schuldbewusstsein, wenn ich etwas nicht perfekt mache oder den Bedürfnissen anderer nicht gerecht werde,
* manisches Streben nach dem Perfekten und nach Gerechtigkeit,
* Angst vor Konfrontationen,
* schlaflose Nächte,
* negative Gedanken: Ich werde überfahren, erkranke, verursache einen Unfall oder Schaden, es passiert etwas Schlimmes mit meiner Familie,
* Zwänge, Erwartungen zu entsprechen: verschiedenen Interessen, Ansprüchen (Vorgesetzten, Angestellten, meiner Ehefrau und meinen Kindern),
* ständiger Zwang zur Flucht und zur Veränderung,
* Stimmungsschwankungen und Unausgeglichenheit; Schwanken zwischen Begeisterung und Depression, zwischen Aufgewühltsein und innerem Frieden,
* Selbstmitleid, Entwurzelung, Mangel an innerem Vertrauen,
* das Gefühl, ungeeignet zu sein.

Als ich Zeile für Zeile lese, bricht dasselbe Chaos und Durcheinander über mich herein wie bei unserem Treffen am Vormittag, als ich mir seine Probleme angehört habe. *Es ist zu viel.* Ich schaue auf meinen Satz, den ich in die Kartei gekritzelt habe: »Als gäbe es keinen roten Faden, auf den er all das, was er von hier und dort zusammensammelt, auffädeln könnte. Eine ungedämmte Informationsflut, ungeordnete Datenmengen.« Mir fällt ein, was er zu Beginn unserer Unterhaltung gesagt hat: »Mir fehlt ein sicherer Ofen, an dem ich sitzen und mich wärmen könnte und von wo aus es mir möglich wäre, alles zu überblicken.« Ich habe den Satz wortwörtlich notiert, weil ich das Bild, mit dem er seinen Wunsch formuliert hat, sehr schön fand. Bei dem Wort »überblicken« fällt mir plötzlich ein, dass der Schäfer mit den Sternenaugen einen solchen »sicheren Ofen« hat, und zwar seine Sternenaugen! Zumindest sehe ich vor meinem inneren Auge die Sternenaugen als seinen leuchtenden, Wärme spendenden inneren Ofen.

Ich überdenke das Märchen auch unter dem Gesichtspunkt der anderen Figuren, inklusive König, Königstochter, Zeremonienmeister, Soldaten, weißer Bär und Stachelschweine. Ich überlege, mit welcher dieser Figuren wir die Arbeit fortsetzen könnten. Der König scheint mir meinem Klienten am nächsten zu stehen: der Tyrann, der nach Selbstbestätigung suchende, Befehle erteilende, lieblose, kalte König. Ich sehe die Szene, als der König am Anfang des Märchens aggressiv seine Forderung aufstellt. Er will etwas hören. Ich bin beruhigt, doch das richtige Märchen ausgewählt zu haben, weiß jedoch vorerst nicht, wie ich meinen Klienten zuerst zur Figur des Königs und dann − notwendigerweise − des Schäfers führen soll. Eine grundlegende Regel der Märchentherapie lautet, dass wir niemandem die mehr oder weniger verborgenen Botschaften des Märchens offenlegen dürfen, das therapeutische Gespräch aber so steuern müssen, dass diese Botschaften sich dem

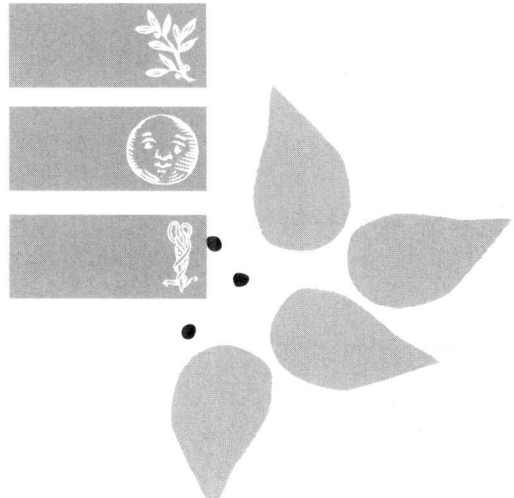

Klienten früher oder später offenbaren. In manchen Fällen vergeht bis dahin ein halbes Jahr, in anderen reichen auch zwei bis drei Sitzungen.

Bei meinem neuen Klienten wird es jedoch gelingen, die Verbindung mit dem König ganz ohne meine Fragen herzustellen. Zu unserer nächsten Sitzung hat er seine Hausaufgaben gemacht und nach Parallelen zwischen dem Märchen und seinen Studien gesucht. »Ich habe meine Aufzeichnungen hervorgekramt und auch einen Blick in die Fachliteratur geworfen. Dabei bin ich auf verblüffende Ähnlichkeiten gestoßen.« Und schon zählt er sie auf: der buddhistische Begriff von reinem Bewusstsein und Wachsamkeit, die Psychologie der Versuchung, der Ablauf der Versuchungen Jesu und Buddhas, Yogaübungen als geistige Praxis, Körperbewusstsein und Theorien zum Körperbild, Kommunikation mit Tieren, das Zügeln des Ego und der Instinkte, die indische Auffassung der weiblichen Qualität, die bewusstseinsverändernde Rolle des Gebets, der Respekt vor der Tradition ... Würde ich an der Universität lehren, gäbe ich ihm glatt eine Eins. Aber hier geht es um etwas anderes. Ich erkenne immer deutlicher, dass mir ein außerordentlich kluger, gebildeter und in den universalen geistigen Lehren gut informierter Mann gegenübersitzt, der sein theoretisches Wissen nicht in einen praktischen Weg umwandeln kann oder bei der Umsetzung immer wieder ins Stocken gerät. Er nutzt gewissermaßen seine »Sternenaugen« nicht. So bleibt er trotz eines äußeren Strahlens innerlich »kalt«. Auch einen »Ofen« hat er nicht, weil er ihn immer nur im Außen sucht, obwohl ein solcher »Ofen«, der ständig Wärme spendet und von dem aus man »alles überblickt«, nur im Inneren zu finden sein kann. Um diesen ersehnten, Wärme spendenden, sicheren »Ofen« zu finden, müsste mein Klient seine Sternenaugen gebrauchen. Ich hoffe, dass er das Märchen vom Schäfer mit den Sternenaugen zu seiner inneren

Geschichte, seinem inneren Weg umwandeln kann. Dann müsste es ihm auch gelingen, sein gesammeltes Wissen auf andere Weise als bisher zu nutzen.

Mein Klient erklärt, das Märchen gefalle ihm jetzt viel besser als beim ersten Hören, weil es »voller Weisheiten« stecke. Zu meiner Überraschung sagt er, dass die erste Figur, die ihn beim Lesen berührt habe, der König gewesen sei, denn: »Was ist das für ein Mensch, der seine Tochter nicht demjenigen geben will, der ihr gefällt?« Es fällt ihm nicht auf, dass der König nicht nur seiner Tochter ihr Glück verwehrt, sondern in allem ein Tyrann ist.

Ich frage meinen Klienten, was er sich selbst nicht erlaubt. Ohne zu überlegen, zählt er es auf. Es ist wieder eine lange Liste. Wieder *zu viel*. Unterm Strich steht, dass er sich nicht erlaubt, das Leben zu genießen. »Es gibt nur die Pflicht, innere Befehle, ständige Bereitschaft und Arbeit.« Ich frage ihn, welcher Märchenfigur er dann seiner Meinung nach gleiche und wer die Figur sei, die in dem Märchen in allen möglichen Bereichen andere einschränke. Plötzlich kommt ihm die Erkenntnis, die er in Form einer Frage formuliert: »Meinen Sie, ich bin so wie der König? Was mache ich denn falsch?«

»Das müssen Sie wissen«, antworte ich, »aber ich glaube, das ist gar nicht die Frage. Sondern eher, was Sie nicht machen.«

Jetzt fällt ihm zum ersten Mal nicht unmittelbar eine Antwort ein.

»Also, ich bin sicher kein Schäfer mit Sternenaugen«, sagt er. »Und überhaupt nervt mich der Typ tierisch.«

Wir verbleiben so, dass er bis zur nächsten Sitzung auflistet, was ihn an diesem »Typen« so sehr nervt.

Zu Beginn unserer dritten Sitzung ist sein Strahlen sichtbar weniger geworden. »Ich bin völlig durcheinander«, erklärt er. »Dieser Schäfer hat mich sehr verwirrt. Ich verstehe sein Verhalten nicht. Er ist ganz anders als ich.«

»Worin?«

»Er glaubt irgendwie an sich und traut sich sogar, dem König zu widersprechen. Ihm mangelt es nicht an Selbstvertrauen, Mut, Einfallsreichtum und Selbstwertgefühl, aber was ich am wenigsten verstehe, ist, dass er dabei auch noch fröhlich und freundlich ist. So bin ich nicht. Mein ganzes Leben ist von dem Gefühl durchdrungen, mich nach den Weisheiten und Dummheiten richten zu müssen, die andere verkünden.«

»Ich denke, der Schäfer mit den Sternenaugen richtet sich auch nach etwas. Was meinen Sie, was das sein könnte?«

»Na, er selbst. Seine eigenen inneren Befehle.«

Diese Antwort erweist sich als Wendepunkt in unserer Arbeit. Ich frage meinen Klienten, ob er sich erinnert, über welche Ähnlichkeit zwischen ihm und dem Schäfer wir bei unserem ersten Treffen gesprochen haben.

»Seine Augen. Seine Sternenaugen.«

»Wie funktionieren die Sternenaugen Ihrer Meinung nach?«

»Ich habe keine Ahnung.«

Ich schlage ihm vor, dass wir uns die Szenen ansehen, die der

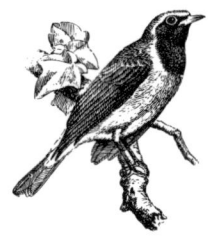

Schäfer mithilfe seiner Augen erfolgreich meistert. Bei der Szene mit dem weißen Bären gerät mein Klient in Aufregung, er liest die Stelle mehrmals vor: »*Als sie die Tür zuschlossen, ging er sofort auf den Schäfer los, um ihn in Stücke zu reißen und zu fressen. Als er aber dessen Sternenaugen sah, erschrak er so sehr, dass er sich fast selbst gefressen hätte. Er kauerte sich in den entferntesten Winkel des Kerkers, musterte den Schäfer von dort, wagte es aber nicht, ihm etwas anzutun,*

dabei plagte ihn der Hunger so sehr, dass er sich die Pratzen leckte. Der Schäfer seinerseits wendete seine Augen nicht vom Bären ab, und um sich wachzuhalten, stimmte er ein Lied an, denn er wusste, wenn er einschliefe, würde ihn der Bär sofort zerreißen.«

Mein Klient erklärt, in dieser Szene sei exakt von ihm die Rede, von seinem »Bären«, der ihn Tag für Tag in Form von Zweifeln und Ängsten angreife. »All meine negativen Gedanken stürzen auf mich ein wie der weiße Bär auf den Schäfer: Sie gehen auf mich los, zerreißen mich, fressen mich auf.« Ich bitte ihn, sich anzusehen, was der Schäfer mit »seinem« eigenen Bären macht, vielleicht könnte diese Technik auch ihm helfen. »Er wendet seine Augen nicht ab, hält sich wach und singt.«

Beim letzten Wort kommt er ins Grübeln, ihm fällt eine alte Erinnerung ein. Es stellt sich heraus, dass er jahrelang in einem Chor gesungen hat, der sich nach dem Tod des Chorleiters jedoch auflöste. »Das Singen fehlt mir sehr.«

Mir kommt die Idee, dass mein Klient die Szene mit seiner Stimme nachspielen könnte. Er soll sich Töne für den Bären, den Schäfer, die Angst, den Hunger, das Lecken der Pratze, das Kauern in der Ecke ausdenken. Wörter darf er dabei nicht benutzen, nur Töne. Er ist ebenso dienstbeflissen dabei wie bei jeder anderen Aufgabe, doch als er zu singen beginnt, geschieht etwas Unglaubliches: Der sonderbare Widerspruch zwischen dem äußeren Strahlen und dem inneren Chaos löst sich auf. Es entsteht eine Harmonie. Er moduliert die Töne auf einer breiten emotionalen Skala. Ich bitte ihn, auch die Szene mit den Stachelschweinen und jene mit den Sensen vorzusingen. Es ist, als wüchsen ihm Flügel, er strahlt eine unbeschreibliche Freude aus. Ich bin versucht, diese Methode auch bei den übrigen Szenen des Märchens anzuwenden, halte aber inne und gebe ihm lieber die Hausaufgabe, das ganze Märchen zu singen. In der verbleibenden Zeit spreche ich das Funktionieren der Sternenaugen an und bitte meinen

Klienten zu untersuchen, ob er über einen ebensolchen Blick verfügt wie der Märchenheld. Er erkennt, dass er wegen seines Zwangs, sich anzupassen und anderen genügen zu müssen, keine Sternenaugen besitzt. Ihm fällt ein Zitat ein, von dem er behauptet, es sei Buddhas letzter Satz: »Seid euer eigenes Licht, findet eure Zuflucht in euch selbst, ohne fremde Hilfe.« Dabei lacht er und sagt, der Schäfer mit den Sternenaugen sei wohl ein echter Buddhist, denn er verwirkliche exakt die Bitte des Buddha. Er erkennt, dass der innere Friede des Schäfers, seine Freude, sein harmonisches Verhältnis zur Welt, sein Gleichgewicht, das er sich in jeder schwierigen Lage bewahrt, und seine Angstfreiheit dem Funktionieren der Sternenaugen zu verdanken sind. »Dann sind die Sternenaugen vielleicht eine Metapher für eine Art innerer Mitte«, überlegt er. »Vielleicht genau dieser wärmende Ofen, den ich schon so lange suche.« Ich bekräftige ihn nicht in dieser Idee, aber wir bleiben dabei, dass er darüber nachdenken wird.

Zu unserer vierten und zugleich letzten Sitzung kommt mein Klient mit einem Mini-Chorwerk, das er auf der Grundlage des Märchens geschrieben hat. Er singt begeistert einige Abschnitte daraus vor, ich fürchte aber, dass dies nur ein Strohfeuer ist und seine »weißen Bären« früher oder später wieder zum Angriff übergehen werden. Ich frage ihn, für wie alt er den Schäfer mit den Sternenaugen hält. Er antwortet, aufgrund seines Wissens könne er nicht jung sein, allerdings habe er noch keine Frau … Wir reihen ihn lachend in die Kategorie »spät heiratender reifer Mann« ein und unterhalten uns darüber, welche Eigenschaften ein solcher Mann wohl besitzt. Über die Qualitäten hinaus, die wir bei den früheren Sitzungen bereits besprochen und dem Schäfer zugeordnet haben, hebt mein Klient den Widerstand gegenüber Versuchungen hervor und revidiert zugleich seinen ersten Eindruck von dem Märchen, als er den Schäfer für »nicht normal« gehalten hat, weil er die Königstochter statt des Reichtums wählte. Jetzt beurteilt er diese Entscheidung als eindeutig positiv. Ich erzähle ihm von ein paar anderen reifen Märchenhelden: von einem finnischen Schmied, einem nenzischen Jäger, einem indischen König und einem deutschen Wanderer. Auf meine Bitte hin sucht er in jeder Gestalt nach den Charakteristika des reifen Mannes. Schließlich sprechen wir darüber, dass laut den Märchen das Schaffen und Erhalten von Gemeinschaften sowie die Unterstützung junger Menschen wichtige Lebensaufgaben sind. Meinem Klienten kommt die Idee, den aufgelösten Chor zu neuem Leben zu erwecken. Damit verabschieden wir uns.

Acht Monate später berichtet er mir in einem Brief, dass der »weiße Bär« weiterhin in einem entfernten Winkel zusammengekauert an seinen Pratzen lecke. Er habe seinen Job nicht gekündigt und neue Werte in seinem Leben gefunden. Die Chormitglieder hat er zusammengetrommelt, und sie haben wieder zu proben begonnen. »Es kann sogar sein, dass wir *Der Schäfer mit den Sternenaugen* aufführen.« Er hat sich von neuem in das Studium des Buddhismus vertieft, jedoch nicht mehr nur auf theoretischer Ebene. Er ist praktizierender Buddhist geworden, besucht Meditationskurse, macht lange Retreats, kombiniert mit einer Fastenzeit und einem Schweigegelübde, und erlebt die ruhige, aufgeschlossene und alles in sich aufnehmende Natur des reinen Bewusstseins als wahrhaftige Erfahrung. Er schließt seinen Brief mit den folgenden Worten: »Im Ofen lodert das Feuer nicht immer, flackert nur von Zeit zu Zeit mit kleiner Flamme, doch meine Ängste und Beklemmungen sind vergangen, und ich bin nicht mehr derselbe, der ich vor unserer Begegnung war. Ich glaube, meine Sternenaugen beginnen zu funktionieren.«

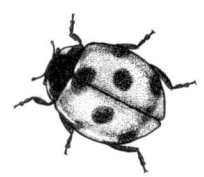

➤➤──▷ Wie wird das Märchen ohne einen Therapeuten zu ◁──◀◀ einer selbstheilenden Geschichte?

Bevor wir ein Märchen nutzen, um uns selbst zu heilen oder unsere Entwicklung zu fördern, müssen wir klären, auf welcher Ebene wir mit ihm arbeiten wollen. Wir können jede Geschichte auf interpersonale und intrapsychische Weise verwenden. Im ersten Fall befinden sich alle Figuren der Geschichte »außen«, das heißt, wir vergleichen sie mit den Akteuren unseres Lebens, mit all den Personen, die uns in unserem Alltag umgeben. Wir erkennen in den Märchenfiguren beispielsweise unsere Mutter wieder, unseren Vater, Ehemann, die Kinder, Vorgesetzten und Kollegen. Das Märchen hilft in diesem Fall dabei, unsere Beziehung zur Umwelt in Ordnung zu bringen.

Verwenden wir ein Märchen intrapsychisch, dann richten wir unsere eigene seelische Bühne mit den Darstellern des Märchens und seinen Schauplätzen ein. Die Landschaften des Märchens werden zu inneren Landschaften, die Figuren des Märchens zu inneren Figuren. In diesem Fall können wir innere Anspannung lösen, Widersprüche und Störungen auflösen, und zwar so, dass wir den entstandenen Gleichgewichtsverlust auf die Weise korrigieren, die uns von dem Märchen angeboten wird.

Das Märchen *Der Schäfer mit den Sternenaugen* lässt sich immer dann als interpersonale Geschichte verwenden, wenn wir unsere Fähigkeit stärken möchten, uns mutig gegen sinnlose Anweisungen zu wehren und zugleich freundlich und heiter unseren eigenen Standpunkt zu vertreten. Dann also, wenn wir uns unserer eigenen inneren Wahrheit sicher sind, jedoch im Außen Stabilität und Entschlossenheit brauchen. Das Märchen hilft auch zu klären, was wir in unserem *eigenen* Leben für die wahren Werte halten und inwieweit wir bereit sind, Kompromisse einzugehen.

Die Szene in der Sensengrube kann auch in Situationen behilflich sein, in denen wir uns von einem Lebensabschnitt verabschieden müssen oder an unserem Arbeitsplatz befördert werden. Wir können mithilfe des Märchens überdenken, was wir »ablegen« sollten, was von unserem früheren Lebensabschnitt wir also loslassen müssen und was wir in der neuen Situation noch benötigen könnten.

Zur intrapsychischen Arbeit ist dieses Märchen immer dann geeignet, wenn zwei widersprüchliche Gefühle oder Befehle aufeinandertreffen. Wenn zwei innere Persönlichkeitsanteile von uns aufeinanderprallen: der alles unterdrückende Tyrann, der nur weiß, wie man *anderen gerecht wird,* und der sanfte, heitere, lebensbejahende, nüchterne und autonome Mensch, der genau weiß, *was für ihn selbst gut wäre.* Das Märchen eignet sich nicht nur dazu, die aus dem Zusammenprall von Anpassungszwang und autonomem, unabhängigem Denken erwachsenden inneren Spannungen bewusst zu machen und zu lösen, sondern auch dazu, innere Gegenspieler zu bezwingen oder zu bremsen, und zwar, weil die »weißen Bären« und »Stachelschweine« in uns ebenso wenig end-

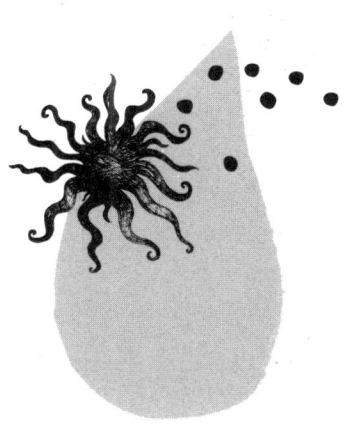

gültig vernichtbar sind wie im Märchen. Auch der Schäfer tötet sie nicht, sondern dominiert die gefährlichen Energien, die von ihnen ausgehen und ihn vernichten könnten. Mithilfe einer genauen Wahrnehmung sowie mit Distanz und Wachsamkeit kann man die inneren Gegenspieler jedoch dazu bringen, sich zusammenzukauern (dann reduziert man ihren Einfluss) oder zu tanzen (dann bringt man sie zur Kooperation mit anderen Persönlichkeitsanteilen).

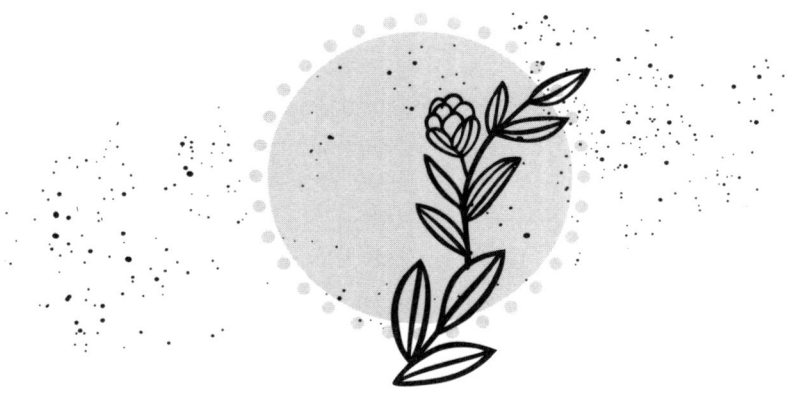

Der Schäfer mit den Sternenaugen kann auch im Hinblick auf die Lebensaufgaben im reifen Erwachsenenalter eine große Hilfe darstellen, denn das Märchen zeigt nicht die Herausforderungen und Kämpfe der Jugend, sondern wie die erlangte Klarheit des Bewusstseins (die Sternenaugen) zu bewahren ist und wie Ordnung und Frieden geschaffen werden können. Die im Schäfer mit den Sternenaugen verkörperte Unabhängigkeit des reifen Menschen offenbart sich in dessen Ich-Kraft und innerer Freiheit: Er hat keinen Bedarf mehr daran, dass andere sein Leben lenken, seine Entscheidungen beeinflussen. Gleichzeitig kooperiert er harmonisch mit anderen, weil er in der Lage ist, all das von sich fernzuhalten, was ihm in seinem Wesen fremd ist. Sein

Zeitbewusstsein und sein Umgang mit der Zeit verändern sich: Er sieht sein eigenes Dasein in einer Kontinuität und in Einheit mit anderen Lebewesen, daher verschwendet er seine Zeit nicht mit überflüssigen Dingen und Gedanken. Er ist auf vollkommenste Weise eins mit sich selbst.

Die Märchen, in denen wirklich reife Männer vorkommen, enden meist nicht mit einem Hochzeitsfest. Nicht einmal Königstöchter und Königinnen kommen in ihnen vor. Am auffallendsten ist in diesen Märchen jedoch, dass *die Helden hier keine Helfer mehr haben,* so wie wir sie in den Märchen der Jugend gewohnt sind. Die Märchen machen so darauf aufmerksam, dass es in einem gewissen Lebensalter nicht mehr wichtig ist, wer uns hilft, sondern wie wir selbst zu Helfern anderer werden können. Der Schäfer mit den Sternenaugen stellt sich in der interpersonalen Deutung als guter König an die Spitze einer Gemeinschaft, intrapsychisch hingegen schützt er als guter König seine eigenen Grenzen und wacht über den Frieden seines eigenen inneren Reiches.

MIT WEM SOLL ICH LEBEN –
WEN SOLL ICH LIEBEN?

Unentschlossenheit in der Partnerschaft

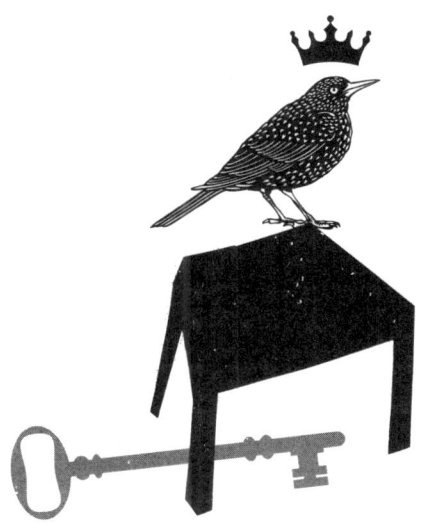

Ein Mann und eine Frau um die 45 betreten meine Praxis. Beide tragen Kleider, die an ihre jüngeren Jahre erinnern und bereits etwas aus der Mode gekommen sind. Der Mann hat ein abgetragenes, leichtes Sakko an, darunter einen schwarzen Rollkragenpullover. Seine Leinenhose ist sauber, am Saum aber hier und da ausgefranst. Die Frau hat ein weites Leinenkleid an, um den Hals eine Kette aus bunten Perlen. Sie trägt eine Brille, es macht den Eindruck, als diene ihr der strenge Metallrahmen als Versteck. Ihre rehbraunen Haare sind zu einem lockeren Knoten hochgesteckt. Die langen, aufwändig gefertigten Ohrringe wirken orientalisch. Ihre Armbänder sind wunderschön. Aus ihrem Lederrucksack schauen Bücher hervor. Auch die Tasche des Mannes ist mit Büchern vollgestopft, als kämen die beiden aus einer Bibliothek.

Nur die Frau trägt einen Ehering.

Sie ist es auch, die mich angerufen hat. »Wir möchten zu einer Paartherapie kommen«, war alles, was sie sagte.

Wie ein Paar bei mir ankommt, verrät viel über die zukünftige gemeinsame Arbeit. Es gibt Paare, die zusammen kommen, jedoch den Anschein erwecken, als kämen beide Partner einzeln. Im Gespräch entwickeln die Partner dann oft schneller einen Kontakt zu mir als zueinander. Andere kommen getrennt und setzen sich nie nebeneinander auf das Sofa. Sie finden bei den Gesprächen nur schwer einen Einklang, haben über fast alles unterschiedliche Meinungen. Manchmal spüre ich schon bei der Ankunft eines Paares die Nachbeben oder Vorboten eines Streits. In diesen Fällen werden bei der gemeinsamen Arbeit viele Emotionen freigesetzt.

Dieser Mann hier und seine Frau kommen zusammen und setzen sich auch nebeneinander. »Gleich nehmen sie sich an der Hand«, denke ich. Ich bleibe außen vor, kann für den Moment keinen gemeinsamen Raum öffnen. Ich stelle die übliche Frage, was sie zu mir geführt hat. Der Mann lächelt; anscheinend hat er bemerkt, dass diese Frage auch in vielen Märchen vorkommt.

»Dorthin, wo sich Fuchs und Hase gute Nacht sagen?«, fragt er zurück.

Wir lachen. Ich nutze den Augenblick und weise darauf hin, dass in der Märchentherapie alles gemäß der Ordnung der Märchen geschieht; darauf baue auch das Therapieprotokoll auf. »Das wissen wir«, unterbricht mich die Frau. »Wir haben beide Ihre Bücher gelesen. Deshalb sind wir zu Ihnen gekommen.« Und sie beginnt über den Grund für ihr Kommen zu berichten.

Die beiden sind seit 15 Jahren verheiratet, haben zwei Söhne, elf und 13 Jahre alt. Die Frau arbeitet als Lektorin in einem Verlag, der Mann ist Archivar. Er hat sich vor anderthalb Jahren in eine junge Frau verliebt, was er seiner Frau sechs Monate später auch erzählt hat. Die Frau wusste davon, dass ihr Mann schließlich eine Beziehung zu der jungen Frau einging. »Ich dachte, es wäre bald wieder zu Ende«, sagt sie und sieht dabei aus dem Fenster, »aber so ist es nicht. Mein Mann kann sich nicht entscheiden. Deswegen möchten wir Sie um Hilfe bitten.«

Eine sachliche, knappe, emotionslose Diagnose. Sie wirkt in sich genauso geschlossen, wie die beiden mir hier gegenübersitzen. Ich sehe den Mann fragend an – möchte er etwas hinzufügen? –, doch er zieht nur seine Augenbrauen hoch und zuckt leicht mit den Schultern, als er sagt: »Das ist alles.«

»Warum meinen Sie, dass Ihr Mann sich entscheiden muss?«, wende ich mich wieder an die Frau. Sie schaut mich verwundert an.

»Na, er reibt sich doch zwischen zwei Frauen auf«, antwortet sie.

»Und Sie? Reiben Sie sich nicht auf?«

»Warum ist das wichtig?«, fragt sie zurück, dann starrt sie vor sich hin. »Ich reibe mich auch gerade genug auf. Aber ich will mich nicht scheiden lassen.«

Im Zimmer wird es still. Auch ich schweige, fühle mich innerlich blockiert. Die Fragen, die mir sonst so leicht einfallen, wollen sich jetzt nicht einstellen. Als hätte ich gar keine Fragen. Oder als könnte ich sie nicht stellen.

»Und was möchten Sie?«, wende ich mich gezwungen an den Mann, bereue die überflüssige Frage aber sofort. Ich sehe an seiner Geste, dass er keine Ahnung hat. Seine Antwort überrascht mich kein bisschen.

»Ich weiß es nicht.«

Er weiß nur, was er nicht möchte, denke ich. Er will keine der Frauen verlieren.

Ich bitte die beiden, mir zu erzählen, wie ihre Geschichte begonnen hat.

Auch jetzt ist es die Frau, die redet. Sie haben sich als Studenten ineinander verliebt, es war die sprichwörtliche große Liebe, nach zwei Jahren haben sie geheiratet. Sie erzählt lange von den ersten zehn Jahren, den gemeinsamen Erlebnissen, der Geburt der Kinder. Alles war in Ordnung ... bis die Geliebte auftauchte.

»Eine Weile bin ich rational mit der Situation umgegangen, habe versucht, sie zu akzeptieren und zu kooperieren, weil ich hoffte, unsere Beziehung wäre stärker als die neue. Aber inzwischen bin ich erschöpft, sehe keinen Ausweg, und das macht mich reizbar. Wir streiten uns ständig, inzwischen spüren auch die Kinder, dass es Probleme gibt. Langsam funktioniert unser Familienleben nicht mehr.«

»So, wie ich Sie betrachte, ist davon von außen nicht viel zu sehen«, sage ich.

»Wir sind geschickt darin, es jedem recht zu machen. Weder Freunde noch Verwandte wissen von unseren Problemen.«

Wieder sehe ich den Mann an, wieder dieselbe Reaktion: »Das ist alles.«

Ich fühle mich wie in eine Ecke gedrängt. Sein Schweigen, die Art, wie er sich auf seine Frau verlässt, löst bei mir körperliches Unbehagen aus. Ich bemühe mich, es zu überwinden, während

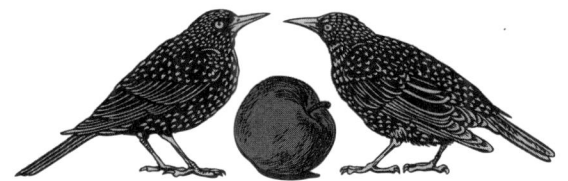

ich fieberhaft in meinen Erinnerungen suche. Welches Märchen von den vielen tausenden, die ich kenne, hat so auf mich gewirkt? Wann fühlte ich mich beim Lesen genau so? Dass es mir die Kehle zuschnürte, ich kaum Luft bekam und das Gefühl hatte, ich müsste gleich ersticken?

Und da sehe ich es plötzlich. Ich erblicke eine Frau, die am Ende eines Gartens steht, in der einen Hand eine weiße Rose, in der anderen eine rote, und mal die eine, mal die andere zum Mund führt. Sie kann nur die eine essen, damit sich ihr größter Wunsch erfüllt. Doch sie kann nicht entscheiden, welche von beiden es sein soll.

Es kommt nur selten vor, dass sich der therapeutische Raum nicht zu einem Raum des Erzählens wandelt. Doch jetzt tritt diese Situation ein. Ich spüre, dass ich vergebens mit dem Erzählen der Geschichte beginnen würde, die sich vor mir langsam entfaltet. Ich wäre *jetzt gerade* einfach nicht imstande, ein intimes Umfeld für uns drei zu schaffen, in dem das Märchen funktionieren könnte. Ich hole tief Luft und sage, mir sei eine Geschichte eingefallen, doch ich würde gern noch einen Tag nachdenken, all das überdenken, was ich bei diesem ersten Treffen gehört und wahrgenommen habe. Ich verspreche, den beiden das ausgewählte Märchen zusammen mit entsprechenden Aufgaben bis zum Abend des nächsten Tages per E-Mail zuzuschicken. Sie scheinen ein wenig enttäuscht, akzeptieren die Situation aber. Dann machen sie sich etwas umständlich auf den Weg, wollen nicht glauben, dass die Zeit unserer ersten Sitzung um ist. Die

Frau reicht ihrem Mann ein Sandwich, eingewickelt in eine Serviette. Es ist schön, wie der Mann die Frau anlächelt, als er es entgegennimmt.

Nachdem sie gegangen sind, überlege ich, warum ich das Märchen nicht erzählen konnte. Ich sehe ihnen durchs Fenster hinterher. Es ist, als hielte die Frau eine Art schützendes Netz über ihren Mann, als würde sie ihn ständig mit ausgebreiteten Armen vor allem bewahren. Auch in meiner Praxis war das so. Ich rufe mir ihre Gesten in Erinnerung. Als wollte die Frau etwas über dem Kopf ihres Mannes abwehren und stellte sich deswegen ständig zwischen mich und ihn. Das war es, was in mir das Gefühl hervorrief, ich könnte weder fragen noch erzählen. Meine Worte prallten gewissermaßen an dem Schutzschild ab, den die Frau vor ihren Mann hielt.

Am Abend lese ich das dänische Märchen *König Lindwurm* und finde die Verbindung zwischen dem Märchen und dem Paar auf mehreren Ebenen. Am nächsten Tag schicke ich es ihnen und schreibe ihnen die Aufgabe: Sie sollen es lesen, doch bis zu unserem nächsten Treffen nicht darüber reden. Sie sollen aus dem Märchen jeweils einen Satz auswählen, der ihre derzeitige Lage am genauesten beschreibt, doch dem anderen nicht mitteilen, welchen Satz sie ausgewählt haben.

König Lindwurm

In Dänemark lebte einmal ein König, der die Königstochter des benachbarten Landes zu seiner Frau nahm. Die junge Königin war schön, so schön, dass ihr Anblick einen fast blendete. Mit ihrer Schönheit vermochte es nur ihre Güte aufzunehmen. Vor ihrem Palast konnte kein Armer, kein Kranker und kein Alter vorbeigehen, ohne dass sie seine Not und seine Sorgen nicht mit einem guten Wort oder einer schmackhaften Speise gelindert hätte. Ihre Ehe war glücklich, man konnte sich keine bessere wünschen. Nur ein Kummer störte ihr Glück: Die Königin konnte keine Kinder bekommen. Der König grämte sich, noch mehr aber grämte sich die Königin.

Einmal, als die Königin gedankenversunken im Garten des Palastes, auf dem mit 777 Rosenstöcken gesäumten Pfad spazierte, trat eine alte Frau vor sie hin und sprach: »Warum bist du so traurig, schöne Königin?«

Die Königin blickte zu ihr auf und seufzte laut. »Du könntest mir ohnehin nicht helfen, vergeblich erzählte ich dir meinen Kummer«, erwiderte sie.

Die alte Frau aber hatte so schöne Augen, dass die Königin sie doch bald ins Vertrauen zog, sie dachte, vielleicht könnte sie ihr helfen, und so erzählte sie ihr der Reihe nach von ihrer glücklichen Ehe und der großen Enttäuschung, dass sie und ihr Mann keine Kinder haben konnten.

Die Frau mit den glänzenden Augen hörte sich die Klagen der Königin an und sprach dann: »Meine Königin, sei nicht traurig, sondern höre dir meinen Rat an und vertraue mir, ich werde dir helfen, doch nur dann, wenn du mir versprichst zu tun, worum ich dich bitte. Gegen Abend, wenn die Sonne ihre letzten Strahlen auf die Rosen deines Gartens wirft, sollst du eine Schale in den nordwestlichen Winkel des Gartens hinaustragen. Stelle sie auf den Boden, aber umgedreht. Am Morgen, wenn die Sonne aufgegangen ist, musst du die Schale hochheben. Du wirst zwei Rosen darunter finden, eine rote und eine weiße. Wenn du eine davon isst, wirst du ein Kind gebären.«

»Stimmt das, was du sagst? Ich werde ein Kind bekommen?«, fragte die Königin glücklich. »Einen Sohn?«

»Du hast die Wahl«, erwiderte die alte Frau. »Wenn du die rote Rose isst, bekommst du einen Sohn. Wenn du die weiße Rose isst, wird dir eine Tochter geboren. Beide kannst du jedoch nicht wählen. Du darfst nur eine verzehren, vergiss das nicht.«

Die Königin gelobte, so zu tun, wie ihr die alte Frau geheißen hatte. Am Morgen eilte sie, sobald die Sonne aufgegangen war, in den Garten hinaus, hob die Schale hoch, und da lagen die beiden Rosen, die rote und die weiße. Sie konnte aber nicht entscheiden, welche sie wählen sollte. Sie beugte sich nach der roten Rose. »Mir wird ein Sohn geboren«, dachte sie, »aber vielleicht bricht ein Krieg aus, wenn er erwachsen ist. Und wenn er im Krieg fällt, habe ich wieder kein Kind. Es ist klüger, wenn ich doch die weiße Rose wähle. Das Mädchen bleibt eine Weile bei mir zu Hause, später heiratet es und wird in einem anderen Land Königin. Vielleicht sehe ich es dann nie wieder.« Sie hob also die weiße Rose hoch, doch dann fiel ihr Blick wieder auf die rote. »Ich könnte ja auch Zwillinge bekommen«, dachte sie plötzlich. Da vergaß sie das Versprechen, das sie der alten Frau gegeben hatte, und aß gierig beide Blumen. Nun trug es sich zu, dass der König sich zu jener Zeit gerade im

Krieg befand und sich sehr freute, als die Königin ihm mitteilen ließ, sie würden bald ein Kind bekommen.

Doch als die Zeit gekommen war, brachte die Königin weder einen Jungen noch ein Mädchen zur Welt, sondern einen furchterregenden Lindwurm, und kaum war das Ungeheuer geboren, da huschte es in die Kammer unter das Bett und schlug dort sein Lager auf.

Die Zeit zog ins Land, als auf einmal ein Brief des Königs eintraf, er würde bald heimkehren. Als des Königs Wagen vor dem Palast angekommen und die Königin ihrem Gemahl entgegengeeilt war, schlüpfte der Lindwurm hervor und wollte den König begrüßen. Mit einem Satz war er vor dem Wagen, er sprang hoch und rief: »Grüß dich Gott, mein Vater!«

»Was sprichst du da?!«, fragte der König. »Wie könnte ich dein Vater sein?«

»Das bist du, jawohl«, sagte der Lindwurm, »aber wenn du mich nicht als deinen Sohn annimmst, vernichte ich dich und auch deinen Palast.«

So war der König wohl oder übel gezwungen, den Lindwurm als seinen Sohn anzunehmen. Als sie den Palast betraten, gestand ihm die Königin, wie sich die Sache zugetragen hatte, was ihr die alte Frau geraten und wie sie gegen ihr Versprechen verstoßen hatte.

Einige Tage später versammelten sich die treuen Gefolgsleute des Königs, um den glücklichen Sieg ihres Herrn und seine Heimkehr zu feiern. Da kam auch der Lindwurm hervor und sprach: »Vater, ich möchte heiraten!«

»Oha«, wunderte sich der König, »du glaubst doch wohl nicht, mein Sohn, dass es ein Mädchen gibt, das bereit wäre, deine Frau zu werden?«

»Wenn du mir keine Frau besorgst«, erwiderte der Lindwurm, »egal, was für eine, ob jung oder alt, arm oder reich, klein oder groß, dann vernichte ich dich samt deinem Palast.«

So schrieb der König in jeden Winkel der Welt, an alle ihm bekannten

Herrscher, dass er seinen Sohn verheiraten wolle. Es kam auch eine schöne Königstochter, doch sie fand es äußerst sonderbar, dass sie ihren Bräutigam bis zum Hochzeitstag nicht sehen durfte. Erst im letzten Augenblick, als die Zeremonie schon begonnen hatte, kam der Lindwurm zum Vorschein. Er stellte sich neben seine Braut, die aber kreischend und verzweifelt davonrannte und vor Schreck den ganzen weiten Weg zurück nach Hause lief. So wurde nichts aus der Heirat.

Die Zeit ging dahin, und es kam des Königs Geburtstag. Als sie allesamt bei Tische saßen, trug der Lindwurm erneut seinen Wunsch vor: »Vater, ich möchte heiraten!«

»Nun hör einmal! Wo soll es denn ein Mädchen geben, das dich heiraten würde?«, fragte der König verärgert.

»Wenn du mir keine Frau besorgst«, erwiderte der Lindwurm, »egal was für eine, ob jung oder alt, arm oder reich, klein oder groß, dann vernichte ich dich samt deinem Palast.«

Was konnte der arme König schon tun? Wieder schrieb er Briefe in jeden Winkel der Welt, dass er seinen Sohn gern verheiraten würde. Wieder kam eine schöne Königstochter aus einem fernen Land. Auch sie durfte ihren Bräutigam bis zum Hochzeitstag nicht sehen, und als es so weit war, geschah dasselbe: Sobald sie ihren Bräutigam während der Zeremonie erblickte, ergriff sie die Flucht und ward nicht mehr gesehen.

Bald darauf feierten sie den Geburtstag der Königin. Als sie schon allesamt bei Tische saßen, trat der Lindwurm ein und sprach: »Vater, ich möchte heiraten!«

»Ich kann dir keine Ehefrau mehr besorgen«, erwiderte der König. »Die beiden mächtigen Herrscher, die dir ihre Töchter zur Frau geben wollten, sind wegen des Scheiterns der Hochzeit verärgert und wollen mir den Krieg erklären. Was soll ich tun?«

»Sollen sie doch kommen«, sagte der Lindwurm. »Solange du mir meine Wünsche erfüllst, können dich selbst zehn mächtige Könige angreifen, es wird dir nichts geschehen. Aber wenn du mir keine

Frau beschaffst, egal, was für eine, ob jung oder alt, arm oder reich, klein oder groß, dann vernichte ich dich samt deinem Palast!«

Der König widersprach nicht weiter, doch sein Herz wollte vor Kummer zerspringen. Es diente ihm ein alter Schäfer, der im Wald in einer kleinen Hütte hauste; dieser hatte eine Tochter. Also ging der König zu seinem getreuen Diener und fragte ihn: »Sag, mein lieber Schäfer, mein alter Freund, würdest du deine Tochter meinem Sohn zur Frau geben?«

»Das kann ich nicht tun, Eure Majestät«, erwiderte der Schäfer. »Ich habe nur dieses einzige Kind, das sich auf meine alten Tage um mich kümmert; was würde aus mir, wenn auch sie die Flucht ergriffe wie die Königstöchter? Und wenn sie beim Sohn deiner Frau bliebe, wäre sie ihr ganzes Leben lang unglücklich. Eine solch große Sünde kann ich nicht auf mich nehmen.«

Der König gab aber nicht nach, und der alte Schäfer war gezwungen zuzustimmen. Also erzählte er alles seiner Tochter.

Die Tochter des Schäfers wurde sehr traurig. Sie ging in den Wald. Wie sie so gedankenversunken ging und ging, traf sie eine alte Frau, die im Wald Holzäpfel und Brombeeren sammelte. Sie trug einen roten Rock, eine blaue Jacke, ihre Augen glänzten klug und warm.

»Warum grämst du dich?«, fragte sie das Mädchen.

»Ich habe allen Grund dazu«, antwortete es, »glaube mir, Mütterchen. Aber ich würde es dir vergebens erzählen, du könntest mir ohnehin nicht helfen.«

»Vielleicht doch«, erwiderte die alte Frau. »Erzähl mir nur, warum du so traurig bist. Vielleicht kann ich dir helfen.«

Sie brauchte das Mädchen nicht lange zu überreden, das Glänzen ihrer Augen beruhigte es.

»Wenn du meinen Rat befolgst, kannst du entkommen«, sagte die alte Frau, »hör mir nur zu. Zieh dir am Tag der Hochzeit zehn Hemden an. Wenn du nicht so viele hast, dann leihe dir welche. Besorge dir danach einen Krug mit Lauge, einen Krug mit süßer Milch und ein Bündel Reisig. Lade deinen Gemahl nach der Hochzeit ins Bad ein. Wenn ihr beginnt, euch zu entkleiden, um zu baden, wird der Lindwurm dich bitten, dein Hemd auszuziehen. Sag ihm, dass du es ausziehst, er aber soll dir zuliebe aus seiner Haut schlüpfen. Du wirst sehen, er tut es. Sooft er dich bittet, das Hemd auszuziehen, wiederhole deine Bitte: Er soll aus seiner Haut schlüpfen. Zuletzt wird er auch seine zehnte Haut ablegen, du aber wirst noch immer ein Hemd tragen, und dann kannst du mit ihm machen, was du willst, denn mit der letzten Haut verlässt ihn all seine Kraft. Schlage ihn mit dem in Lauge getunkten Reisigbündel und bade ihn dann in süßer Milch. Wickele ihn in deine neun Hemden, nimm ihn in den Arm. Du wirst sehen, dein Kampf ist nicht umsonst.«

Das Mädchen bedankte sich für den Rat, blickte dem Tag der Hochzeit aber dennoch mit Sorge entgegen. Endlich war er gekommen. Zwei Hofdamen kamen mit einer goldenen Kutsche, um das Mädchen abzuholen. Sie kleideten es in ein prachtvolles Brautkleid und legten ihm glitzernden Schmuck an, so brachten sie es hinauf in den Palast. Die Zeremonie begann. Der Lindwurm stellte sich neben das Mädchen, und sie wurden vermählt. Nach der großen Hochzeitsfeier bat das Mädchen, sein Gemahl möchte es ins Bad begleiten. Als der Lindwurm zustimmte, bat die Braut in der Küche um einen Krug mit Lauge, einen Krug mit Milch und ein Bündel Reisig. Das Küchenvolk lachte laut über die Bitte und hielt sie für einen dummen Aberglauben, der König aber gab den Befehl, den Wunsch des Mädchens zu erfüllen. So bekam es alles. Da zog es rasch neun Hemden an, so trug es mit dem, das es schon anhatte, zehn.

Im Bad sagte der Lindwurm zu seiner Frau: »Zieh dein Hemd aus, meine liebe Frau, lass uns baden!«

Sie aber antwortete: »König Lindwurm, und zieh du mir zuliebe deine Haut aus!«

Der Lindwurm schlüpfte aus seiner äußersten Haut, und das Mädchen zog ein Hemd aus.

»Zieh dein Hemd aus, meine liebe Frau!«, sagte König Lindwurm wieder.

»König Lindwurm, und zieh du mir zuliebe deine Haut aus!«

So ging das, bis das Mädchen neun Hemden ausgezogen hatte und der Lindwurm all seine Häute. Da lag der Lindwurm wahrhaftig kraftlos am Boden, das Mädchen aber nahm all seinen Mut zusammen und schlug kräftig mit dem in Lauge getunkten Reisigbündel auf seinen Gemahl ein, dann badete es ihn, so schnell es nur konnte, in der süßen Milch, wickelte ihn in die neun Hemden, nahm ihn in den Arm und wiegte ihn in den Schlaf. Auch das Mädchen selbst schlummerte ein, doch plötzlich erwachte es, weil sich der Lindwurm in einen wunderschönen Königssohn verwandelt hatte.

Es gab keinen glücklicheren Menschen auf der Erde als den König, als nun sein stattlicher Sohn und die schöne Hirtentochter vor ihn traten. Sofort ließ er die Königin und den ganzen Hofstaat rufen. Alle jubelten und wünschten dem jungen Paar viel Glück. Danach feierten sie ein neues Hochzeitsfest mit großem Prunk und Heiterkeit. Der König und die Königin wussten gar nicht, wie sie der jungen Frau gefällig sein konnten, denn sie hatten sie sehr liebgewonnen, weil sie ihren Sohn von dem Fluch erlöst hatte.

Bald darauf erwartete die junge Königin ein Kind, doch auch da erklärte gerade ein benachbarter Herrscher dem Land den Krieg, und König Lindwurm zog mit seinem Vater in die Schlacht. Die junge Königin brachte indes zwei schöne Söhne zur Welt. Am Hof gab es einen Krieger, der nur der rote Ritter genannt wurde. Sie betrauten ihn mit der Aufgabe, den Brief mit der Nachricht über die Geburt der beiden Jungen dem König zu bringen. Also machte sich der rote Ritter auf den Weg, doch nachdem er ein Stück gegangen war, öffnete er den Brief und schrieb hinein, König Lindwurms Gemahlin hätte statt der beiden Jungen Hundewelpen geboren.

Als König Lindwurm den Brief erhielt, wurde er sehr traurig. Er hätte sich vielleicht nicht gewundert, wenn seine Gemahlin kleinen Lindwürmern das Leben geschenkt hätte, aber dies konnte er gar nicht verstehen. In seiner Antwort schrieb er dennoch, sie sollten die kleinen Hunde am Leben lassen, bis er heimkehre, und sehr auf seine Ehefrau aufpassen. Auch diesen Brief vertraute er dem roten Ritter an. Doch der Ritter öffnete, kaum hatte er sich auf den Heimweg gemacht, auch diesen Brief und schrieb stattdessen einen neuen, in dem er im Namen von König Lindwurm befahl, die junge Königin samt ihrer Kinder hinzurichten. Die alte Königin mochte ihre Schwiegertochter sehr und wusste nicht, was sie nun tun sollte. Sie brachte es einfach nicht über sich, die junge Königin und ihre Enkel hinrichten zu lassen. Also vertraute sie die beiden Kinder einer Amme an, in der Hoffnung, dass der König nach seiner Rückkehr schon zur Einsicht kommen würde. Die junge Königin aber versorgte sie mit Geld und Proviant und schickte sie fort, damit sie sich eine Weile im dichten Wald versteckte.

Die junge Königin wanderte schon den zweiten Tag durch den Wald, als sie am Fuße eines großen Berges ankam. Sie schaute sich um, hatte jedoch keine andere Wahl, also erklomm sie den Berg, ohne eine Rast einzulegen. Auf dem Gipfel des Berges standen drei Bänke. Sie setzte sich auf die mittlere. In beiden Händen hielt sie je einen roten Apfel, diese betrachtete sie, weil sie sie an ihre beiden Söhne erinnerten. Auf einmal ließen sich zwei große Vögel auf den beiden leeren Bänken rechts und links von ihr nieder. Der eine war ein Kranich, der andere ein Schwan. Sie saßen recht nah bei der Königin, und so steckte sie den einen Apfel dem Kranich, den anderen dem Schwan in den Schnabel. Und da geschah ein Wunder! Die beiden Vögel verwandelten sich auf einmal in Prinzen und waren so wunderschön, dass man ihresgleichen auf der ganzen Welt noch nicht gesehen hatte. Auf dem Berg aber stand plötzlich ein prächtiges Schloss, so prächtig, dass man es sich kaum vorstellen konnte. Es gab dort eine ganze Schar von Dienern, Stallungen, Gold, Silber, alles, was nötig war.

Die beiden waren nämlich verwunschene Prinzen, und nur die Königin hatte sie dadurch erlösen können, dass sie ihnen die beiden Äpfel im Andenken an ihre eigenen Kinder guten Herzens gegeben hatte.

Die junge Königin wohnte mit dem Schwanenkönig und dem Kranichkönig dort in dem Schloss. Beide wollten sie zur Frau nehmen, denn sie hatte sie beide erlöst.

Währenddessen kehrte König Lindwurm aus der Schlacht nach Hause und suchte seine Gemahlin.

»Eine feine Sache ist das«, sagte die alte Königin zornig, »was du da befohlen hast. Ja, hast du denn schon vergessen, von welchem Elend dich deine Frau erlöst hat? Wie kommst du zu solch einer Boshaftigkeit?«

König Lindwurm hörte sich die Beschimpfungen verständnislos an. Wie hätte er auch verstehen sollen, was seine Mutter sagte, wo er doch befohlen hatte, auf seine Gemahlin aufzupassen.

Sie redeten so lange über die Sache, bis die Hinterhältigkeit des roten Ritters ans Tageslicht kam, der zwar alles zugab, doch davon kam die junge Königin noch nicht zurück. König Lindwurm brach es fast das Herz, so sehr sehnte er sich nach seiner schönen, treuen Frau, und sein Kummer wurde noch größer, als er erfuhr, dass er auch zwei schöne Söhne hatte.

Die alte Königin beruhigte ihn schließlich: »Deine Söhne sind an einem guten Ort, ihretwegen kannst du beruhigt sein. Ich habe sie einer Amme anvertraut. Wie es aber deiner Frau ergangen ist, das weiß ich nicht. Als der Brief eintraf, packte ich ihr Proviant zusammen, versorgte sie mit Geld und schickte sie in den dichten Wald. Sie sollte sich durchschlagen, so gut sie eben konnte. Seitdem haben wir nichts von ihr gehört.«

Der König befahl, die Kinder von der Amme zurückzuholen, und machte sich auf den Weg in den Wald, um seine Gemahlin zu suchen.

Er wanderte schon den dritten Tag, suchte und stöberte überall nach seiner Frau, doch vergeblich. Schließlich erreichte er das Schloss im Wald. Unterwegs hatte er jeden Menschen, der ihm begegnet war, gefragt, ob er vielleicht eine junge Frau in der Gegend gesehen hätte. Doch die junge Königin blieb verschwunden. Wie in Luft aufgelöst.

Am Schloss angekommen beschloss König Lindwurm hineinzugehen und sich anzuschauen, welch mächtiger Herr dort wohnte. Als er durch das Tor trat, erblickte er sogleich seine Frau.

Auch die junge Königin nahm König Lindwurm sofort wahr, hatte aber Angst, er sei gekommen, um sie zu töten. Daher rannte sie so schnell, wie ihre Füße sie trugen, fort und entzog sich dem Blick des Königs. Stattdessen traten König Schwan und König Kranich vor ihn hin und empfingen ihn mit herzlichen Worten, sie unterhielten sich mit ihm und freundeten sich sogleich an. Sie luden ihn sogar ein, zum Mittagsmahl bei ihnen zu bleiben.

»Wenn ich recht weiß, gibt es hier auch eine schöne junge Frau«, fühlte König Lindwurm vor.

Die Prinzen nickten eifrig und erzählten ihm, wie diese junge Frau sie von dem Zauber erlöst hatte.

»Von was für einem Zauber?«, wunderte sich der König.

»Wir waren Vögel«, erklärten die Prinzen und erzählten ihm ihre Geschichte und wie die junge Königin mit den beiden roten Äpfeln auf der Bank gesessen und ihnen, als sie sie erblickte, je einen Apfel in den Schnabel gesteckt hatte.

König Lindwurm hörte sich die Geschichte erstaunt an und erklärte dann, dass er dieses Mädchen oder diese junge Frau, egal wer sie sei, gerne heiraten würde. Sie sollten sich also darauf einigen, heimlich mehr Salz in ihre Speise zu tun, und wen sie auffordere, auf ihre Gesundheit zu trinken, der bekäme ihre Hand.

König Kranich und König Schwan freuten sich über den Plan, denn so würde sich endlich entscheiden – dachten sie –, wen von ihnen beiden die junge Königin wählen würde. Es kam ihnen gar nicht in den Sinn, dass sie auch den fremden König auffordern könnte, mit ihr anzustoßen.

Sie setzten sich zum Mittagsmahl, und bald darauf rief die junge Königin: »Ach, ist diese Suppe salzig!«

Dann sprach sie leise:

»Neben mir sitzt Schwanenkönig,
Kranenkönig, der bedient mich,
König Lindwurm, trink mit mir!«

Nur darauf hatte König Lindwurm gewartet. Er nahm den Silberpokal und trank auf das Wohl der Königin. Die anderen beiden waren betrübt, doch auch sie stießen auf ihr Wohl an, obwohl es ihnen nicht gefiel, welche Wendung die Dinge genommen hatten. König Lindwurm erzählte ihnen nun, wie die junge Königin seinerzeit auch ihn erlöst hatte und was geschehen war, nachdem er in die Schlacht gezogen war.

»Hättest du uns das früher erzählt, hätten wir sie dir überlassen«, antworteten die Prinzen, »und es hätte der Prüfung nicht bedurft.«

»Ich danke euch«, sprach König Lindwurm, »aber ich konnte mir nicht sicher sein, ob sich meine Gemahlin nach den Ereignissen wieder für mich entscheiden würde.«

Sie aßen und tranken, verbrachten einen fröhlichen Abend, dann brachte König Lindwurm seine Gemahlin heim in den Palast, wo die beiden Kinder schon auf sie warteten. König Schwan behielt das Schloss im Wald und heiratete eine Prinzessin. König Kranich aber ging in ein anderes Land und heiratete dort. König Lindwurm und die junge Königin lebten von da an glücklich zusammen, bekamen viele, viele Kinder, und ihre Untertanen liebten sie treu. Als ich das letzte Mal bei ihnen war, boten sie mir aus einem löchrigen Eimer Hühnersuppe an.

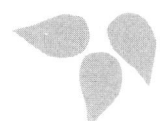

Aus diesem außerordentlich reichhaltigen dänischen Märchen hebe ich in erster Linie diejenigen Motive hervor, die mich dazu veranlassten, es für die Arbeit mit dem Ehepaar auszuwählen. Man könnte glauben, dass die Figur der Königin, die beim Anblick der roten und der weißen Rose zögert, an den Mann erinnert, der sich zwischen den beiden Frauen nicht entscheiden kann, doch dem ist nicht so. Dieses Motiv hilft nur, einen Anknüpfungspunkt zum Märchen zu finden. Ich habe die Frau und den Mann nämlich nicht einzeln wahrgenommen, sondern als ein System. Es war ihr Miteinander – das »System« –, das mich an dieses Märchen erinnerte. Ich empfand ihre Lebenssituation, die aus der Unentschlossenheit des Mannes und der Unsicherheit der Frau resultierte, als »gestaltlos«, »formlos«. Sie hatten sich erst zur Therapie angemeldet, als die entstandene Dreiecksbeziehung die Ehe bereits in einem solchen Maße lahmgelegt hatte, dass sie völlig orientierungslos waren. Streitereien und Wutausbrüche wurden alltäglich, latente und offene Aggression bahnte sich immer häufiger einen Weg. *»Der furchterregende Lindwurm huschte in die Kammer unter das Bett und schlug dort sein Lager auf.«* Das war es, was ich spürte, während ich mir die Geschichte der beiden anhörte.

Märchen, in denen mehrere verschiedene Figuren die Rolle des Helden einnehmen können und bei denen sich abhängig davon, wen man als Hauptfigur ansieht, die Deutung der Geschichte verändert, sind sehr selten. Betrachten wir die ältere Königin als Hauptfigur, dann baut das Märchen auf ihrer Unentschlossenheit und Begierde nach einem Kind auf, wodurch ein ungestalter, grobschlächtiger und unkontrollierbarer Nachkomme zur Welt kommt. Der »Nachkomme« ist in den Märchen immer die bildliche Darstellung einer möglichen Zukunft; daher hält diese Szene jenen Paaren einen Spiegel vor, die in Bezug auf ihre gemeinsame Zukunft oder nach dem Auftauchen einer dritten Person auf keinen grünen Zweig kommen.

Teilen wir die Rolle des Helden König Lindwurm zu, dann ist der Kern des Märchens, dass dem Helden aufgrund der unüberlegten Handlung der Mutter seine eigene wahre Natur verschlossen bleibt. Er kann nicht zu seinem wahren Wesen gelangen und setzt deshalb nur zerstörerische Energien frei. Natürlich ist mir auch die jugendliche Gestalt von König Lindwurm in den Sinn gekommen, als ich mir in Erinnerung rief, wie der Mann sich in Schweigen hüllte und mit den Schultern zuckte, oder als ich versuchte, die Rolle zu verstehen, die er in der Ehe einnahm. Ich sah ihn wie jemanden, der in »zehn Häute« gezwängt ist und bei dem sich das Wesentliche irgendwo ganz tief drinnen verbirgt. Warum aber hat er sich diese Häute zugelegt, und wie kann er sich ihrer entledigen? Auch dies konnte ich mir als eine mögliche Richtung der weiteren therapeutischen Arbeit vorstellen, noch bevor ich die Reaktion des Paares auf das Märchen kannte.

Betrachten wir die Geschichte hingegen aus dem Blickwinkel der jungen Königin, dann sehen wir, dass sie dreimal in eine schwierige Situation gerät. Zuerst kann sie nicht frei über ihr eigenes Schicksal entscheiden, weder, als sie den Lindwurm heiraten muss, noch, als man ihr die Kinder wegnimmt und sie aus dem Palast schickt. Das zweite Mal muss sie sich gegen eine zerstörerische Energie behaupten: gegen die Natur des Lindwurms. Diese muss sie besänftigen und verwandeln, um sich selbst und ihrem Gemahl ein gemeinsames Leben zu ermöglichen. Und am Ende des Märchens muss sie sich für einen von drei Männern entscheiden. Ihre Entwicklungsgeschichte zeigt jenen Prozess, in dessen Verlauf sich jemand von seiner Vergangenheit, seinen Verstrickungen, von Verletzungen, Schmerzen und Illusionen befreit und so an einen Punkt gelangt, an dem er wichtige Entscheidungen nicht mehr bloß auf emotionaler Ebene, sondern auf der Basis einer erweiterten Wahrnehmung der Wirklichkeit fällt.

Wenn ich ein Märchen zur gemeinsamen Arbeit auswähle, suche ich immer nach dem stärksten Anknüpfungspunkt zwischen dem Märchen und demjenigen, der sich von dem Märchen Hilfe verspricht. In diesem Fall waren es die Umstände der Geburt des ungestalten, grobschlächtigen Lindwurms, die das Ehepaar mit dem Märchen in einen Bezug setzten. Ich hatte dennoch um Bedenkzeit gebeten, weil ich in dem Märchen die Frau nicht finden konnte und länger darüber nachdenken wollte, was der Grund dafür war. War die Frau in dem Märchen tatsächlich nicht repräsentiert, oder wusste ich einfach zu wenig von ihr, um sie erkennen zu können? Ich fand in dem Märchen keine Figur, die ihr entsprach. Das mochte daran liegen, dass sie bei unserer ersten Begegnung eher als Erzählerin präsent war, als Erzählerin ihres eigenen Lebens. Ich *spürte,* dass sie in dem Märchen vorhanden war, *wusste* aber noch nicht, wer sie sein mochte. Dies herauszufinden ist übrigens auch gar nicht meine Aufgabe, doch wenn ich ein Märchen suche, versuche ich, mich in die Lage der Person zu versetzen, für die ich das Märchen finden will. Ich war der Ansicht, dieses Märchen könnte zunächst einmal dabei helfen zu erkennen, warum aus einer vielversprechenden Beziehung des Paares, aus der ersehnten Zukunft auf einmal ein beängstigender »Lindwurm« geworden war. Welche Emotionen wüteten in diesem »Lindwurm«? Was konnte diese Situation ändern? Wenn wir auf diese Fragen Antworten bekommen, können wir damit beginnen, die psychologische Bühne des Märchens nach und nach einzurichten, und dann gelangt jede Figur an ihren Platz.

Oben habe ich bereits angedeutet, dass König Lindwurm aus der Unentschlossenheit und der Begierde der Mutter nach einem Kind geboren wurde. Der Schlüsselbegriff des Märchens ist in der

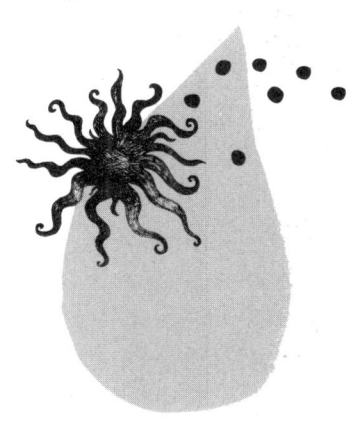

Tat die Unentschlossenheit. Es gibt so lange keine Hoffnung auf Veränderung, bis jemand endlich eine gute Entscheidung fällt. Nicht aus Angst, Begierde, Unsicherheit, durch Gewalt oder aus Verzweiflung, sondern aus freien Stücken, überlegt und in Voraussicht der Folgen. Das geschieht erst in der letzten Szene. Die durch falsche Entscheidungen mehrfach belastete Geschichte kommt zu ihrem Ruhepunkt, als die junge Königin sich klar und eindeutig für einen von den drei Männern entscheidet. Als sie sich ohne Zweifel neben ihren wahren Partner stellt. Sie fällt diese Entscheidung, indem sie sich auf die Erfahrung stützt, die sie beim Ausziehen der neun Hemden gemacht hat. Sie hat sich entblößt, während sie mit ansah, wie aus dem ungestalten, grobschlächtigen und aggressiven Triebwesen ein fühlendes menschliches Wesen wurde, wie es sein eigenes wahres Gesicht fand und wie es sich selbst neu erschuf. Auch wenn die Hemden der jungen Königin »nur« geliehene Hemden waren, also nicht in einem Bezug zu ihrer Entwicklungsgeschichte stehen: Nur zwei Menschen, die sich voreinander vollkommen entblößt haben, können eine Lebensgemeinschaft eingehen, in der Vergebung keine übermenschliche Kraftanstrengung bedeutet, sondern aus bedingungsloser Akzeptanz des anderen erwächst. Und aus der Hoffnung, dass das, was einmal vorgekommen ist, kein zweites Mal vorkommen wird.

Bei der Wahl des Märchens dachte ich daran, dass die Geschichte von König Lindwurm dem Paar nicht nur bei der Entscheidungsfindung helfen könnte, sondern auch bei der »Entkleidung«, das heißt beim tieferen Verstehen und Akzeptieren des anderen. In Krisensituationen ist dies ein langer Prozess, denn es braucht viel Zeit, bis jedes »Hemd« aufgeknöpft ist und abgelegt werden kann, bis sich die beiden Menschen, die sich in der Krise befinden, in die Augen sehen können. Von Sitzung zu Sitzung befreien sie sich von den sie einschließenden »Häuten« und »Hemden«, von den Verstrickungen ihrer Vergangenheit und Gegenwart. Von den Lügen und dem Selbstbetrug, damit klare und sichere Antworten und Entscheidungen an ihre Stelle treten können.

➤━▷ ## Wie wurde aus dem Märchen eine heilende ◁━◀
Geschichte? – Die subjektive Deutung des Märchens

Zur nächsten Sitzung erscheinen die beiden in derselben Verfassung wie bei der ersten. Zuerst treffen wir unsere Vereinbarung. Auf die Frage, worin sie sich von dem Märchen Hilfe erhoffen, antworten beide: »Es soll sich endlich entscheiden, was mit uns wird.« Wir schließen den Vertrag für fünf weitere (also insgesamt sechs) Sitzungen ab.

Ich bitte sie, jene Sätze auf ein Blatt zu schreiben, die sie aus dem Märchen ausgewählt haben, und es dem anderen zu geben. Zuerst liest der Mann vor, was auf dem Blatt steht, das er von seiner Frau bekommen hat: »*Beide kannst du jedoch nicht wählen.*« Er verzieht den Mund: »Das war mir auch vorher schon klar.« Jetzt ist die Frau an der Reihe. Sie liest vor, was auf dem Zettel ihres Mannes steht: »*Wie in Luft aufgelöst.*« Sie wundert sich: »Wer?«, und wendet sich ihrem Ehemann zu.

Der Mann hat mit dieser Frage wahrscheinlich gerechnet, denn die Antwort kommt ihm so leicht über die Lippen, als hätte er sie tagelang eingeübt: »Na, ich.« Die Frau wühlt diese Antwort sichtlich auf, sie wirkt verstört. »Das verstehe ich nicht«, sagt sie. »Ich achte immer auf dich.« Der Mann insistiert: »Aber du hast keine Ahnung, wer ich wirklich bin. Du machst dir ein Bild von mir, das nichts mit der Wirklichkeit zu tun hat.«

In einer auf Märchen basierenden Paartherapie spielen die Geschichten eine wichtige Rolle, wenn es darum geht, Missverständnisse und Kommunikationsabbrüche zu überwinden. Darüber hinaus sind die Geschichten aber auch wichtig, um Gefühle zu erkennen und auszusprechen, die schwer benennbar sind oder von denen man fürchtet, dass der andere sie nicht hören kann oder will. Denn häufig entstehen Probleme in Paarbeziehungen dadurch, dass sich im Laufe der Zeit bei beiden Partnern kleinere und größere Verletzungen ansammeln, über die nicht gesprochen wird, bis sich die angestaute Verärgerung entweder in einem Wutausbruch entlädt oder aber das genaue Gegenteil eintritt, nämlich, dass sich ein Partner ins Schweigen zurückzieht und aus der Beziehung verabschiedet. Beides sind nur Symptome, die wahren Ursachen bleiben so lange im Verborgenen, bis das Märchen den Nagel auf den Kopf trifft, das heißt die Gefühle, Gedanken, Wünsche anstelle des Paares in Worte fasst oder dabei hilft, diese ohne Scham und Schuldbewusstsein zu formulieren. Das Märchen ist unparteiisch und unvoreingenommen, man braucht nicht zu befürchten, dass es sich auf die Seite eines der Partner schlägt.

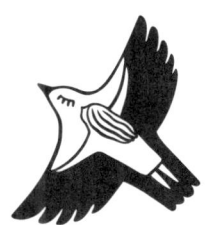

Das passende Märchen funktioniert in der Paartherapie ebenso als Spiegel wie in der Einzeltherapie: Es zeigt die genaue Situation und den aus ihr hinausführenden Weg.

Es gibt kaum Märchen, in denen die Schuld für eine schwierige Situation eindeutig einer Partei zugewiesen wird. Dass es im Märchen keine »Schuldigen« gibt, lässt sich in der Märchentherapie sehr feinfühlig nutzen. Die Geschichten selbst suchen zudem nicht nach den Gründen für die problematische Situation, auch dies ist in der Märchentherapie Aufgabe des Klienten. Das alles gilt auch im Fall des Ehepaares. Das Märchen spricht anstelle des Mannes aus, was er nicht in Worte fassen kann, und damit entsteht eine klarere, wenn auch für die Frau noch schmerzvollere Situation. Innerhalb eines Augenblicks gerät ihre bislang sichere Meinung »Mein Mann betrügt mich« ins Wanken. Das Bild der Situation verändert sich unmittelbar. Für die Frau stellt sich die Frage: »Ich werde doch wohl nicht der Grund dafür sein?«

Bevor die Frau sich in die Rolle des Sündenbocks begeben oder aber die Verantwortung für den Seitensprung des Mannes von sich weisen kann, sage ich den beiden, dass auch ich einen Satz aus dem Märchen ausgesucht habe, von dem ich denke, er könnte zu ihnen passen. Als ich nämlich die ausgewählten Sätze der beiden und ihre Reaktionen darauf beobachtete, war ich mir sicher, das richtige Märchen ausgewählt zu haben. Ich schreibe meinen Satz auf und reiche ihn ihnen. Sie lesen ihn gemeinsam: *»Du wirst sehen, dein Kampf ist nicht umsonst.«*

Die Frau beginnt zu weinen. Auch dem Mann treten Tränen in die Augen. Wie viel Leid haben die beiden hinter sich, denke ich. Glücklicherweise birgt das Märchen für beide die Botschaft, dass es Hoffnung gibt, dass die Dinge in Ordnung kommen können. Ich frage die beiden, ob sie bereit sind, vom Märchen geleitet den »Kampf« aufzunehmen. Sie nicken, und ich versichere ihnen, dass wir auch weiterhin streng am Text des Märchens bleiben werden. Auf meine Bitte hin sammeln sie jene Motive und Sätze aus dem Märchen, die ihre eigenen Gefühle im Zusammenhang mit der Situation am ehesten ausdrücken. Wir besprechen sie alle. Dann bitte ich die beiden, sich aus dem Märchen einen Satz oder eine Szene auszusuchen, der oder die erklären könnte, warum sie sich jetzt in einer Krisensituation befinden. Sie finden die Stelle schnell. Die Frau liest vor: »*Daher rannte sie so schnell, wie ihre Füße sie trugen, fort und entzog sich dem Blick des Königs.*« Ihrer Ansicht nach handelt dieser Satz von ihrem Mann, der sich in rasender Geschwindigkeit von ihr entfernt habe, obwohl sie bis heute nicht genau verstehe, warum. Auch der Mann liest seine Sätze vor: »*Ich schickte sie in den dichten Wald. Sie sollte sich durchschlagen, so gut sie eben konnte.*« Die Frau beginnt erneut zu weinen. Sie versteht den Satz, ich nicht. Ich frage nach. Der Mann erzählt, dass er zwei Jahre lang arbeitslos gewesen sei und damals alles auf der Frau gelastet habe. Sie habe die Familie durchgebracht und keine Zeit mehr für den Mann gehabt, auch ihr Sexualleben sei zu jener Zeit zum Erliegen gekommen. Sie wundern sich über die Weisheit des Märchens, ich aber mache sie darauf aufmerksam, dass wir noch weit von dem Versprechen des Märchens entfernt sind, dass die Dinge in Ordnung kommen. Sie fragen, ob sie auch zu Hause über das Märchen reden dürften. »Natürlich. Nur vergessen Sie nicht, mir mitzuteilen, zu welchen Erkenntnissen Sie gekommen sind«, antworte ich lachend. Irgendwie wirken sie etwas weniger bedrückt, als sie sich verabschieden. Ich sehe ihnen dieses Mal nicht durchs Fenster hinterher.

In der nächsten Sitzung werden wir damit weitermachen, das Märchen zu nutzen, um die Situation des Paares zu erhellen. Die Märchen wissen tatsächlich viel Nachdenkenswertes über das Verhältnis von Frau und Mann. In den Märchen finden der Mann und die Frau dann ihr Glück, wenn sie in der Lage sind, die entstandenen Konflikte zu lösen, zu klären, deutlich zu machen.

Anstatt einander im Stich zu lassen, sehen sie in dem Weg, der zur Lösung führt, eine Möglichkeit zur Entwicklung und sehen den kleineren und größeren Problemen ins Auge. Die große Zahl an Märchen, die Schwierigkeiten in der Partnerschaft aufarbeiten, zeigt, dass auch unsere Vorfahren ihre Probleme in Paarbeziehungen hatten, jedoch offenbar der Ansicht waren, sie könnten aus sich selbst und der Welt gemeinsam mehr herausholen als alleine. Aus dem Volksmärchenschatz der Welt erweist sich, dass die Lebensgemeinschaft immer auch ein Bündnis darstellte, was bedeutete, dass die Menschen stets auf die schützende oder sanft umsorgende Präsenz des anderen zählen konnten.

Zum dritten Treffen kommen die beiden in gelösterer Stimmung. Ich fühle mich aus dem gemeinsamen Raum nun nicht mehr ausgeschlossen. Zu Hause haben sie keine Zeit gehabt, über das Märchen zu reden, aber es gab weniger Streit. Auf meine Bitte suchen sie in dem Märchen jetzt keine Sätze, Motive und Gefühle mehr, sondern Dinge oder Szenen, in denen sie sich selbst wiedererkennen. Der Mann sieht sich in der Szene, als die Königin am frühen Morgen in den Garten hinauseilt, die Schale hochhebt und dort die zwei Rosen erblickt, die rote und die weiße. *»Sie konnte aber nicht entscheiden, welche sie wählen sollte«*, zitiert er aus dem Märchen. »Ich fühle mich genauso, aber das haben wir ja schon das letzte Mal besprochen. Ich kann in dem Märchen nicht weiterkommen, immer wieder gelange ich in Gedanken an diesen Punkt zurück. Und auch in meinem Leben bin ich hier steckengeblieben.«

Die Frau sieht sich als Hirtenmädchen, wie es im Wald umherirrt, nachdem es erfahren hat, was es erwartet. Sie erblickt gerade das Holzäpfel und Brombeeren pflückende Mütterchen im roten Rock, während sie von irgendwoher aus der Ferne noch die Stimme ihres Vaters hört, der dem König sagt: *»Und wenn sie beim Sohn deiner Frau bliebe, wäre sie ihr ganzes Leben lang unglücklich.«*

Die beiden gewählten Szenen befinden sich eher am Anfang des Märchens und zeigen genau die Situation der beiden. Der Mann kann sich nicht entscheiden, und die Frau ist unsicher, ob ihr gemeinsames Leben nach dem Geschehenen noch glückliche Momente für sie beide bereithält. Allerdings endet das Märchen hier nicht, und ich muss sie von den beiden verschiedenen Schauplätzen zum Ende der Therapie an einen gemeinsamen Schauplatz führen. Sollte dies nicht gelingen, ist es meine Aufgabe, für beide ein neues Märchen zu finden. Ich bitte sie, den Schauplatz des jeweils anderen zu betreten und sich vorzustellen, was der andere dort fühlt. Diese Aufgabe führt zu keinen neuen Erkenntnissen; beide sagen, sie wüssten genau, was ihr Partner fühle und denke, gerade diese große Empathie habe sie so sehr erschöpft. Inzwischen seien sie es vollkommen leid, ständig darauf zu achten, wie es für den anderen sein könnte. »Das führt zu nichts.« Mit diesen Worten lehnt die Frau die Aufgabe ab – ebenso, wie sie die tatsächliche Situation ablehnt.

Zu diesem Zeitpunkt weiß ich bereits, was das Märchen den beiden zu bieten hat, bin mir aber noch nicht im Klaren darüber, wie ich sie an jenen Schauplatz führen werde, an dem es sich ihnen erschließen wird. Ein heikler Augenblick. Wir müssten in ein Bad gehen, wo sich beide nackt ausziehen könnten.

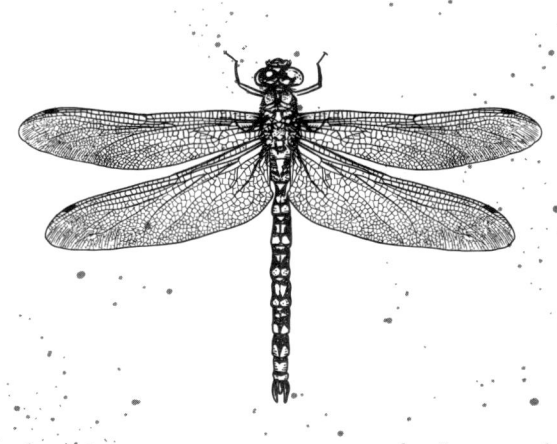

Aber dafür ist die Zeit noch nicht reif. Denn der Mann ist noch nicht an dem Punkt angelangt, an dem er sich auch in der Gestalt König Lindwurms wiedererkennt, und ehe dies nicht der Fall ist, ist es hoffnungslos, von einem gemeinsamen Schauplatz und einem Weg zu träumen, der sich in Richtung Lösung auftut. Ich stelle ihm Fragen zu seiner Mutter, zu seinem Verhältnis zu ihr. Da geschieht etwas Überraschendes, etwas, das ich einen therapeutischen Segen nenne. »Meine Mutter war ihr ganzes Leben zwischen zwei Männern hin- und hergerissen. Ich war der dritte, den sie nie besonders beachtet hat.« Und er erzählt, wie viel Schmerz und Kummer es ihm bereitet hat, von seiner Mutter nicht geliebt zu werden, und dass sie sich kaum um ihn gekümmert hat. »Sie hatte in diesem undurchsichtigen Liebeschaos keine Zeit für mich. Ich war wie König Lindwurm in seinen jungen Jahren. Meine Frau hat mich aus diesem zynischen, enttäuschten, depressiven Zustand gerettet, als sie sich in mich verliebte.«

Die Frau hört sich die Geschichte, die sie vermutlich nicht zum ersten Mal hört, ergriffen an. Im Lichte des Märchens bekommt jede alte Erinnerung eine neue Bedeutung. In Gedanken ist sie vielleicht gerade in einem Bad … beim Baden, irgendwann früher einmal, als sie das wahre Gesicht ihres Mannes das erste Mal erblickte.

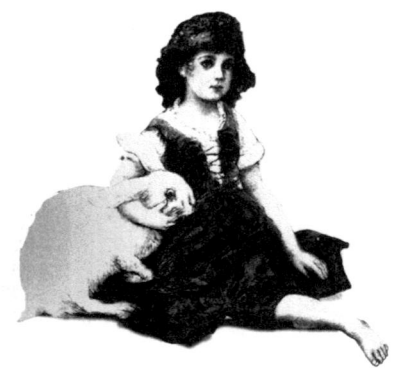

»Und wie ging diese Rettung vonstatten?«, frage ich. Der Mann erzählt, mit wie viel Geduld, Zärtlichkeit, Fürsorge und Liebe die Frau ihn umgeben habe; sie habe ihm geholfen, sich im Studium auf die Prüfungen vorzubereiten, habe geholfen, seine Beziehung zur Mutter in Ordnung zu bringen, habe geholfen, einen Arbeitsplatz zu finden, Vater zu werden … Sie hat fast alles für ihn erledigt und gelöst. Der Mann hat von ihr das bekommen, was ihm seine Mutter nicht gegeben hat: Er konnte in ihrer Beziehung Kind sein. Das dritte Kind seiner Ehefrau. So wurde jedoch kein selbstständiger, autonomer, erwachsener Mann aus ihm. »Dabei wäre ich gern ein Mann und nicht ein Kind, das mit Legosteinen spielt.«

Bevor ich der Frau erlaube, das Gehörte zu reflektieren, bitte ich sie, die weiblichen Figuren des Märchens in Augenschein zu nehmen und auszusuchen, wessen Verhalten am ehesten ihrem eigenen ähnelt. Ohne zu überlegen, benennt sie das alle Probleme lösende, sofort zur Verfügung stehende, weise und liebevolle Mütterchen. »So bin ich auch. Und so waren auch meine Mutter und meine Großmutter. Wir wollen die Männer vor allem schützen«, erklärt sie schließlich.

Nun fällt es den beiden leicht, die Wirkung der Muster, die sie mitgebracht haben, mit ihrer aktuellen Lebenssituation zu verknüpfen. Sie verstehen, dass sie in ihrem Leben die Rollen des alles lösenden Mütterchens und der entscheidungsunfähigen Frau leben. Auch die nächste Sitzung widmen wir der Erkundung und dem Verständnis der familiären Muster. Wir untersuchen die Rolle der beiden Väter in der Geschichte und sprechen über die realen Väter meiner Klienten. Schließlich diskutieren wir die Figuren des Märchens unter dem Gesichtspunkt, inwiefern sie ihnen gleichen. Der Gedanke, dass ihre Beziehung mit dem Wechsel von Rollen und Schauplätzen eine neue Basis erhalten könnte, versetzt die beiden in Aufregung, denn ihnen ist klar, dass ihre Ehe mit den bisherigen Mustern des gutmütigen Mütterchens und einer unentschlossenen, unsicheren Königin nicht fortgesetzt werden sollte. Vorsichtig bringe ich die Figur des roten Ritters ins Spiel. Sie erkennen, dass im Grunde dieser rote Ritter ihr Leben lenkt. Jener Akteur, der schlecht vermittelt, der die Botschaften verfälscht. »Wir trauen uns nicht zu sagen, was wir eigentlich denken, der rote Ritter schreibt jeden unserer Sätze um. Nur genau umgekehrt wie im Märchen. Dort wandelt er die positive Nachricht ins Negative um, wir hingegen beschönigen das, was wir wirklich denken.« Der rote Ritter ist falsch und heimtückisch, doch sein sehr bestimmendes Verhalten führt meine Klienten zu wichtigen Einsichten. Sie erklären, dass sie, obwohl sie sich beide in einer schweren Krise befänden, an einer Erneuerung ihrer Beziehung interessiert seien. Als ich sie frage, wo ihrer Meinung nach im Märchen die Erneuerung stattfindet, benennen sie eindeutig die Badeszene. »Hätten Sie Lust auf ein ähnliches Bad?« Aus ihrem Schweigen schließe ich, dass sie zwar wissen, dass diese Frage unumgänglich ist, aber dennoch Angst vor ihr haben. Ein wenig verschüchtert stimmen sie zu. Sie bekommen eine Woche, um sich darauf vorzubereiten.

Für das Ablegen der zehn Häute und zehn Hemden bleiben uns zwei Sitzungen. Einander zugewandt »ziehen« die beiden »sich aus«. Sie spiegeln den anderen und zugleich sich selbst. Sie verstecken sich nicht mehr hinter den Figuren des Märchens. Es ist inzwischen egal, wer der Lindwurm ist und wer das Hirtenmädchen, wer die Königin, wer das Mütterchen und wer der rote Ritter. Sie sprechen über sich selbst. Über ihre Verletzungen, ihre Erwartungen, die unterdrückten und verschwiegenen Wünsche und Bedürfnisse. Der über Jahre angesammelte Schmerz fällt von ihnen ab wie die Häute des Lindwurms und die Hemden des Mädchens. Es ist eine Art »Reinigung« des anderen und ihrer selbst. Ein schmerzhafter Prozess für beide. Wir sind an jenen

Schauplatz gelangt, an dem das Märchen die Möglichkeit offenbart, einen Schritt weiterzugehen. Mit dem »Ausziehen« und dem »Baden« gibt es eine Hoffnung, dass sich die festgefahrene Beziehung erneuert und die Ehe zu retten ist.

»›Zieh dein Hemd aus, meine liebe Frau, lass uns baden!‹

Sie aber antwortete: ›König Lindwurm, und zieh du mir zuliebe deine Haut aus!‹

Der Lindwurm schlüpfte aus seiner äußersten Haut, und das Mädchen zog ein Hemd aus.

›Zieh dein Hemd aus, meine liebe Frau!‹, sagte König Lindwurm wieder.

›König Lindwurm, und zieh du mir zuliebe deine Haut aus!‹

So ging das, bis das Mädchen neun Hemden ausgezogen hatte und der Lindwurm alle seine Häute.«

Wir schließen die letzte Sitzung damit, dass Mann und Frau sich von neuem füreinander entscheiden. Der Mann bittet mich um Hilfe, damit er seine Beziehung zu der jungen Frau »schön« beenden kann. Er kommt allein noch zu weiteren drei Sitzungen. Wir arbeiten mit einem Märchen, das den reifen Mann zeigt, der fähig ist, Entscheidungen zu treffen und Verantwortung zu übernehmen.

 **Wie werden Märchen mit Tierhochzeiten für Paare**
zu selbstheilenden Märchen?

In einer Partnerschaft können sich zahlreiche Probleme ergeben: Streit, Untreue, Entfremdung, Sich-Fortsehnen, Lügen, Machtspielchen, Eifersucht, Rivalität, Unentschlossenheit, Verschlossenheit, Bindungsstörungen, Aneinander-Vorbeireden, Erwartungen und der Zwang, ihnen zu entsprechen – um hier nur die zu nennen, denen ich bei meiner Arbeit am häufigsten begegne. Für die Probleme kann es unzählige Gründe geben, und es existiert eine ganze Bibliothek an Literatur über Techniken, die Paaren dabei helfen können, einen Ausweg aus Krisen dieser Art zu finden. Dennoch scheinen die Probleme nicht weniger zu werden. Das liegt meiner Meinung nach daran, dass diese Techniken meist nur an der Oberfläche wirken, dass sie die Krise lediglich auf der Ebene des Verhaltens oder der Emotionen angehen: Die Paare lernen, die Situation rational zu betrachten; sie lernen auch, Gefühle zu erkennen, auszusprechen, zu verstehen und Überreaktionen im Zaum zu halten. Das ist alles sehr gut und nützlich, trotzdem kommt es meist nicht zu dauerhaften Konfliktlösungen. Warum ist es so schwer, in einer Beziehung langfristig glücklich zu sein? Vielleicht gerade deshalb, weil wir häufig den anderen nicht in seiner eigenen Wirklichkeit wahrnehmen, sondern Erwartungen und Wünsche an ihn haben, die er nicht erfüllen kann.

Partnerschaftskrisen werden in den sogenannten Tierbräutigam- und Tierbraut-Märchen am anschaulichsten in symbolische Bilder umgesetzt; daher verwende ich bei Beziehungskrisen häufig Märchen dieses Typs. Dazu gehören Geschichten, in denen ein Mann oder eine Frau in der Gestalt eines Tieres leben muss, weil er oder sie mit einem Fluch belegt wurde, sei es wegen eines unüberlegten Wunsches oder einer unbedachten Handlung. Die-

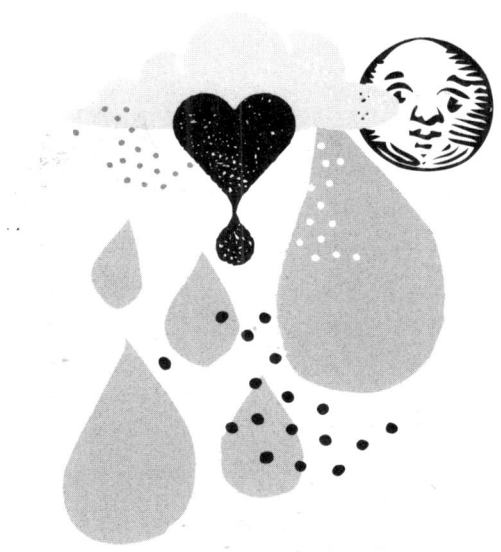

ser Mensch in Tiergestalt wartet darauf, durch einen anderen Menschen von seinem Fluch befreit zu werden. Die Geschichten handeln zum einen von der erlösenden Kraft der Liebe, zum anderen sind sie hilfreich, um uns der Frage zu widmen: Wenn wir davon ausgehen, dass wir durch unsere Liebe unseren Partner in irgendeiner Form erlöst haben, verstehen und akzeptieren wir ihn oder sie in *beiden* Gestalten, also als erlösten wie auch als unerlösten Menschen? Häufig ist es leichter, jemanden zu erlösen, als danach mit ihm zusammenzuleben. Märchen mit Bräuten und Bräutigamen in Gestalt von Tieren zeigen im Grunde, was jeder Paar- und Familientherapeut bis zur Ermüdung wiederholt, nämlich, dass eine Beziehung sehr viele Opfer erfordert und dass sie ständig gepflegt werden muss. Damit ein Paar glücklich bleibt, muss jeder der beiden Partner den anderen auf einer tiefen Ebene kennenlernen und akzeptieren. Nur zwei Menschen, die Zugang zu ihrer wahren Natur haben und sich in dieser angenommen wissen, können eine Beziehung aufbauen, die frei von Projektionen ist. Märchen mit Tierpartnern machen darauf aufmerksam, dass die Partner bei einem Konflikt daran arbeiten müssen, ihre oberflächliche, gewohnheitsmäßige Meinung über den anderen zu überwinden und einen Perspektivwechsel vorzunehmen. Sie sollten sich trauen, sich auf ihre Intuition zu verlassen und einander mit dieser »animalischen« Aufmerksamkeit wahrzunehmen: *jenseits der Worte und voller Verständnis.* Auch *König Lindwurm* gehört zum Typus der Tierbräutigam-Märchen, weist jedoch viele Besonderheiten auf. Beispielsweise die, dass das Hirtenmädchen zwar im Laufe der Geschichte drei Figuren erlöst, doch keine davon aus Liebe: König Lindwurm aus Gehorsam (und natürlich später auf den Rat des Mütterchens hin mit Geduld, Sanftmut und damit, dass es ihn kennenlernt), den Schwanenkönig und den Kranichkönig durch das Loslassen des Schmerzes über die Trennung von ihren Kindern. Das Besondere an der Geschichte ist, dass wir mit ihrer Hilfe vieles in einer Partnerschaft klären können, das sich nicht rein gefühlsmäßig klären lässt. Etwa, wenn es um die Zukunft der Beziehung geht oder auch um Opfer, die für den Erhalt einer Beziehung gebracht werden müssen. Die Mühen der Beziehungsarbeit sind im Märchen in die Form der zehn Häute bzw. zehn Hemden gefasst, die der Lindwurm und das Mädchen nach und nach ablegen. Im Laufe dieser Beziehungsarbeit, bei der das Paar einen gemeinsamen Lebensraum gestaltet, kann auch die verborgene Beziehungsdynamik zutage treten. Das Ziel der Arbeit ist, die biologischen und psychologischen Unterschiede der Partner in Einklang zu bringen. Dazu braucht es den Prozess der Häutung, bei der die Partner Schicht für Schicht zum Wesentlichen gelangen. In diesem Prozess begegnet jedes Paar seinen ganz eigenen Hindernissen. Daher ist es gut, dass das Märchen die einzelnen Schichten nicht beim Namen nennt und damit einen weiten Raum für individuelle Interpretationen lässt. Dazu lohnt es sich, erst einmal uns selbst und dann auch unseren Partner in dem Märchen zu suchen. Befinden wir uns beide an demselben Schauplatz, gestaltet sich der weitere Prozess einfacher. Finden wir uns jedoch an zwei verschiedenen Schauplätzen, müssen wir zunächst an den gemeinsamen Ort gelangen, an dem die Harmonisierung stattfinden kann. Dazu müssen wir die durch den roten Ritter repräsentierten Manipulationen in der Beziehung sowie die Kompromisse, die wir im Interesse der Beziehung bewusst und unbewusst eingehen, erkennen und uns vergegenwärtigen. Wie bei der Selbstheilung dient dies auch beim Heilen von Partnerschaftskonflikten dem primären Ziel, Wünsche klar und eindeutig zu benennen und mit Entschiedenheit daran zu arbeiten, dass sie realisiert werden können.

HAKUNA MATATA

Störungen im familiären System

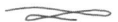

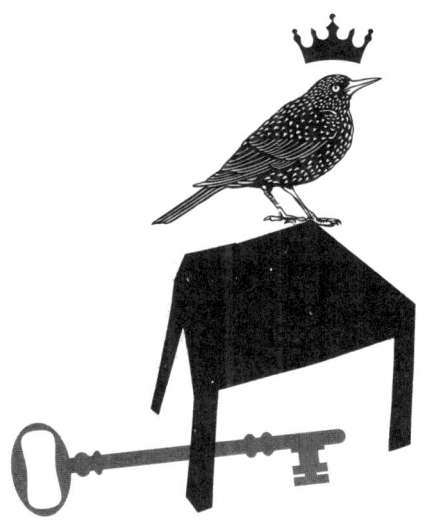

Dieses Mal betritt eine ganze Familie meine Praxis, insgesamt vier Personen. Ursprünglich wollte die Mutter ihren Sohn allein zu mir schicken. Der Direktor seiner Schule hatte mich empfohlen, weil ich schon mit drogenabhängigen Kindern gearbeitet habe. Ich hatte jedoch darum gebeten, dass zur ersten Sitzung alle Familienmitglieder bei mir erscheinen, da es nach meiner Erfahrung bei Drogenproblemen wenig Sinn macht, nur die unmittelbar betroffene Person zu behandeln. Die Mutter hatte kurz überlegt und dann konstatiert: »Vielleicht ist das auch besser so. Mein Sohn wäre sowieso nicht allein zu Ihnen gekommen. Er hält jede Therapie für Blödsinn.«

Vater, Mutter und die beiden Kinder kommen zwar zusammen bei mir an, aber es ist, als kämen sie einzeln. Es besteht kaum ein Kontakt zwischen ihnen. Zwei Erwachsene und zwei Jugendliche, ein Junge und ein Mädchen. Ich beobachte sie, während sie ihre Jacken ablegen. Die Eltern sind gut gekleidet, gepflegt. Die Kinder tragen Markenschuhe, haben »angesagte« Rucksäcke dabei. Der Junge mag etwa 16 Jahre alt sein. Das Alter des Mädchens kann ich nicht einschätzen. Mal scheint sie mir älter als der Junge, mal wirkt sie wie eine verängstigte Grundschülerin. Ich nehme an, dass der Junge nicht aus eigenem Antrieb gekommen ist, sondern dazu gezwungen wurde. Vielleicht haben die Eltern ihn erpresst oder ihm etwas versprochen. Widerwillig steht er im Flur. Er lehnt sich gegen die Wand, es wirkt, als würde er am liebsten wegrennen. Er reißt sich zusammen, doch es fällt ihm sehr schwer. Das Mädchen beobachtet ihn verzweifelt, als würde es fürchten, dass es jeden Augenblick zum Eklat kommt. Die Mutter ist ebenfalls sehr angespannt und mustert ihren Sohn nervös. Der Vater findet seinen Platz in der Situation nicht, ist verlegen, lächelt gezwungen, hat keine Ahnung, was er machen soll.

Ich bitte die Familie ins Therapiezimmer und beobachte, wie sie sich einen Platz aussuchen. Der Junge kauert sich in eine Ecke.

Die Eltern setzen sich nebeneinander aufs Sofa, allerdings mit einer gewissen Distanz zueinander. Das Mädchen kann sich nicht entscheiden, auf welchen der beiden Sessel es sich setzen soll, und wählt schließlich den, der näher bei mir steht als bei den Eltern. Ich kann die Nachbeben eines Streits spüren. Vermutlich haben sie erst aufgehört zu streiten, als sie an der Tür geklingelt haben. Und vermutlich haben sie darüber gestritten, dass außer der Mutter keiner von ihnen hierherkommen wollte.

Im Zimmer breitet sich eine angespannte Stille aus. Wie soll ich sie durchbrechen, damit sich jeder sicher fühlt? Was soll ich sagen, damit keiner von ihnen die Flucht ergreift? Wie kann ich neutral, sachlich und unterstützend präsent sein? Frage ich sofort nach dem Grund für ihr Kommen, verschrecke ich die Kinder. Schlage ich einen eher lockeren Ton an, verunsichere ich die Eltern.

Ich greife zum einzigen Mittel, das mir gerade zur Verfügung steht. Ich sage ihnen, sie sollten es mir nachsehen, es sei vielleicht eine Berufskrankheit, aber als ich sie beobachtet habe, sei mir eine Geschichte eingefallen. Sie sind verdutzt, sehen mich jetzt aber wenigstens alle an. »Darf ich die Geschichte erzählen?« Sie nicken verunsichert. Und ich erzähle, wobei ich mich auf die älteste Märchensammlung der Welt, das indische *Panchatantra*

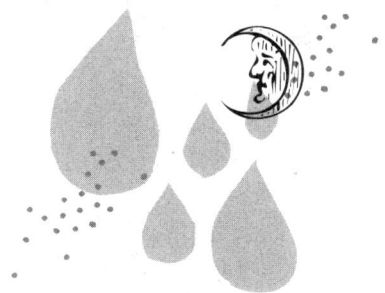

stütze, was mit den 50 Tauben geschehen ist, die in das Netz eines Vogelfängers geraten sind. Als das Netz über sie niederging, sagte ihnen ihr Anführer, der Taubenkönig:»Verliert eure Geistesgegenwart nicht! Wir müssen alle auf einmal auffliegen, dann können wir das Netz tragen und dem Vogelfänger entfliehen. Doch wenn uns jetzt die Angst lähmt, sterben wir alle. Passt auf! Wenn ich rufe, dann bewegt auf einmal eure Flügel! Jetzt! Los!« Die Tauben gehorchten und bewegten ihre Flügel beim Ruf des Königs auf einmal, gerade in dem Moment, in dem der Vogelfänger sie schon fast erreicht hatte. Der Taubenkönig sorgte auch in der Luft für Ordnung und wies die anderen an. Die Tauben flogen, änderten die Richtung so, wie der König ihnen sagte:»Hört her! Jetzt schwenken wir gen Norden! Rückt auf! Wir fliegen zu meinem Freund, dem Mäuserich, er wird das Netz zernagen.« Und so machten sie es. Mit großer Geschwindigkeit näherten sie sich einem Kloster, doch landeten sie nicht auf dem Hof, sondern dahinter. Hier wohnte Hiranjaka, der Mäuserich, in seinem unterirdischen Mauseschloss. Ein sonderbares Schloss war das. Es hatte wohl 100 Ausgänge und unzählige Flure, und jeder Flur führte in eine andere Richtung, halb unter das Gebäude, halb jenseits des Zaunes. Der Taubenkönig bat die Maus, das Netz zu zernagen. Und diese machte sich auch sogleich an die Arbeit und wollte zuerst den Taubenkönig befreien. Doch dieser richtete sich stolz auf und schüttelte den Kopf:»Danke, mein Freund, aber tu das nicht! Schau, ich bin das Familienoberhaupt! Zuerst will ich meine Familie bis zur letzten Taube in Freiheit wissen, erst dann mich selbst.« Der Mäuserich hörte mit dem Nagen auf und blickte die Taube missbilligend an:»Wie können die Familienmitglieder den Vortritt vor dem Familienoberhaupt haben? So etwas habe ich ja noch nie gehört!« Der König antwortete ruhig: »Ich habe sie hergebracht, jetzt muss ich auf sie aufpassen. Denn es kann auch passieren, dass dich, nachdem ich in Freiheit gelangt bin, ein Unglück ereilt und sie alle dann in Gefangenschaft bleiben.« Die winzige Nase der Maus zuckte vor Freude, als sie das hörte, und sie machte sich erneut an die Arbeit. Flink nagte sie einen langen Streifen in das Netz, und die Tauben schlüpften eine nach der anderen hinaus. Der Taubenkönig blieb bis zuletzt, doch schließlich kam auch er frei. So setzten sie ihren Weg fort, nun bereits in Freiheit.

Beim Erzählen bin ich immer sehr aufmerksam, doch jetzt konzentriere ich mich noch stärker als sonst. Ich muss uns fünf in der Zeit, die ich zum Erzählen brauche, zusammenbringen. Muss meine Aufmerksamkeit gleichmäßig auf vier Augenpaare verteilen. Muss vier Menschen möglichst auf einmal wahrnehmen und dabei mindestens 2000 Jahre in der Geschichte zurückgehen. Vergangenheit und Gegenwart werden eins. Ich weiß, das klingt nach Magie. Doch zweifelsohne funktioniert es ausgezeichnet.

Beim Zuhören werden die vier lockerer, ihre Anspannung lässt spürbar nach. Alle vier folgen der Geschichte. Der Junge schaut nur ein einziges Mal auf, aber ich spüre, dass er am stärksten bei mir ist. Als würde er sich durch die Geschichte an mich klammern. »Er steckt vermutlich in großen Schwierigkeiten«, schießt es mir durch den Kopf. Am Ende des Märchens verbiete ich mir zu fragen, ob sie sich in den Figuren der Geschichte erkannt hätten. Diese Frage käme zu früh, ich könnte alles kaputtmachen. In der Märchentherapie ist das Timing ebenso wichtig wie das Finden der richtigen Geschichte. Dieses Märchen ist ohnehin noch nicht das der Familie, die vor mir sitzt. Ich habe es nur erzählt, um ihnen ein Gefühl der Sicherheit zu geben. Um ihnen zu signalisieren, dass ich sie sehe und wahrnehme. Darüber hinaus konnte ich beim Erzählen auch etwas von mir selbst geben. Erzählen ist auch Selbstoffenbarung.

Doch ich wollte nicht nur die Anspannung lösen. Ich wollte meinen neuen Klienten zeigen, wie man eine Geschichte erzäh-

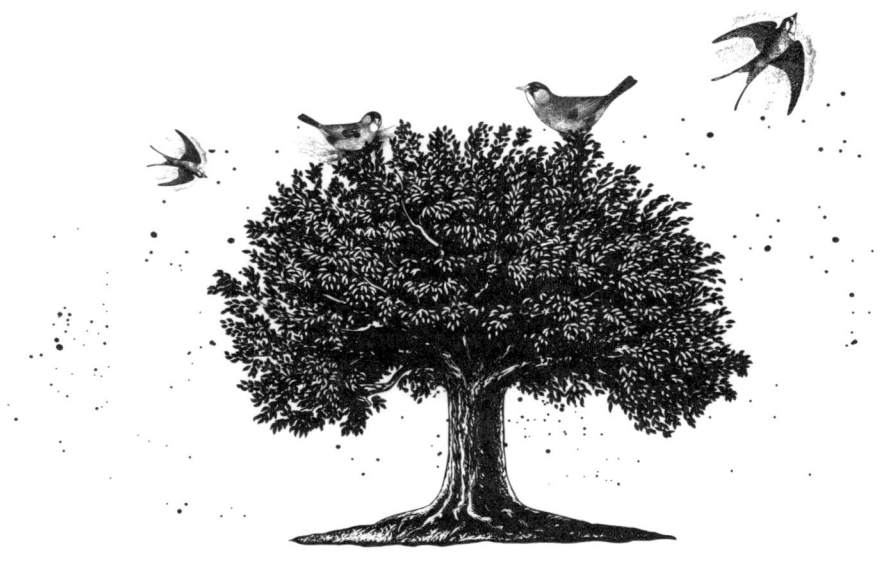

len kann. Danach ist es für sie leichter, ihre eigene Geschichte zu erzählen. Zu berichten, warum sie hier sind.

Die Frau holt tief Luft. Dann stellt sie die Familie vor, sagt über jeden ein paar nichtssagende Sätze. Ich frage nach der Heirat, nach der Geburt der Kinder, doch nur sie antwortet mir. Die anderen schweigen. *»Sie wollen ihre Flügel unter dem Netz nicht auf einmal bewegen.«* Zu guter Letzt gibt sich die Frau einen Ruck und beginnt zu erzählen. Dabei sieht sie niemanden an. Ich höre hinter ihren Worten Sätze, die sie sich in schlaflosen Nächten ausgedacht und eingeübt, vielleicht sogar laut vorgesagt hat. Sie spricht über ihren Sohn. Was für ein ordentlicher, braver kleiner Junge er gewesen sei. Er habe gut gelernt, sei ein guter Sportler gewesen, sie konnten immer auf ihn zählen. Seit einem Jahr habe er sich aber völlig verändert. Er sei mürrisch, grob geworden, seine schulischen Leistungen hätten nachgelassen, mit dem Sport habe er aufgehört. Auch in der Schule gibt es reichlich Probleme. Vor kurzem hat er in der Schultoilette Gras geraucht. Man will ihn der Schule verweisen. Der Direktor hat ihm eine letzte Chance gegeben. Wenn er sich ändert, kann er bleiben.

Deswegen seien sie hier, schließt sie. Damit sich der Sohn ändert. Aber sie verstünden nicht ganz, wozu die ganze Familie habe kommen müssen.

»Das weiß ich auch nicht genau«, antworte ich. Wieder verblüffte Blicke. Ich erzähle ihnen, dass wir alle irgendwohin gehören, dass wir, egal, wo wir leben, Teil eines Systems sind. Auch ihr Sohn steht nicht allein in der Welt, sondern ist in erster Linie Teil des familiären Systems. Unser Verhalten hängt von vielen Dingen ab, unsere Veränderungen können durch zahlreiche Faktoren beeinflusst sein. Alles, was um uns herum passiert, beeinflusst uns. Das Zuhause, die Straße, die U-Bahn, der Arbeitsplatz, das Fitnessstudio, die Nachrichten im Fernsehen – das alles wirkt in irgendeiner Form auf uns.

Während die Mutter sprach, wippte der Junge unruhig mit dem rechten Bein. Was ich nun sage, macht auch die Eltern nervös, vermutlich hören sie aus meinen Worten heraus, dass sie für die Probleme verantwortlich seien. Ich kenne diese Reaktion aus anderen Familientherapien. Weil ich nicht möchte, dass sie aufeinander losgehen, wende ich mich an die Frau, anstatt den Jungen zu fragen, wie er die Geschichte sieht, die seine Mutter gerade erzählt hat: »Erinnern Sie sich daran, was die Lieblingsmärchen Ihrer Kinder waren?«

Sie ist vollkommen überrascht, doch zumindest wird so der Grübelkreislauf durchbrochen, in dem sie schon wer weiß wie lange mit sich ringt.

Sie erinnert sich nicht. Das heißt, jetzt fällt es ihr nicht ein.

Da geschieht etwas Unerwartetes. *»Der König der Löwen«*, meldet sich der Vater zu Wort. »Die Geschichte mochte ich auch sehr. Damals haben wir uns den Film oft zusammen angesehen, Sie wissen schon, den von Walt Disney.«

Für einen Moment erfüllt ein Gefühl von Wärme das Zimmer. Ein gemeinsames Bild aus der Vergangenheit.

Wir beginnen, über den Film zu reden. Sie erinnern sich alle anders an die Geschichte, doch sie streiten nicht miteinander, sondern berichtigen einander eher, ergänzen sich. »Nein, das war gar nicht so, sondern so, dass …« Mufasa, Sarabi, Timon, Pumbaa, Scar, Simba, Zazu, Nala – die Namen schwirren durch die Luft. Ich lasse sie. Mische mich nicht ein. Schließlich geraten sie ins Stocken, sie wissen nicht genau, wie Simba doch noch König wurde.

Da unsere Zeit gerade abgelaufen ist, schlage ich ihnen vor, dass sie sich den Film am Wochenende gemeinsam anschauen und dass wir die Unterhaltung bei der nächsten Sitzung an diesem Punkt fortsetzen.

Die vier scheinen nicht allzu begeistert, willigen aber ein.

Als sie meine Praxis verlassen, sind sie einander etwas näher.

Beim nächsten Mal kommen sie ein wenig geordneter an. Sie haben sich *Der König der Löwen* angesehen, berichten sie. Ich lege vier Blätter vor sie hin, auf die ich zwei senkrechte Spalten gezeichnet habe. In der einen Spalte stehen ihre Namen untereinander, die Spalte daneben ist leer. Ich bitte sie, sich zu überlegen, wer von ihnen welcher Figur im Film ähnelt. Es ist wichtig, dass sie sich selbst mit keiner der Figuren gleichsetzen, sondern sich nur auf die anderen drei Familienmitglieder konzentrieren.

Als sie damit fertig sind, vergleichen wir die Antworten. In der Mutter meinen alle drei anderen Königin Sarabi zu erkennen. Das Mädchen sehen sie in Zazu, dem Nashornvogel, der Simba ständig beschützt und auf ihn aufpasst. Den Jungen in ebendiesem Simba, der mit seinen herumstreunenden Gefährten unbekümmert und verantwortungslos im Dschungel lebt und nur ein einziges Gesetz kennt: das Gesetz von »Hakuna Matata« (»Es gibt keine Probleme!«).

Die Zeile des Vaters bleibt auf allen drei Blättern leer. Ich wende mich an ihn und frage, wem er seiner Ansicht nach in dem

Märchen gleicht. Er denkt lange nach, ringt mit sich. Schließlich spricht er es doch aus: »Früher einmal war ich der König der Löwen ... aber Scar hat mich von der Klippe gestoßen.«

Das ist der Augenblick, in dem ich fast in Versuchung komme, die Therapie mit diesem Märchen fortzusetzen. Es scheint eine großartige Chance zu sein, die Rolle und Verantwortung des Vaters in der Familie anhand der Gestalt Mufasas, des Löwenkönigs, zu klären und zu bestärken. Ich tue es dennoch nicht, aus verschiedenen Gründen. Einer dieser Gründe ist, dass die therapeutische Arbeit, falls wir bei diesem Märchen blieben, zu einer Einzeltherapie des Vaters würde. Ein zweiter, dass wir beim *König der Löwen* nur im Hinblick auf den Jungen das Thema der Verantwortung für das eigene Leben bearbeiten könnten – und ich bin mir nicht sicher, ob es in der gegebenen Situation allein darum geht. Der dritte Grund ist, dass das Märchen für die Mutter und die Tochter keine Möglichkeit zur Entwicklung bietet. Sarabi und Zazu, die beiden Charaktere des Films, die den weiblichen Familienmitgliedern zugeordnet wurden, sind bereits vollkommene, in sich ausgereifte Persönlichkeiten.

Obwohl ich an diesem Punkt darauf verzichte, das Märchen in die Therapie einzubeziehen, wird *Der König der Löwen* im weiteren Verlauf der Therapie immer wieder wichtige Anstöße für die therapeutische Arbeit liefern. Nach dem Bekenntnis des Vaters

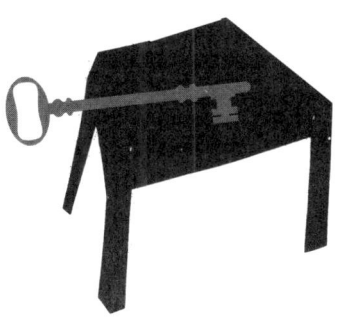

frage ich den Jungen, welche Szene ihm am besten gefällt. Er antwortet: »Als der König der Löwen und sein Sohn sich unterhalten und der König seinem Sohn vergibt, dass er auf den Elefantenfriedhof gegangen ist. Und als sie danach zu spielen beginnen.« Ich mustere sie. Mufasa, den einstigen König der Löwen; Simba, der der Welt und sich selbst den Rücken gekehrt hat und eigentlich einfach nur seine glückliche Kindheit zurückhaben möchte; Zazu, die sich für alles, was geschieht, die Schuld gibt, und die gebrochene Königin Sarabi. Dabei erscheint vor meinem inneren Auge nach und nach eine andere Geschichte, die vielleicht für alle vier einen Ausweg aus dem Problem aufzeigen kann.

»Mir ist eine Geschichte eingefallen. Darf ich sie erzählen?«

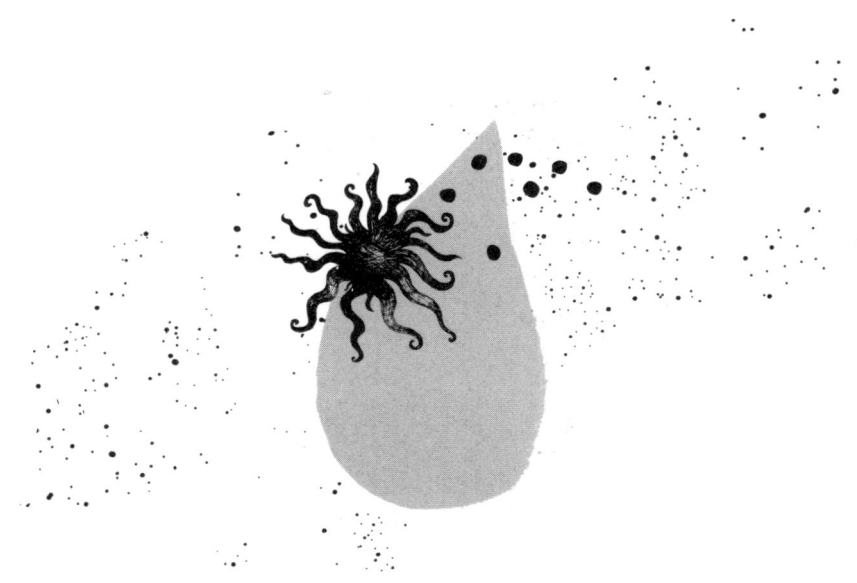

Das goldene Ei

Es war einmal ein alter Mann, der mit seiner Frau in einem kleinen, doch sauberen und warmen Häuschen wohnte. Ihr gesamtes Hab und Gut waren ein Huhn und der Kater Mischka. Das Huhn legte die Eier, der Kater fing die Mäuse, und sie hatten einander so gern, dass die Henne oft auf dem Rücken von Kater Mischka schlummerte. So lebten sie alle vier in Eintracht zusammen.

Eines Tages hatte die Henne ihr Ei gelegt und begann derart laut zu gackern, als sei weiß Gott was für ein Wunder geschehen:

Gack-gack-gack-gack-gackerei,
gelegt ist es, das große Ei!

Das Mütterchen schaute in das Nest: In der Tat, es war ein großes Ei und glänzte goldgelb im Sonnenlicht!

Potz Blitz, dachte sie, das will ich meinem Mann gleich kochen. Sie legte das Ei auf den Tisch und machte sich daran, im Ofen ein Feuer anzuzünden.

Doch da sprang Kater Mischka auf den Tisch und stupste das Ei mit seinem Pfötchen an, das daraufhin zu rollen begann. Es rollte vom Tisch und – zerplatschte auf dem Boden.

Der alte Mann und seine Frau jammerten laut: Welch ein Unglück, vergebens hatten sie das Feuer angezündet! Und all das nur wegen dieses nichtsnutzigen Katers Mischka. Was für einen Schaden hatte er ihnen zugefügt!

Der alte Mann nahm die Rute, um es dem Kater ordentlich zu geben, doch die Henne bettelte, sie sollten ihrem Freund nichts tun: »Seid ihm nicht böse, mein Herr, und tut Kater Mischka nichts zuleide! Er hat nur ein gewöhnliches Ei zerbrochen. Morgen lege ich dafür ein goldenes Ei!«

Als der alte Mann und seine Frau das hörten, konnten sie die ganze Nacht kein Auge zumachen. Sie konnten kaum erwarten, dass es dämmerte. Am Morgen hörten sie dann, wie die Henne gackerte. Also liefen sie gleich zum Nest. Sie schauten hinein, und gütiger Himmel, wirklich! Auf dem Stroh lag das Ei, aus purem, glänzendem Gold. Der alte Mann wog es in der Hand: Oho, das war vielleicht schwer!

So zog er seinen Festtagsanzug an, nahm seinen Stock und sagte: »Frau, gib mir das Ei. Ich gehe und verkaufe es auf dem Markt!«

»Aber nicht dass du es unter Preis verkaufst«, ermahnte sie ihn.

Sie konnte es kaum abwarten, dass ihr Mann vom Markt zurückkam. Als er eintraf, zeigte er seinen Geldbeutel: Er war prall gefüllt.

Am nächsten Tag wurde ihnen noch größere Freude zuteil. Die Henne hatte erneut ein goldenes Ei gelegt! Und das tat sie von nun an jeden Morgen, immer und immer wieder!

Der alte Mann und seine Frau gewöhnten sich daran, dass sie jeden Morgen um ein goldenes Ei reicher waren.

Sie wurden wohlhabend. Ihr Häuschen schien ihnen auf einmal zu eng. Also bauten sie sich ein wunderschönes Haus, ein richtiges Schloss. Sie stellten Diener an, verzehrten teure Speisen und wohlschmeckende Getränke, kleideten sich in Samt und Seide, schliefen in weichen Daunenbetten. Jeden Tag war ihr Haus voller Gäste, Tag für Tag feierten sie ein Fest in Saus und Braus.

In einem Haus, in dem sich so viel Reichtum ansammelte, brauchte man jedoch auch einen Hund, damit er das Haus hütete. Also beschafften der alte Mann und seine Frau sich ein ganzes Rudel bissiger Hunde. Das allerdings gefiel dem Kater Mischka ganz und gar nicht! Er fürchtete sich vor den Hunden und zog daher hinauf auf den Dachboden. Dort jagte er nach Mäusen und zeigte sich von nun an nicht mehr auf dem Hof und auch nicht mehr in den Zimmern.

Für die Henne aber kaufte der alte Mann einen silbernen Käfig, dort sperrte er sie ein, damit sie der Habicht oder die bösen Menschen nicht mitnahmen.

Die Henne hockte nun in ihrem silbernen Käfig, sie durfte nicht mehr auf dem Hof im Staub scharren, durfte nicht mehr zwischen den Kohlköpfen nach Würmern suchen und durfte nicht einmal mehr ihren Gefährten, den Kater Mischka, treffen.

Der Käfig war zwar aus Silber, doch frisches Wasser füllten der alte Mann und seine Frau nur alle paar Tage in ihr Schälchen, und auch Weizenkörner streuten sie nur hier und da hinein. Ach, wie schwer war doch das Leben in einem Käfig!

Auf einmal dann legte die Henne – ob aus Kummer oder wegen der schlechten Behandlung, weiß man nicht – immer kleinere Eier. Und eines Tages, als das Mütterchen zum silbernen Käfig trat, lag gar kein Ei in dem Nest: weder ein goldenes noch ein gewöhnliches!

»Oh, du undankbares Tier!«, schrie die Frau die Henne an. »Wir haben dir so einen teuren Käfig gekauft, und du bist zu faul, Eier zu legen! Diener, he, Diener!«

Sie rief den Koch und befahl ihm, das Huhn sofort zu schlachten und zum Mittag zu kochen, wenn es schon so nutzlos war.

Der Koch wollte gerade in den Käfig greifen, als die Henne zu gackern begann:

Gack-gack-gack-gack-gackerei,
hilf mir, Mischka, komm herbei!

Ihr Freund, der Kater Mischka, hörte ihren Ruf und sprang vom Dachboden geradewegs dem Koch auf den Rücken. Dieser erschrak so sehr, dass er die Henne losließ. Auch diese war nicht träge, sie flog aus dem Fenster, setzte sich unter einen Busch und zupfte ihr Gefieder zurecht.

Der alte Mann und seine Frau schauten sich um, und gute Güte! Sie trauten ihren eigenen Augen nicht: Die Diener waren wie vom Erdboden verschluckt, auch ihre teuren Gewänder waren verschwunden, und es war, als hätte es nie ein Schloss gegeben. Sie saßen wieder in ihrem alten Häuschen. Der Kater Mischka wärmte sich auf der Ofenbank, und unter dem Tisch prangte gelb das zerbrochene Ei.

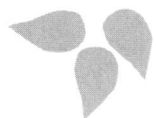

Warum habe ich dieses Märchen gewählt? – Die objektive Deutung des Märchens

Eine scheinbar einfache Geschichte: Ein Ehepaar behandelt zwei Tiere schlecht und verliert am Ende alles, was es gewonnen hat, innerhalb eines einzigen Augenblicks. Ihr Verhalten ist unverantwortlich. Sie werden in ihrem Wohlstand faul, leisten sich einen Schnitzer nach dem anderen, begehen Fehler um Fehler. Nur der Wohlstand und die »Feste in Saus und Braus« interessieren sie. Sie gewöhnen sich schnell daran, dass das Geld von allein kommt, und wiegen sich in der trügerischen Illusion, dass dies immer so bliebe. Doch wie und warum gelangen der Kater Mischka, der gelbe Eifleck und der silberne Käfig in die Geschichte? Und warum will das Mütterchen das goldene Eier legende Huhn kochen, als es nicht mehr bereit ist, weitere goldene Eier zu legen? Diese Motive sind mindestens ebenso wichtig wie die zuvor genannten. Wir müssen zu dem Märchen also neue Aspekte

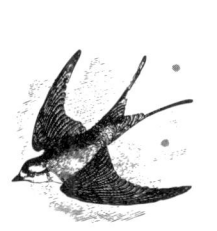

der Deutung suchen. Es offenbart sich uns erst in seinem vollen Umfang, wenn wir nicht mehr allein dem alten Mann und seiner Frau Beachtung schenken, sondern auch dem Kater Mischka und der Henne. Wenn wir diese Figuren in ihrem Miteinander als ein System, ja sogar eine Familie betrachten. Eine Familie, in der unter den Familienmitgliedern eine ganze Weile Harmonie herrscht und jeder seinen Aufgaben nachgeht. Zwei Familienmitglieder mögen einander besonders: die Henne und Kater Mischka. Sie mögen sich so sehr, dass die Henne des Öfteren auf dem Rücken von Kater Mischka schlummert. Den idyllischen Zustand zerstört ein unerwartetes Ereignis. Ein »Unglück«, wie es im Märchen heißt. Der »nichtsnutzige Kater Mischka« bringt auf einmal Schande über die Familie: Der Schandfleck prangt da in Form eines zerbrochenen Eis auf dem Boden. Der alte Mann ist derart zornig, dass er selbst vor Handgreiflichkeiten nicht zurückschreckt. Doch da nimmt die Henne den Kater in Schutz. Sie übernimmt die Verantwortung, opfert sich auf: Sie will statt des schwarzen Schafes der Familie das »brave Kind« sein, nur sollen sie denjenigen in Frieden lassen, der ihr lieber ist als jeder andere. Sie wird zur Friedensstifterin, zur Trägerin der Last, zur treibenden Kraft der Familie und verdeckt den Schandfleck, denn sie legt jeden Tag ein goldenes Ei. Sie rettet die Familie vor der Schande, man kann sie herumzeigen, sich mit ihr rühmen und die Probleme hinter den »Festen in Saus und Braus« verstecken. Die äußere Fassade stets gut pflegen, damit die Umgebung glaubt: In dieser Familie ist alles in Ordnung. Die »Kinder« aber, Kater und Henne, werden nach und nach zu Opfern. Der Verursacher der Probleme zieht zu seinem eigenen Schutz »hinauf auf den Dachboden« und zeigt sich »von nun an nicht mehr auf dem Hof und auch nicht mehr in den Zimmern«. Er fängt dort oben Mäuse, doch es kümmert sich niemand mehr um ihn. Aus Sicht der »Eltern« ist es egal, was er macht. Wen interessiert das schon? Er lebt dort vor sich hin, und das ist die Hauptsache. Wichtig ist, dass man ihn nicht sieht, er gar nicht erst zum Vorschein kommt, vor allem dann nicht, wenn das Haus voller Gäste ist. Ihnen reicht es, das im silbernen Käfig goldene Eier legende Hühnchen zu zeigen. Der an die Peripherie gedrängte »Kater« vereinsamt währenddessen allmählich, verliert den Kontakt zu allen anderen. Das Hühnchen schließt sich nicht von selbst ein, es wird von den »Eltern« eingesperrt, noch dazu in einem silbernen Käfig, »damit sie der Habicht oder die bösen Menschen nicht mitnahmen«. Ein genaues Bild. Die Eltern schließen die Tochter ein, damit es ihnen mit ihr nicht ebenso ergeht wie mit »dem da« oben auf dem Dachboden. Die beiden nun voneinander getrennten Kinder verlieren damit jedoch endgültig alles, was ihnen einst wichtig war. Kein Wunder, dass auch die goldenen Eier zunehmend kleiner werden, bis selbst die letzten Reserven sich erschöpfen. Die Kräfte desjenigen Familienmitglieds, das sich zugunsten eines anderen aufgeopfert hat, sind aufgezehrt. Und nun wird diesem Familienmitglied auch noch gesagt, dass es jetzt ebenfalls überflüssig ist. Ohne Leistung keine Liebe, keine Zuwendung, nichts, nur das Messer an der Gurgel. Zur Katastrophe kommt es im Märchen nicht, weil der auf den Dachboden verbannte Kater das verzweifelte Rufen der Henne hört. »Hilf mir, Mischka, komm herbei!« Kater Mischka entpuppt sich als Schlüsselfigur des Märchens. Er muss aktiv werden, damit die endgültige Katastrophe abgewendet werden kann. Er muss vom Dachboden kommen. Muss wieder seinen Platz im familiären System einnehmen.

Doch das kann nur gelingen, wenn alles Fassadenhafte, alle Äußerlichkeiten verschwinden: die Diener, die teuren Kleider, die prunkvoll eingerichteten Zimmer. Es muss etwas Neues beginnen. Für alle.

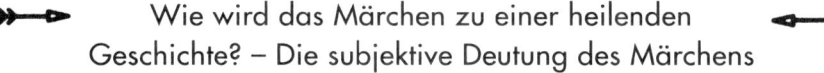

Wie wird das Märchen zu einer heilenden Geschichte? – Die subjektive Deutung des Märchens

Im therapeutischen Prozess dient die objektive Deutung des Märchens allein dem Therapeuten als Arbeitsgrundlage, denn er kann in das Märchen nicht mit seiner persönlichen Wirklichkeit eintreten. Dieser Weg ist ausschließlich dem Rezipienten des Märchens vorbehalten. Der Therapeut kann ein Märchen jedoch nur dann als Hilfsmittel nutzen, wenn er es zuvor sowohl auf persönlicher als auch auf objektiver Ebene aufgearbeitet hat. Nur so kann er zum einen die verschiedenen Deutungsebenen im Laufe der Therapie einander anpassen, zum anderen seine eigenen Gefühle, Gedanken und Projektionen bei der Therapie ausklammern. Der Therapeut darf von seinem Gegenüber nicht das hören wollen, was er selbst über das Märchen denkt, sondern muss bedingungslos akzeptieren, was der andere sagt. Gleichzeitig ist es in der therapeutischen Situation sehr wichtig, die eigene Kraftanstrengung zu vergessen, die der Therapeut benötigte, um das Märchen zu verstehen, und nur darauf zu achten, welche Gedanken und Emotionen die Geschichte bei seinem Gegenüber hervorruft.

Störungen im Familiensystem lassen sich dann am besten bewältigen, wenn jedes Familienmitglied in die Arbeit einbezogen werden kann. Im besten Fall sind dazu alle Familienmitglieder bereit – dann bieten sich auch mehr Möglichkeiten bei der Auswahl des ersten Märchens. Man kann entweder mit einem vom Therapeuten ausgewählten und zum Problem passenden Märchen arbeiten oder aber mit jenen Märchen, die die Familienmitglieder zur Illustration ihrer eigenen Situation mitbringen. Möglich ist auch, mit Märchen zu beginnen, die die Familienmitglieder ausgesucht haben, um sich selbst vorzustellen. Es kommt aber auch vor, dass sie Geschichten über die anderen Familienmitglieder oder Dritte vortragen. In all diesen Situationen ist es interessant, die Reaktion der jeweils anderen Familienmitglieder zu beobachten.

Die Geschichten schaffen die Möglichkeit, die anderen Familienmitglieder mit der eigenen Interpretation zu konfrontieren, ohne dass dies allzu direkt geschieht. Die anderen haben immer die Möglichkeit, diese Interpretation abzuwehren. »Das ist nur ein Märchen! Das handelt gar nicht von mir! In Wirklichkeit ist das nicht so!« Mittels der symbolischen Sprache der Märchen ist es leichter, über das zu reden, was mit uns passiert ist, als es in eigene Worte zu fassen. Und es ist auch leichter zu fragen: »Wie ist es denn dann wirklich, wenn nicht so?« Bei der Familie, die mich aufsuchte, war ein entscheidender Punkt, dass keines der Familienmitglieder den Vater mit einer der Figuren aus *Der König der Löwen* gleichsetzen konnte oder sich dies nicht traute. Es hätte unglaublich viel Mut gebraucht auszusprechen, dass der Vater eigentlich am ehesten Mufasa glich, der im Laufe der Geschichte getötet wird. Wir haben viel Zeit damit gewonnen, dass diese Aussage schließlich vom Vater selbst kam.

Zu einem Märchen, das in eine Therapie einbezogen wird, stellt jedes Mitglied der Familie einen Bezug her: Einerseits dient es als objektiver Bezugspunkt, an den die gemeinsame Arbeit anknüpft, andererseits als eine »bloße Geschichte«, über die jeder seine eigene Meinung haben kann. Die Märchen können auch insofern eine vermittelnde Position einnehmen, als sie den Familienmitgliedern die Möglichkeit bieten, ihre Kritik, Bitten und Wünsche den anderen gegenüber mit den Worten der Märchenfiguren zu formulieren. Sogar in alltäglichen oder problematischen

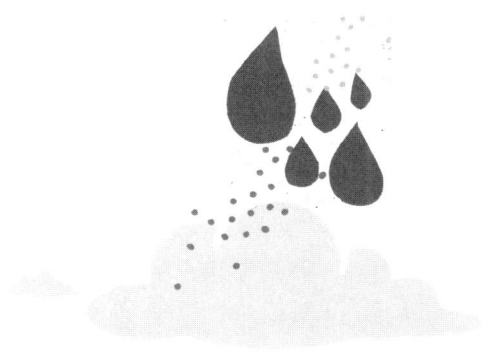

Situationen können die Familienmitglieder mit den Sätzen des Märchens untereinander kommunizieren. Das Gespräch über das Märchen kann auch außerhalb des therapeutischen Raums fortgesetzt werden, die Familienmitglieder können einander jederzeit an die Geschichte erinnern, wenn es die Situation erfordert. So erschaffen sie eine neue, gemeinsame, aufregende Sprache, die sie im Weiteren auch auf andere Weise miteinander verbindet. All dies kann von großem Vorteil sein. Diese spezielle Familie erinnerte sich beispielsweise in der Mitte der Therapie an die Geschichte von den 50 Tauben und baute den Satz des Taubenkönigs, »Wir müssen auf einmal auffliegen, dann können wir das Netz tragen!«, in ihre alltägliche Kommunikation ein.

Wenn die Familienmitglieder sich bereit erklären, einander auch zu Hause Geschichten zu erzählen, dann eröffnen sie sich eine Möglichkeit, die weit über die Lösung der Probleme mit rationalen Mitteln hinausweist. Wichtig ist, dass während der Therapie auf das Erzählen der Märchen zu Hause kein »aufarbeitendes« oder »gezieltes« Gespräch folgt; Ziel sollten ausschließlich das gemeinsame Erlebnis und das gemeinsame Eintauchen in die Geschichte sein. Das Zuhören und Erzählen in der Gemeinschaft schaffen eine intime Atmosphäre, die schon an sich geeignet ist, Spannungen zu lösen. Die Gespräche über die Geschichten, die unter der Leitung eines Therapeuten stattfinden, dienen einem anderen Zweck: Die Klienten lernen hier, sich die Meinung des jeweils anderen anzuhören und sie zu akzeptieren, doch die wirklichen »Knackpunkte« der Therapie liegen dort, wo die Familienmitglieder mithilfe der Märchen zu Erkenntnissen über die eigene Situation gelangen, die ihnen bis dahin unzugänglich waren. In dem hier beschriebenen Fall bot das Märchen *Das goldene Ei* die Möglichkeit, die Situation der Familie für alle eindeutig zu machen. Die Familienmitglieder erkannten in dem Märchen sich selbst und den jeweils anderen, es gab keine Diskussion, wer in dieser Geschichte welche Figur verkörperte. Der Junge sah sich als Kater Mischka auf dem Dachboden, das Mädchen als Henne im silbernen Käfig, der Vater erkannte sich als wütender alter Mann, der gerade nach dem Stock greift, um den Kater zu versohlen, die Mutter aber sah sich in jener Szene gespiegelt, als das Mütterchen das zerbrochene Ei auf dem Boden entdeckt. Auf diese Weise wurde deutlich, dass sich jedes Familienmitglied auf seine ganz persönliche Weise in Schwierigkeiten befand. Das 14-jährige Mädchen formulierte dies beim zweiten Treffen, indem es auf das Märchen von den Tauben zurückverwies, das es bei der ersten Sitzung gehört hatte. Seiner Meinung nach habe jeder in der Familie sein eigenes Netz, zugleich gebe es aber auch ein großes gemeinsames Netz. Zusammen erarbeiteten wir, dass in diesem Fall das Gleichgewicht genau dann wieder hergestellt wäre, wenn die Flügel aller sich unter dem Netz zur gleichen Zeit bewegen könnten, das heißt, wenn jeder zu einer Veränderung der Situation bereit wäre.

Die Märchen halfen dabei, das therapeutische Ziel zu formulieren und den Therapievertrag zu schließen. Die Familie erarbeitete sich als Ziel, zunächst einmal die »Netze« der jeweils anderen kennenzulernen und dann zu versuchen, eine Öffnung in das gemeinsame »Netz« zu schneiden. Im Therapievertrag legten wir fest, dass alle sich an dieser Arbeit beteiligten und – falls nötig – auch zu Einzelkonsultationen bereit wären. In die Arbeit sollten alle drei bis dahin erzählten Märchen einbezogen werden, und wir einigten uns darauf, sie je nach Bedarf im Laufe der Therapie zu kombinieren.

Schon bei einer dreiköpfigen Familie scheint es unüberschaubar, an wie vielen Schauplätzen und in welchen Konfliktsituationen sich die Familienmitglieder selbst sehen, wenn sie in ein Märchen eintreten. Tatsächlich kann der Beginn der Arbeit mit dem Märchen bei solchen Gelegenheiten verwirrend oder sogar chaotisch sein: Das Märchen spiegelt dann das seelisch-emotionale Chaos wider, in dem sich die Familie befindet. Die Familie bittet ja gerade deshalb um Hilfe, damit sie aus diesem Chaos hinausgelangt. Fragt man die einzelnen Familienmitglieder, wen im Märchen sie als ihren Gegenspieler erkennen, wird endgültig deutlich, wie unterschiedlich sie ein und dieselbe Geschichte erleben: Jeder sieht in demselben Märchen eine jeweils andere Figur als Gegenspieler. Und auch im wirklichen Leben erhofft jedes Familienmitglied sich vom Märchen eine andere Art von Hilfe. Die Aufgabe des *Metamorphoses*-Therapeuten besteht darin, diese Unterschiede zu harmonisieren. »Kater Mischka«, also der Sohn, sah seine Gegenspieler in dem alten Ehepaar des Märchens, die »Henne« – die Tochter – gab sich selbst für alles die Schuld, der »alte Mann« – der Vater – erklärte, sein Gegenspieler sei das Geld, und das »Mütterchen« – die Mutter – meinte, in »Kater Mischka« die Ursache aller Probleme zu erkennen. Aus diesem »Durcheinander« musste jener beruhigende Raum geschaffen werden, von dem aus jedes Familienmitglied sich für dasselbe Ziel einsetzen konnte: für die Wiederherstellung des Gleichgewichts.

Die familientherapeutische Märchenmatrix hilft nicht nur dem Therapeuten, den Überblick über die Situation zu behalten, sondern auch den Familienmitgliedern selbst (zum Begriff der Märchenmatrix vgl. den Abschnitt »Wie werden die drei Märchen ohne Therapeuten zu selbstheilenden Geschichten?« im Kapitel »Die

Schwierigkeiten, erwachsen zu werden«). Mithilfe des Märchens können sie sich in die Situation der anderen Familienmitglieder einfühlen, sie können in der Fantasie ausprobieren, was für ein Gefühl es ist, sich an dem von einem anderen Familienmitglied gewählten Schauplatz aufzuhalten, und jeder kann sich mit dem Gegenspieler der anderen konfrontieren. All das dient der Vorbereitung von Veränderungen. Sich mit allen Sinnen in das Märchen hineinzuversetzen, wie ich es etwa im Kapitel »Im Brunnen der Frau Holle« beschrieben habe, fördert das Verständnis in einem hohen Maße, und darauf lässt sich bereits ein Aktionsplan aufbauen. Bei der märchenbasierten Familientherapie erfolgt die erste Wende also an jenem Punkt, an dem die Familienmitglieder in der Lage sind, die jeweils anderen aus einer neuen Perspektive zu sehen und deren Gesichtspunkte zu akzeptieren. Auf die Zielgerade aber gelangt die Therapie dann, wenn alle sich den »objektiven Lösungen« zuwenden, die die Matrix anbietet, unabhängig von ihrem individuellen Erleben, und akzeptieren, dass die Lösungswege, die das Märchen anbietet, jedem Einzelnen von ihnen offenstehen, ohne dass sie ihre eigene Sicht der Dinge preisgeben müssen.

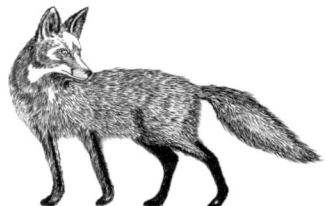

Dies galt auch für den 16-jährigen Jungen, der von der Schule zu fliegen drohte, und seine Familie. Wir hatten zehn Sitzungen, bei denen alle Familienmitglieder anwesend waren, und darüber hinaus hatte ich mit jedem Familienmitglied zwei Einzelkonsultationen. Der Vater begann mit der Befreiung aus seinem Netz mithilfe eines Satzes von Mufasa, dem einstigen König der Löwen: *»Du bist viel mehr, als was aus dir geworden ist.«* Im Film sagt der Löwenvater diesen Satz zu seinem Sohn, doch in der Therapie erkannte der Vater, dass der Satz eigentlich gar nicht seinem Sohn, sondern ihm selbst galt. Als interessante Wende erwies sich auch, dass der Vater die Verantwortung dafür, dass das familiäre Gleichgewicht ins Wanken gekommen war, seinem Sohn zuschrieb. Im Film *Der König der Löwen* hingegen ist es Simba, der Löwensohn selbst, der die Verantwortung auf sich nimmt. Mithilfe aller drei Geschichten – *Der König der Löwen*, *Das goldene Ei* sowie der Geschichte von den gefangenen Tauben – gelangte der Vater schließlich an einen Punkt, an dem er seine Einstellung gegenüber seinem Sohn als Irrtum erkannte. Ihm wurde klar, dass er, statt seinem Sohn die Schuld zu geben, erst einmal mit seinen eigenen verdrängten Wünschen und ungenutzten Chancen ins Reine kommen musste. Er erkannte auch, dass er nicht länger alles in seinem Leben dem Geldverdienen unterordnen sollte. »Die goldenen Eier waren für mich bislang immer wichtiger als alles andere«, sagte er. »Anstatt mich daran zu erinnern, wer ich bin, beschäftige ich mich nur mit dem Geld.« Wer den Film *Der König der Löwen* kennt, wird sich in dieser Äußerung wiederum an Mufasa erinnert fühlen. Der Vater reduzierte in einem ersten Schritt seine Arbeitszeit und widmete seiner Familie mehr Zeit.

Dem ersten Anschein zum Trotz erwies sich die Situation des Mädchens als die schwierigste. Sie war tatsächlich vollkommen in der Rolle gefangen, die die Henne im Märchen vom goldenen Ei einnimmt. Sie war in der Familie das eigentliche

Opfer. Friedfertig und verständnisvoll, wie sie war, wollte sie allen anderen Familienmitgliedern gern helfen, und darüber verlor sie immer mehr Lebensenergie. Mithilfe der drei Märchen begann sie zu verstehen, dass sie zum einen keine Schuld an der entstandenen Situation hatte und es darüber hinaus nicht ihre Aufgabe war, die Probleme zu lösen. Es gelang schließlich auch ihr, erste Schritte der Veränderung zu machen, indem sie nicht mehr ständig zu Hause herumsaß, um Wächterin über den Familienfrieden zu sein, sondern Freundinnen besuchte oder in die Tanzschule ging.

Die Mutter hatte gut daran getan, für die Familie Hilfe zu suchen, doch es stellte sich heraus, dass sie die Probleme größer machte, als sie eigentlich waren. Es konnte nämlich keine Rede davon sein, dass ihr Sohn drogenabhängig war. Die Joints auf der Schultoilette und die Disziplinprobleme waren Hilferufe eines Jugendlichen, der sich an den Rand der Familie gedrängt und isoliert sah. Im Zuge der ständigen Streitereien in der Familie entfernten sich beide Kinder immer weiter von der Mutter, und diese verstand zunehmend weniger, was um sie herum passierte. Sie sah, dass sie das Auseinanderdriften der Familie nicht aufhalten konnte, versuchte aber dennoch alles, um die Ehre der Familie zu retten. Eines allerdings konnte sie nicht: ihre pubertierenden Kinder, die oft genug tatsächlich »schwierig« waren, akzeptieren und lieben. Die zunehmend aggressive Reaktion des Jungen auf die Streitereien in der Familie entsprang auch dem Gefühl, nicht geliebt zu werden. Als wir uns in der Therapie darüber unterhielten, wer im Film *Der König der Löwen* die Figur war, die Simba bedingungslos vertraute – es ist Königin Sarabi, Simbas Mutter –, erkannte die Frau, dass es in erster Linie darum ging, wieder Vertrauen in ihren Sohn zu haben. Sie arbeitete daran, und auch wenn dieses Vertrauen am Ende der Therapie noch auf wackligen Beinen stand, hatte sie sich doch immerhin auf den Weg der Veränderung gemacht.

Am einfachsten war die Arbeit mit jenem Familienmitglied, das zu Beginn der Therapie als der eigentliche Problemfall galt. Schon beim fünften Treffen wurde mir klar, welch guten Dienst der Junge der Familie durch sein »schwieriges« Verhalten erwiesen hatte. Durch die Probleme des Jungen wurde ein familiäres System erkennbar, das auf Lebenslügen und einer Fixierung auf Äußerlichkeiten basierte und damit in sich hochproblematisch war. In diesem System konnte keines der Familienmitglieder Sicherheit finden. Der Junge erhielt schon bei den ersten Schwierigkeiten weder von seinem Vater noch von seiner Mutter Unterstützung. Schließlich machte er sich einen Glaubenssatz aus dem Film *Der König der Löwen* zu eigen: *»Wenn die Welt dir den Rücken kehrt, dann kehrst du der Welt auch den Rücken!«* Für ihn war es nicht dieser Film, der die Wende herbeiführte und die Veränderung einleitete.

Die Lösung zur Wiederherstellung des familiären Gleichgewichts lag letztlich in der Lehre des Märchens *Das goldene Ei*. Dort wird am Schluss alles auf Anfang gesetzt: »Die Diener waren wie vom Erdboden verschluckt, auch ihre teuren Gewänder waren verschwunden, und es war, als hätte es nie ein Schloss gegeben. Sie saßen wieder in ihrem alten Häuschen. Der Kater Mischka wärmte sich auf der Ofenbank, und unter dem Tisch prangte gelb das zerbrochene Ei.«

Solch ein Neuanfang bedeutet in den Märchen, dass man an den Ausgangsort zurückkehren muss – in diesem Märchen eben zu einem zerbrochenen Ei. Das Ei steht für einen vermeintlichen oder tatsächlichen Schandfleck, zu dessen Beseitigung es andere Strategien braucht als die bislang erprobten. Es hat offenkundig nichts gebracht, die Henne in einen Käfig zu sperren und den Kater auf den Dachboden zu verbannen. Stattdessen sollte er sich auf der Ofenbank wärmen dürfen. Denn nur echte Sicherheit und Geborgenheit innerhalb der Familie bieten die Chance zur Heilung.

»—▶ Wie wird das Märchen ohne einen Therapeuten ◀—« zu einer selbstheilenden Geschichte?

Das Märchen vom goldenen Ei lässt sich auch als selbstheilende Geschichte für nur eine Person einsetzen, etwa dann, wenn wir an unserem Arbeitsplatz oder im Privatleben etwas falsch gemacht haben, doch versuchen, diesen Fehler zu vertuschen, anstatt dafür einzustehen. Dabei verwenden wir unglaublich viel Energie darauf, den Fehler im Verborgenen zu halten, indem wir überkompensieren, das heißt, uns bemühen, alles immer besser zu machen, also immer schönere und größere »goldene Eier« zu legen, um uns selbst und anderen zu beweisen, dass mit uns alles in bester Ordnung ist. Dabei gerät jedoch früher oder später unser inneres Gleichgewicht ins Wanken, unsere Ressourcen werden zunehmend aufgebraucht.

Das Märchen *Das goldene Ei* hilft im ersten Schritt dabei, uns zur Ausgangssituation zurückzuführen. Gerade mit einigem zeitlichen Abstand vom ursprünglich begangenen Fehler können wir uns selbst die Frage stellen: Was ist eigentlich genau passiert? Wovor sind wir erschrocken, als wir unseren Fehler entdeckt haben? Warum haben wir den Irrtum oder Misserfolg nicht auf uns genommen? Über wen oder was ärgern wir uns, wenn wir uns das Geschehene in Erinnerung rufen? Geben wir anderen

Menschen die Schuld für das, was schiefgelaufen ist? Worin besteht unsere eigene Verantwortung? Warum haben wir uns mit einem Teil unserer selbst auf den »Dachboden« zurückgezogen, und warum haben wir einen anderen Teil unserer selbst in einen »silbernen Käfig« gesperrt? Wollen wir vom Dachboden herunterkommen? Was hält uns davon ab? Wollen wir uns aus dem Käfig befreien? Wenn wir die letzte Frage mit Ja beantworten, liefert uns das Märchen als Aktionsplan, unsere Einstellung zu unserem echten oder vermeintlichen Fehler oder Misserfolg zu verändern, der uns mit Scham und Schuldgefühlen erfüllt. Wir sollen vom »Dachboden« herunterkommen, das heißt uns selbst verzeihen und uns aus dem »Käfig« der Wiedergutmachungsversuche befreien. Wenn wir all das hinter uns haben, können wir unseren Lieblingsplatz in unserem alten Häuschen, in unserem Selbst, das seinen Frieden gefunden hat, beruhigt wieder einnehmen.

SCHAUKELN IM NICHTS

Rehabilitation nach einer Krankheit

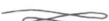

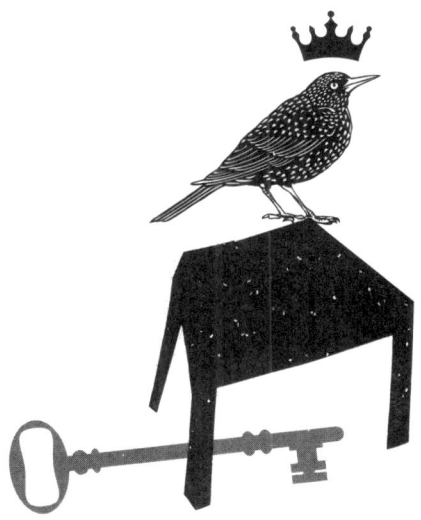

Meine neue Klientin ist eine kleine, schmale, zierliche Frau. Genau so habe ich sie mir vorgestellt, als wir uns am Telefon unterhielten. Sie wirkt wie ein Vögelchen, das sich nur in seinem Nest wohlfühlt. Aus unserem langen Telefonat weiß ich, dass sie vor kurzem 45 Jahre alt geworden ist. Ihren Geburtstag feierte sie im Krankenhaus, einen Tag nach einem komplizierten gynäkologischen Eingriff. Sie wurde unlängst entlassen, derzeit finden die Nachbehandlungen statt. Sie bat mich darum, ein Märchen für sie zu finden, das ihr bei der Genesung helfen kann und dabei, ihr Leben neu zu denken. Sie macht noch eine weitere Psychotherapie: »Ich habe mit meinem Therapeuten besprochen, dass ich ein paarmal zu Ihnen komme.« Wir verabreden, dass wir uns zu fünf Sitzungen treffen werden.

Fünf Sitzungen sind in der Märchentherapie so etwas wie eine Erste Hilfe. Das passende Märchen setzt die Veränderungen zwar in Gang, doch bieten fünf Sitzungen nicht die Möglichkeit, diese weiterzuverfolgen und zu vertiefen. Die kurze Therapie wird meiner neuen Klientin und mir auch nicht erlauben, die Ursachen für die entstandene Situation (ihre Krankheit) zu ergründen, doch wir können mithilfe des Märchens unseren Fokus auf die Gestaltung ihrer Zukunft richten. In diesem Fall kann ich die kurz angelegte Begleitung deshalb guten Gewissens übernehmen, weil ich meine Klientin noch anderweitig in psychotherapeutischer Betreuung weiß. Ich vertraue darauf, dass die aus dem Märchen erlangten Erkenntnisse in die weitere Arbeit mit meinem Psychotherapeuten-Kollegen einfließen werden.

Bei der ersten Sitzung frage ich meine Klienten immer, ob ihnen ein Märchen einfällt, das sie in ihrer Kindheit besonders mochten oder das sie gerade jetzt beschäftigt. Oft birgt ein Lieblingsmärchen der Kindheit den Schlüssel dazu, die Dinge in Ordnung zu bringen oder doch jedenfalls zu erkennen, warum man aktuell in einem bestimmten Problem feststeckt.

Auch jetzt stelle ich diese Frage.

»*Das kleine Mädchen mit den Schwefelhölzern* von Andersen war immer mein Lieblingsmärchen«, antwortet meine neue Klientin.

Ich höre diese Antwort nicht zum ersten Mal, und immer wieder erschreckt sie mich. Wenn ich sagen müsste, welches das düsterste, hoffnungsloseste und traurigste Märchen der Märchenliteratur ist, würde ich dieses nennen. Ein kleines Mädchen erfriert auf einer Straße voller Passanten, und es gibt niemanden, der sich zu ihm hinabbeugt, es auf den Schoß nimmt, es wärmt, ihm etwas zu essen gibt – und vor allem: es liebt.

Ich frage sie, warum sie dieses Märchen mag.

»Weil es von mir handelt.«

Mein Magen krampft sich zusammen. Ich bereue, mich auf die fünf Sitzungen eingelassen zu haben.

»Wie meinen Sie das?«

»Auch ich zünde die Streichhölzer an, damit es um mich herum hell wird, und auch, damit ich nicht erfriere und man mich bemerkt, aber alle gehen ohne ein Wort an mir vorbei. Keiner beachtet mich. Weder Männer noch Kollegen. Mich braucht keiner.«

Aus ihrer Betonung folgere ich, dass sie diese Worte nicht zum ersten Mal ausspricht, und gehe davon aus, dass sie die Psychotherapie auch wegen ihrer Einsamkeit und des Gefühls, überflüssig zu sein, macht. Ich hake nicht nach, sondern konstatierte nur, dass das ein sehr trauriges Märchen ist.

»Ich will auch aus der Geschichte herauskommen. Ich zünde diese Schwefelhölzer schon viel zu lange an.«

Als ich das Gespräch auf ihren derzeitigen Zustand lenke, erzählt sie mir, welche Behandlungen und Medikamente sie bekommt und wie sie ihre Ernährung umgestellt hat. »Ich habe das Gefühl, das reicht nicht. Irgendwie müsste ich anders denken und leben, um endgültig gesund zu werden.« Sie sieht mich mit riesigen Augen an.

Unser Therapievertrag beinhaltet das, worauf wir uns am Ende unseres Telefonats geeinigt haben: Wir arbeiten mit einem Märchen, das dabei hilft, das Leben neu zu überdenken und nach der Operation wieder gesund zu werden.

Da ich die Bitte meiner Klientin schon vor unserer ersten Begegnung kannte und Zeit hatte, mich auf das Treffen vorzubereiten, habe ich am Vorabend ein Märchen für sie ausgewählt. Natürlich wäre denkbar gewesen, dass ich meine Wahl aufgrund von Informationen aus unserer ersten Sitzung hätte revidieren müssen. Doch auch wenn meine Klientin *Das kleine Mädchen mit den Schwefelhölzern* so ausdrücklich erwähnt hat, scheint es mir ratsam, bei meiner ursprünglichen Entscheidung zu bleiben.

»Ich habe Ihnen einen indianischen Schöpfungsmythos mitgebracht. Darf ich Ihnen die Geschichte erzählen?«

Das Mädchen aus dem Himmel

Als die Welt noch jung war, lebten die Menschen oben im Himmel. Dort gab es einen berühmten Stammeshäuptling. Eines Tages wurde die Tochter dieses Stammeshäuptlings krank. Die Menschen sorgten sich sehr um sie. Jede Art von Medizin probierten sie aus, doch keine hatte die Macht, ihre geheimnisvolle Krankheit zu heilen.

Neben der Hütte des Häuptlings stand ein großer Baum. Auf diesem Baum wuchs Mais, und den aßen die im Himmel lebenden Menschen. Einmal träumte der Schamane des Stammes, dass das Mädchen nur dann wieder gesund werden könnte, wenn man es unter den Mais tragenden Baum legte und den Baum fällte.

Das grämte den Stammeshäuptling sehr, doch weil er seine Tochter mehr als jeden anderen Menschen liebte, hörte er auf den Befehl des Traumes und ließ den Baum fällen.

Das Mädchen schlief also dort auf dem Boden, wie der Traum geheißen hatte. Da kam ein Jüngling an der Stelle vorbei und sprach ärgerlich: »Vielleicht wird deine Tochter gesund, Häuptling, vielleicht auch nicht, eines aber ist sicher: Die im Himmel werden nichts zu essen haben, denn die Frucht dieses Baumes hat uns bis jetzt ernährt.«

In seiner Wut stieß er das Mädchen, das dadurch auf dem Gras ins Rutschen geriet und dort, wo der Baum gestanden hatte, in ein Loch fiel. Dieses Loch aber führte auf die Erde, wo es zu jener Zeit noch nichts anderes gab als Wasser.

Auf dem Wasser schwammen allerlei Wasservögel umher. So trug es sich zu, dass eine Wildente dabei zusah, wie das Mädchen hinabstürzte, und den anderen zurief: »Kommt, helft, damit dieses Mädchen nicht im Wasser ertrinkt.«

Daraufhin versammelten sich alle Wasservögel, und das Mädchen fiel auf die Vogelschar. Die Vögel trugen es eine Weile auf ihren Rücken, doch dann fragten sie: »Ja, was soll denn jetzt mit dir geschehen?«

Schließlich nahm eine große Schildkröte das Mädchen auf ihren Rücken und schleppte es auf dem Wasser überall mit sich hin. Doch dann ermüdete auch sie und bat darum, jemand anders möge ihren Platz einnehmen. Ein Wassertier nach dem anderen trug das Mädchen umher, bis sie endlich beschlossen, ihm einen festen Wohnort zu bauen, an dem es zukünftig leben könnte. Dazu musste jedoch aus der Tiefe des Meeres Erde hinaufgebracht werden.

Gesagt, getan. Die Schildkröte tauchte also auf den Grund des Meeres hinab, um nach Erde zu suchen. Als sie es das erste Mal versuchte, fand sie keine Erde. Als sie ein zweites Mal ins Meer hinuntertauchte, brachte sie eine Handvoll Erde vom Meeresgrund hinauf. Die legte man ihr auf den Rücken, und die Erde begann auf einmal zu wachsen und immer weiter zu wachsen.

Auf diesem Festland lebte das Mädchen aus dem Himmel fortan. Nachdem es genesen war, baute es sich eine kleine Hütte, in der es zufrieden vor sich hin lebte. Nach einer Zeit trieben die Wellen des Meeres zwei kleine Jungen ans Ufer. Das Mädchen freute sich über die Kinder und beschloss, sie großzuziehen. Das Gesicht des einen Jungen loderte von hellem Licht, er hieß Feuer; das Gesicht des anderen war bleich, sein Name war Sprösslein. Das Mädchen aus dem Himmel mochte Sprösslein lieber, weil er freundlich und gehorsam war. Feuer aber war ungestüm und grob.

Die Jungen gingen jeden Morgen auf die Jagd und kehrten jeden Abend zu ihrer Ziehmutter zurück. So zogen die Jahre ins Land. Als sie zu Männern herangewachsen waren, beschlossen sie, sich auf den Weg zu machen und die Welt mit Lebewesen zu bevölkern. Feuer ging gen Westen, Sprösslein gen Osten. Sie vereinbarten, dass sie sich danach wieder bei ihrer Ziehmutter treffen wollten, damit sich jeder von ihnen ansehen konnte, was der andere geschaffen hatte.

Als sie sich erneut trafen, zogen sie zuerst gen Westen, um zu sehen, was Feuer erschaffen hatte. Sein Land war voller mächtiger Felsen, unheimlicher Schluchten und riesiger Mücken. Sprösslein war neugierig, was diese riesigen Mücken wohl machten. Eine von ihnen hatte gerade ein frisch grünendes Blatt mit ihrem Stich getötet.

Da sprach Sprösslein: »Das ist nicht gut, wenn diese blutrünstigen Mücken so groß sind, denn sie werden die Menschen töten, die wir schaffen.«

Er nahm also die Mücke und rieb sie so lange mit seinen Fingern, bis sie ganz klein wurde. Dann hauchte er die Mücke an, und sie flog davon.

Sprösslein verwandelte auch andere Tiere, all jene, die die Feinde der Menschen waren.

Am Tag darauf begaben sie sich auf den Weg gen Osten, um zu schauen, was Sprösslein geschaffen hatte. Wie sie so gen Osten gingen, schien es Feuer immer mehr so, als hätte Sprösslein sehr viele Tiere mit essbarem Fleisch erschaffen: Sie waren so dick, dass sie sich kaum regen konnten. Und den Ahornbaum hatte Sprösslein so gestaltet, dass daraus den ganzen Tag über ein süßer Sirup tropfte. An der Platane hingen schmackhafte Früchte, in den Flüssen floss ein Teil des Wassers aufwärts, ein anderer hingegen abwärts, damit die Menschen leicht mit den Schiffen auf ihnen fahren konnten. Das aber gefiel dem Bruder mit dem lodernden Gesicht nicht. Er meinte, dass die Menschen, die auf die Erde kämen, zu leicht und zu glücklich leben würden und nicht lernen würden, was es heiße zu kämpfen. Er schüttelte also die Tiere mit dem essbaren Fleisch – die Bären, Hirsche, Puten –, und aus den großen, dicken Tieren wurden kleine, dünne Tiere, deren Nachkommen so blieben.

Er verwandelte auch den Ahornbaum, aus dem von da an statt eines süßen Sirups nur ein süßlicher Saft floss. Die Früchte der Platane wurden klein und ungenießbar. Schließlich veränderte er die Flüsse so, dass diese nur in eine Richtung flossen, da es nach den Plänen Sprössleins zu leicht gewesen wäre, mit den Schiffen auf den Strömen zu fahren. So nahmen die beiden Brüder ihre Schöpfungen gegenseitig in Augenschein und wandelten sie so lange ab, bis die Welt so wurde, wie sie heute ist: nicht allzu schlecht und nicht allzu gut.

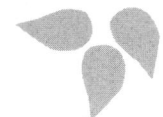

➤─➤ Warum habe ich dieses Märchen gewählt? – ◄─◄◄
Die objektive Deutung des Märchens

Das indianische Märchen lässt keinen Zweifel daran, dass wir von Bild zu Bild Zeugen eines Heilungsprozesses sind, vom Beginn der Krankheit bis zur Wiedergewinnung des Gleichgewichts. Gleich zu Anfang erfahren wir ohne Umschweife, dass ein im Himmel lebendes Mädchen erkrankt ist, noch dazu die Tochter eines berühmten Stammeshäuptlings. Für jemanden, der an einer schweren Krankheit leidet, bedeutet allein die Information, dass man auch im Himmel erkranken kann und dies auch mit »berühmten« Menschen oder deren Angehörigen geschieht, einen gewissen Trost. Das Märchen setzt sich ungemein sensibel mit dem beklemmendsten Gefühl, der Todesangst oder aber der latenten Todessehnsucht, auseinander, als es die Schauplätze umkehrt: Das Mädchen gelangt nicht von der Erde in den Himmel, sondern aus dem Himmel auf die Erde. Dies gibt unserem Unbewussten die Richtung vor: Es soll sich nicht damit beschäftigen, was »dort oben« einmal sein wird, sondern damit, was »hier unten« zu tun ist. Die Krankheit des Mädchens ist geheimnisvoll; es gibt keine Medizin, die es einnehmen könnte. Ganz im Gegenteil ist die Ursache für seine Krankheit vielleicht, dass es etwas Falsches »gegessen«, »geschluckt« hat, an dem es erkrankt ist. Deshalb muss der Mais tragende Baum gefällt werden, womit die Hauptnahrungsquelle der Menschen im Himmel vernichtet wird. Das erfordert allerdings einen radikalen Perspektivwechsel, was das Märchen dadurch zum Ausdruck bringt, dass das Mädchen aus dem Himmel, seinem ursprünglichen Wohnort, abstürzt, geradewegs auf ein riesiges Gewässer zu. Seinen Sturz fängt eine Gruppe von Wasservögeln auf, und eine Weile tragen sie das Mädchen auf dem Wasser hin und her. Dieses Bild ist wie der bewusstlose Zustand nach einer schweren Operation: Unsichtbare Seelenvögel tragen den Menschen auf ihrem Rücken; es gibt kein Ufer, kein Festland, nur das Schaukeln auf einem alles bedeckenden Wasser, dem Ort der Möglichkeiten und der Fruchtbarkeit. Zu diesem Zeitpunkt entscheidet sich, ob es ein Ufer geben wird, ob sich der kritische Zustand zum Guten wendet. Die Vögel fragen auch: »Ja, was soll denn jetzt mit dir geschehen?« Da es niemanden gibt, der diese Frage beantworten könnte, entscheiden sie sich für die einzig mögliche Lösung: Eine Zeitlang geben sie das Mädchen einander noch weiter. Halten es am Leben. Weise warten sie jenen

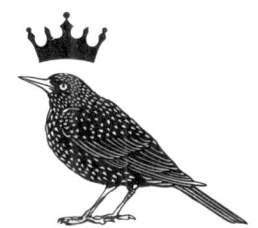

Augenblick ab, in dem sie beschließen, für das Mädchen »einen festen Wohnort zu bauen, an dem es zukünftig leben könnte«. Das Märchen weckt keine Illusionen: Es steht nur ein handgroßes Stück Erde zur Verfügung, und auch das muss von sehr tief unten hochgeholt werden. Selbst der Schildkröte gelingt es erst im zweiten Anlauf. Die Heilung ist also schwierig, aber nicht aussichtslos. Es liegt nun an der kranken Person, was sie aus diesem Stückchen Erde herausholt, wie sie die Welt um sich herum lebenswert macht. Das Märchen formt von hier an die Phase der Genesung zu Bildern. Was fängt das Mädchen mit dem zurückbekommenen Leben an? Womit bevölkert es um sich herum das Erdstück, das »auf einmal zu wachsen und immer weiter zu wachsen« beginnt? In den Märchen bedeutet ein Kind im Allgemeinen Zukunft und Entwicklung. Das Mädchen aus dem Himmel bekommt sogar zwei Kinder – zwei Chancen – auf einmal, in denen sich die beiden Seiten ein und derselben Energie deutlich erkennen lassen: Feuer, wild und gefährlich, und Sprösslein, freundlich und hingebungsvoll. Schon ihre Namen sind vielsagend, und es ist kein Zufall, dass das Mädchen gerade Feuer nicht mag, der »ungestüm und grob« ist. Ein gefährliches Element – wird es nicht im Zaum gehalten, ist es in der Lage, den Menschen krank zu machen, gleichzeitig lodert Feuers Gesicht »von hellem Licht«. Hat vielleicht gerade das Übergewicht an Feuer das Mädchen krank gemacht? Vielleicht wurde es dort oben im Himmel gerade deswegen von jemandem gestoßen, weil es selbst bis dahin anderen Stöße versetzt hatte? Wir wissen es nicht, und auch das Märchen sagt nichts zu den Ursachen der Krankheit. Alles hängt nämlich im Folgenden davon ab, ob das Mädchen fähig sein wird, das Gleichgewicht von Erde-Wasser-Luft-Feuer herzustellen. Ob es lernt, mit der Zügellosigkeit Feuers umzugehen, und in sich die »freundliche«, »brave«, zugleich noch »blasse« und »kraftlose« Natur Sprössleins zu verstärken vermag. Davon handelt der dritte

Teil des Märchens, der Versuch Feuers und Sprössleins, »die Welt zu erschließen«. Beide achten dabei genau auf das, worauf auch der Mensch bei seiner Genesung achten muss: Was ist zu viel, und was ist zu wenig? Was ist zu groß und was zu klein? Was ist zu süß? Warum fließt etwas aufwärts und abwärts zugleich? Das Leben muss so lange verändert und umgestaltet werden, bis es »nicht allzu schlecht und nicht allzu gut« wird. So lange, bis sich das Gleichgewicht einstellt. Märchen können auch deshalb bei schweren Krankheiten als Stütze dienen, weil sie in ihrem strukturellen Aufbau den Prozess einer Krankheit abbilden: In den ersten Zeilen des Märchens herrscht noch Ordnung, dann gerät das Gleichgewicht aus irgendeinem Grund ins Wanken, und von da an handeln die Märchen davon, wie man die Balance wiederherstellen kann. Aus all diesen Gründen glaube ich, dass das Märchen vom Mädchen aus dem Himmel meiner neuen Klientin ein Modell bieten kann.

>>—▷ Wie wurde das Märchen zu einer heilenden ◁—<< Geschichte? – Die subjektive Deutung des Märchens

Ich erzähle immer so, dass ich nicht den Text eines Märchens auswendig lerne, sondern mir die Reihenfolge der Bilder merke. Im Hinblick auf den Text achte ich nur auf eine einzige Sache: die *Lehrsätze* des Märchens wortwörtlich zu zitieren. Es gibt nämlich Sätze, die beim Erzählen keinesfalls weggelassen oder umformuliert werden dürfen. Wir können ein Märchen nur dann »gut« erzählen und »gut« verwenden, wenn wir wissen, wovon es handelt. Gleichzeitig dürfen wir die Zuhörer nicht mit der Betonung der Worte beeinflussen, ihre Aufmerksamkeit nicht auf den objektiven Kern des Märchens lenken. Es ist sehr wichtig, dass sie zu allem, was sie hören, einen möglichst subjektiven Bezug herstellen.

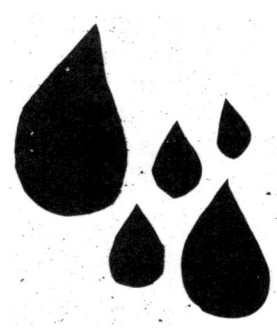

Die Reaktionen beim Zuhören verraten viel über den Zuhörer. Der Atem meiner neuen Klientin gerät ins Stocken, ihre Pupillen weiten sich, ihre Lippen öffnen sich etwas, als das aus dem Himmel stürzende Mädchen auf die Schar der Wasservögel fällt und diese es auf ihren Rücken tragen. Ihre Augen füllen sich mit Tränen, als ich frage: *»Ja, was soll denn jetzt mit dir geschehen?«* Sie ist so tief berührt, dass ich einige Sekunden Pause mache. Ich erzähle langsam, denn eigentlich gebe ich gar nicht ein Märchen, sondern einen indianischen Schöpfungsmythos weiter, der eine Vielzahl von Informationen in sich birgt und in seiner Komplexität auch vonseiten des Zuhörers große Aufmerksamkeit erfordert.

Am Ende des Märchens lasse ich meiner Klientin etwas Zeit, damit alle Bilder und Sätze bei ihr ankommen. Dann bitte ich sie, sich selbst in der Geschichte zu suchen. Ich habe mich nicht geirrt, als ich die starke Betroffenheit in ihrem Gesicht sah: Sie erkennt sich genau in der Szene wieder, in der das Mädchen aus dem Himmel stürzt. »Ich stürze nicht mehr, das ist schon vorbei, ich liege eher auf dem Rücken der Wasservögel und schaukele auf dem Wasser. Ich schaukele im Nichts.« In der uns verbleibenden Zeit lasse ich sie auf der großen Schildkröte und dem Rücken anderer Wassertiere »schaukeln«, während ich sie darum bitte, einige angenehme Erinnerungen aus ihrem Leben wachzurufen. Ihre wenigen Erinnerungen stammen vor allem aus der Zeit, als sie Anfang 20 war. Das stärkste Bild ist, als sie ehrenamtlich in einem Feriencamp gearbeitet und auf behinderte Kinder aufgepasst hat. »Ich habe ihnen sogar Märchen erzählt«, sagt sie und fügt hinzu: »Keine Sorge, nicht *Das kleine Mädchen mit den Schwefelhölzern.*«

Langsam hole ich sie aus dem Zustand des Schaukelns zurück. Ich überreiche ihr das Märchen und bitte sie, zu Hause beim Lesen darauf zu achten, was mit dem Mädchen nach dem für Märchen ungewohnt langen – man könnte sagen, sich hinziehenden – Schaukeln geschieht.

Bei der nächsten Sitzung setzen wir die Unterhaltung an diesem Punkt fort. Keine von uns fühlt sich veranlasst, sich mit dem ersten Teil des Märchens – der Krankheit des Mädchens und dem Fällen des Baumes – zu beschäftigen. Auch das bekräftigt mich darin, dass meine Klientin nicht mehr an den Ursachen für ihre Krankheit interessiert ist, sondern dass sie die Frage beschäftigt, was sie im Hinblick auf ihre Zukunft tun kann. Bei einer längeren Therapie suche ich mit meinen Klienten auch den Bezug zu den Ereignissen des Märchens, die sich vor dem Schauplatz zugetragen haben, an dem der Klient sich spontan wiederfindet. Dazu haben wir dieses Mal keine Zeit und auch keine Veranlassung. Also fahren wir linear mit der Aufarbeitung des Märchens fort, was auch bedeutet, dass wir uns nach der Struktur der Schöpfungsmythen richten. Zum Neuaufbau eines Lebens könnte man kaum eine bessere Struktur finden.

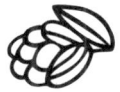

In dieser Struktur folgt nämlich nach dem langen Schaukeln der Bau eines »festen Wohnorts«, die Gestaltung der Zukunft, und dazu muss die Schildkröte sogar zweimal in die Tiefe hinabtauchen. Meine Klientin verbindet dieses Bild schnell mit ihrem eigenen Leben und erzählt, dass sie vor acht Jahren einen Nervenzusammenbruch erlitten hat. Damals habe sie das erste Mal auf der Suche nach einem Stück Erde in die Tiefe tauchen müssen. »Aber damals war es leichter, weil ich einen Lebensgefährten hatte.« Es stellt sich heraus, dass der Mann drei Jahre zuvor verstorben ist, seitdem ist sie völlig allein. Jedem weiteren Gespräch darüber verschließt sie sich jedoch vollkommen, daher kehre ich zu dem Märchen zurück. Ich schlage ihr vor, in ihrem Leben nach einem Baumaterial zu suchen, das so stark ist, dass sie darauf in ihrer aktuellen Lebenssituation einen »festen Wohnort« aufbauen könnte. Die bildliche Sprache versteht sie gut, das beschleunigt die Identifikation mit dem Märchen ungemein. »Ich müsste mich nach einer neuen Stelle umschauen«, sagt sie, »ich möchte nicht weiter in der öffentlichen Verwaltung arbeiten. Ich habe genug vom Beamtendasein.« Ich antworte ihr, dass es in diesem Fall tatsächlich notwendig sei »unterzutauchen«, um nachzusehen, welche verborgenen »Erdstücke« in der Tiefe noch liegen könnten. »Ich möchte mich mit Kindern beschäftigen«, sagt sie plötzlich. »Das Bild mit den behinderten Kindern, das das letzte Mal in mir wachgeworden ist, lässt mir seitdem keine Ruhe mehr. Ich glaube, damals war ich wirklich glücklich.« Wir beginnen zu sammeln, welche Fähigkeiten und Eigenschaften für eine solche Arbeit notwendig sind. Bei jeder Eigenschaft erklärt meine Klientin, dass sie darüber verfüge, nur habe sie bisher keinen Bedarf daran gehabt. Sie bekommt die Aufgabe, bis zum nächsten Treffen über den Bau einer »potenziellen Hütte« nachzudenken, das heißt darüber, an welchem neuen Arbeitsplatz sie sich wohlfühlen würde.

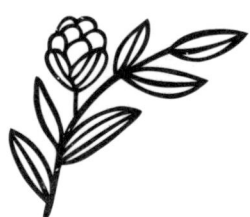

Zur nächsten Sitzung bringt sie eine Zeichnung mit. Sie hat eine indianische Hütte gezeichnet, vollgeschrieben mit Berufsbezeichnungen: Kindergartenpädagogin, Heilpädagogin, Säuglingspflegerin, Sozialarbeiterin, Krankenpflegerin, Erzieherin im Kinderheim, Märchenerzählerin. Über die letzte Beschäftigung lachen wir laut. Ich erkläre ihr, dass das Erzählen von Märchen eine universale Tätigkeit ist, die man sogar in einer Behörde ausüben kann. Sie überlegt einen Augenblick, dann antwortet sie, sie habe sich schon entschieden: Sie bleibe nicht in der Behörde. »Dann kommen uns diese beiden Jungen aus dem Märchen, Feuer und Sprösslein, gerade zupass« – ich lenke ihre Aufmerksamkeit auf die Fortsetzung des Märchens.

Sie blüht geradezu auf. »Ich habe schon darüber nachgedacht, was ich mit den beiden zu tun haben könnte. Mir geht es genau umgekehrt wie ihrer Ziehmutter: Ich mag Feuer lieber und nicht den freundlichen und braven Sprösslein.« Ich bin überrascht, doch ihre Erklärung folgt sogleich: »Mein ganzes Leben lang war ich Sprösslein, freundlich und brav. Meine Eltern haben mir gesagt, was ich studieren soll. Sie haben mir auch den Beruf ausgewählt. Sogar einen Ehemann wollten sie für mich aussuchen, doch dagegen habe ich mich aufgelehnt. Damals ist unsere Beziehung kaputtgegangen.« Wir arbeiten nun über längere Zeit mit einem einzigen Absatz des Märchens, mit der Beschreibung dessen, wie die Jungen groß werden, und insbesondere mit zwei wichtigen Verben: *jagen* und *erschaffen*. Ich bitte sie, neben die Hütte jene Mittel, Eigenschaften und Fähigkeiten zu notieren, auf die sie »Jagd machen« muss oder die sie »erschaffen« muss, um den erwünschten Beruf zu erreichen. Sie schreibt: entsprechende Qualifizierung – Selbstvertrauen – Mut zur Kündigung am derzeitigen Arbeitsplatz – Mut zur neuen Situation – Konfrontation mit den Eltern – Willensstärke – Glaube an mich selbst. Ich frage sie, ob ich auch eine

Sache dorthin schreiben dürfe. Sie erlaubt es mir. Ich schreibe unten auf die Hütte: Selbstliebe. Sie lächelt.

Beim nächsten Treffen erwarte ich meine Klientin mit bunter Knete und einem großen Klumpen Ton. Ich bitte sie, die Landschaft anzufertigen, die Feuer erschaffen hat. Sie sieht nicht in den Text, sondern macht sich sofort an die Arbeit. Zuerst greift sie nach dem Ton. Unter ihrer Hand erwachsen die mächtigen Felsen, unheimlichen Schluchten und riesigen Mücken. Sie macht einen Schritt zurück, betrachtet, was sie erschaffen hat, dann öffnet sie das Päckchen Knete. Ich ahne, was sie vorhat, deshalb frage ich sie, bevor sie mit der »Schöpfung« fortfährt, was Sprösslein an dieser Landschaft wohl nicht gefallen haben könnte.

»Die Lebensfeindlichkeit«, antwortet sie einfach.

»Wenn diese Landschaft Ihre innere Landschaft wäre, was würden dann diese mächtigen Felsen, Schluchten und Mücken bedeuten?«

»Meine Ängste, meine Beklemmungen, den Abgrund zwischen mir und den Menschen. Und dass ich mir selber ständig Leid zufüge.« Sie deutet auf die Mücken.

»Erinnern Sie sich, was Sprösslein in dem Märchen mit diesen riesigen Blutsaugern genau gemacht hat?«

Sie erinnert sich nicht.

Sieht nach. Liest es vor: Er »rieb sie so lange mit seinen Fingern, bis sie ganz klein wurde«.

»Versuchen Sie es!«, schlage ich ihr vor.

Sie legt die blaue Knete aus der Hand und greift nach der Mücke, die am nächsten bei ihr liegt. Reibt sie zwischen den Fingern. Sie weiß genau, was sie tut. Ihre Augen füllen sich mit Tränen.

»So einfach ist das?«, fragt sie.

»Das ist überhaupt nicht einfach«, antworte ich.

Erst nachdem sie alle Felsen und Mücken verkleinert und die Schluchten verengt hat, beginnt sie, Flüsse, Bäume, kleine Vögel zu formen. Was sie sieht, gefällt ihr.

Bei unserer letzten Sitzung fertigt sie auch Sprössleins Reich an. Zuerst formt sie große Kugeln. Sie sagt: »Das sind die dicken Tiere aus dem Märchen.« Danach rollt sie die »in zwei Richtungen fließenden« Flüsse. Was sie sieht, gefällt ihr nicht. Aber nicht aus demselben Grund, den Feuer im Märchen nennt, als er die von seinem Bruder erschaffene Welt sieht. Ihrer Meinung nach hätte alles so bleiben können, damit die Menschheit nicht so viel kämpfen müsste und mehr glückliche Menschen auf der Welt lebten.

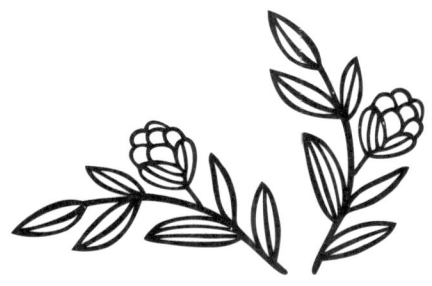

Das eigentliche Problem hat sie zunächst mit dem in zwei Richtungen strömenden Fluss, doch als wir die Geschöpfe Sprössleins zu ihren inneren Geschöpfen machen, erkennt sie in den großen Kugeln ihre eigenen Hemmnisse. Sie erklärt, dass diese Kugeln ihre eigene Bequemlichkeit abbildeten, der in zwei Richtungen strömende Fluss aber sei nichts anderes als ihre eigene Ambivalenz: Mal fühle sie sich zu allem fähig, mal vollkommen wertlos. Und so verhalte es sich auch mit ihren Zielen: Mal wolle sie dies, mal das. Aber sie habe erkannt, was im Märchen die »nicht allzu schlechte und nicht allzu gute« Welt bedeute: das Gleichgewicht. Das müsse sie finden.

Nachdem sie den Fluss aus der Knetmasse so geformt hat, dass er nur noch in eine Richtung fließt, sagt sie: »Ich habe meine Kündigung geschrieben. Und habe mich als ehrenamtliche Märchenerzählerin in einem Kinderheim gemeldet.«

Damit verabschieden wir uns. Drei Monate später erhalte ich einen Brief von ihr. »Ich habe das Ende von *Das kleine Mädchen mit den Schwefelhölzern* umgeschrieben, und zwar ab der Stelle, als die Großmutter vor ihm erscheint. Jetzt erzähle ich das Märchen auch im Kinderheim schon so:

»… Das kleine Mädchen strich auch das vorletzte Schwefelholz gegen die Mauer, um die Großmutter zum Bleiben zu bewegen. Da nahm sie das kleine Mädchen auf ihren Arm und sprach: ›Weißt du, mein kleiner Engel, dass du das Mädchen bist, das, wenn es groß ist, ein riesiges Feuer anzünden wird, damit sich an ihm alle Menschen wärmen können, deren Körper oder Herz friert? Denn du weißt schon jetzt, wie es ist, wenn jemandem der Körper fast erfriert, und du weißt auch, wie sich jene Menschen verhalten, deren Herz gefroren ist. Als du geboren wurdest, gelangtest du zu Menschen, die von der Armut verbittert waren, um dies zu erfahren. Nur deshalb kannst du diejenige sein, die dieses große Feuer einmal anzünden kann. Jetzt, da du über all dieses Wissen verfügst, ist es an der Zeit, dir neue Eltern zu suchen, die dich mit Freude großziehen. Du wirst es nicht leicht haben, aber gräme dich nicht. Du musst wissen, dass jeder in dieser Welt gebraucht wird, der hierher geboren wurde. Der eine hat es leichter, der andere schwerer, seinen Platz zu finden. Aber einen Platz hat jeder! Ich kann dir jetzt dein kleines Herz erwärmen, doch um deinen Körper musst du dich selbst kümmern. Reibe deine Händchen ganz fest aneinander, lauf, spring, damit dir warm wird, und tu, wie ich dir geheißen habe! Dein letztes Schwefelholz aber bewahre gut auf, damit du nie vergisst, was einmal deine Aufgabe sein wird!‹

Damit drückte sie das Mädchen kurz an sich, setzte es dann auf den Boden und verschwand. Sie hinterließ Staunen und die versprochene Wärme im Herzen des Mädchens, das sogleich eifrig damit begann, seine Händchen aneinander zu reiben und immer

schneller von einem Fuß auf den anderen trat, während sich seine Verblüffung, die die Worte der Großmutter in ihm hervorgerufen hatten, nach und nach auflöste. Hüpfend näherte es sich dem nächsten Haus, wo es sogleich läutete.

Ein mürrischer Diener öffnete die Tür und warf sie mit den Worten ›Wir kaufen nichts!‹ auch gleich wieder zu. Doch das machte dem Mädchen nichts aus, denn es erinnerte sich an die Worte der Großmutter, dass es nicht leicht sein würde. Ähnliche Vorfälle spielten sich noch etliche Male ab, und das Mädchen befand sich schon ganz am Rande der Stadt, zwischen kleineren und größeren Häusern mit Gärten. Immer weniger wollte es an die Worte der Großmutter glauben, sprach sie aber immer wieder vor sich hin. Plötzlich rannte ein zotteliger schwarzer Straßenköter mit großem Gebell auf das Mädchen zu und erschreckte die kleine Wanderin fast zu Tode. Er stieß sie sogar um oder das Mädchen fiel vor Schreck hin, wer erinnert sich schon. Doch der Hund tat ihm nichts zuleide, sondern stupste es mit der Schnauze an. Das Mädchen hörte auch eine freundliche Männerstimme: ›Ach, Strolch! Was hast du schon wieder gefunden? Gib acht mit den Igeln, du müsstest wissen, dass es dir schlecht mit ihnen ergeht!‹

Da erblickte das Mädchen über sich einen freundlich lächelnden Mann in Wintermantel und Fellmütze. ›Da schau her, das ist ja gar kein Igel! Was bist du denn für ein Früchtchen, du kleines, durchnässtes, verlassenes Vögelchen?‹, fragte der Mann, während er den Hund hochhob. Das Mädchen rappelte sich auf, und sein Schrecken ließ allmählich nach.

›Ich bin kein Früchtchen, mein Herr, sondern die, die einmal ein Feuer anzünden wird, ein großes! Und ich suche gute Eltern, die mich aufziehen‹, sprach das Mädchen hastig. Da kratzte sich der Mann am Kopf: ›Also, ich verstehe zwar nicht, was du daherplapperst, aber ich sehe, dass du sehr durchgefroren sein musst, und ich weiß auch, dass du um diese Uhrzeit allein nichts auf

der Straße verloren hast. Komm mit mir, meine Frau freut sich bestimmt, wenn ich mit einem solchen Weihnachtsgeschenk nach Hause komme.‹ Er setzte den Hund auf den Boden und nahm das Mädchen auf den Arm, das ihn noch fragte, ob sie gute Menschen seien, doch die Antwort hörte es nicht mehr, denn es fühlte sich in den Armen des Mannes so sicher, dass es auf der Stelle einschlief. Als der Mann zu Hause angekommen war, erzählte er seiner Frau in kurzen Worten, wie er das Mädchen gefunden hatte. Sie weckten es nicht, wickelten es nur in eine warme Wolldecke und legten es so zu sich ins Bett. Sie vergaßen sogar, dass Heiligabend war, zündeten nicht einmal eine Kerze an, sondern lagen nur still neben dem Mädchen. Die ganze Nacht ging ihnen durch den Kopf, wie gut es doch wäre, wenn dieses Mädchen nicht nur ein paar Tage bliebe, nicht nur so lange bei ihnen wäre, bis sie seine Eltern gefunden hätten. Denn die beiden hatten selbst keine Kinder. Auch den kleinen Hund hatten sie einige Wochen zuvor bei sich aufgenommen, weil es ihnen so sehr fehlte, einem anderen Wesen gemeinsam ihre Liebe zu schenken. Als das Mädchen dann am nächsten Tag seine Geschichte, die ich euch jetzt erzählt habe, vom Anfang bis zum Ende erzählte, da war das Ehepaar sehr gerührt, vielleicht tatsächlich ein so großes Geschenk bekommen zu haben. Die Geschichte des Mädchens glaubten sie und doch auch wieder nicht; schließlich einigten sie sich darauf, dass sie es, falls auch in den kommenden Tagen niemand nach ihm suchte, bei sich aufnehmen und großziehen würden. Der Mann ging nun jeden Morgen zum Zeitungsverkäufer und durchblätterte dann langsam und aufmerksam die Nachrichten, während seine Frau mit vor Angst weit aufgerissenen Augen neben ihm stand. Immer weniger wollten sie das Mädchen verlieren, das sie wegen seiner Liebenswürdigkeit und Klugheit sehr liebgewonnen hatten. Aber niemand suchte das Mädchen. Daher machten sich eines Tages alle drei auf den Weg und gingen aufs Amt, wo der Mann und die

Frau einen Antrag auf Adoption stellten. Das Mädchen beteuerte, das Ehepaar ebenfalls adoptieren zu wollen. Das Amt konnte dagegen nichts einwenden und wandte auch nichts ein. Schnell wurde der Stempel auf das Adoptionspapier gedrückt, und das Mädchen bekam einen neuen Namen: Sonnenschein Weihnacht wurde sein Name (den alten verriet es niemandem, weil es ihn endgültig vergessen wollte). Auch dem Mädchen gefiel der neue Name, denn in ihm steckte seine Aufgabe. Es wusste schon, dass man auch mit den Strahlen der Sonne ein Feuer anzünden konnte. ›Nun, mögen Sie viel Freude aneinander haben!‹, sagte der Beamte, während er dem frischgebackenen Vater die Papiere überreichte. Diesen Rat befolgten sie. Zumindest erzählen das die Nachbarn.«

An das Ende des Märchens hatte meine Klientin geschrieben: »Ich habe mich adoptiert.« Und daneben zeichnete sie eine lächelnde Sonne.

➤➤ Wie wird das Märchen ohne einen Therapeuten zu einer selbstheilenden Geschichte? ◂◂

Jeder von uns erlebt eine Krankheit auf andere Weise, daher lässt sich keine Märchensammlung zusammenstellen, in der wir jeder Krankheit ein bestimmtes Märchen zuordnen könnten. Jeder ist auf seine eigene Art und Weise krank und bedarf daher individueller Heilung. Das ist der Grund dafür, dass wir in der Märchentherapie nicht für die jeweilige Krankheit ein Märchen suchen, sondern für den seelischen Zustand, der mit der Krankheit einhergeht. Es gibt kein Märchen, von dem sich behaupten ließe, es sei beispielsweise bei Lungenentzündung geeignet. Wir können ein Märchen nur zu der konkreten Lungenentzündung einer konkreten Person auswählen. Dazu, wie diese Person ihre Krankheit erlebt, und dazu, wie sie aus ihr hinausgelangen kann.

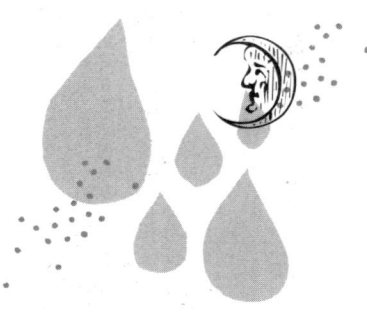

Obwohl jede Krankheit anders ist und jeder Kranke auf die jeweilige Krankheit anders reagiert, ist den Krankheiten etwas gemeinsam: Das seelische Gleichgewicht wird gestört. Die gestörte Balance kann sich sowohl auf körperlicher als auch auf seelischer Ebene zeigen. Der Verlust des Gleichgewichts stellt den Bezugspunkt zwischen Krankheit und Märchen dar, denn auch in den Zaubermärchen geht es darum, dass in einem bislang gut funktionierenden Reich die Dinge plötzlich nicht mehr richtig laufen. Jemand gerät in Gefahr, etwas verschwindet – das Gleichgewicht ist dahin. Es muss jemand kommen, der dafür kämpft, es wiederzuerlangen. Tatsächlich ist dieses Märchenmotiv eine der Grundlagen der Märchentherapie.

Im Laufe meiner Arbeit bin ich vielen Krankheiten und vielen Menschen begegnet, die auf unterschiedliche Art beeinträchtigt waren. Außer mit chronisch Kranken und Krebspatienten habe ich mit blinden und sehbehinderten Kindern, mit erwachsenen Behinderten sowie transplantierten Patienten, trauernden und traumatisierten Menschen gearbeitet. Jeder von ihnen war zwar beeinträchtigt, dennoch habe ich nicht dieselben Märchen für sie ausgesucht.

Wie wählen wir für einen kranken Menschen das richtige Märchen aus? Dabei hilft uns die sogenannte *Muster-Methode,* die auch dann angewandt werden kann, wenn wir für uns selbst ein heilsames Märchen suchen. Die Muster-Methode ermöglicht, die mehreren tausend Märchen, die uns zur Verfügung stehen, so zu reduzieren, dass am Ende tatsächlich nur eines übrig bleibt. Das richtige Märchen haben wir genau dann gefunden, wenn sein Muster mit dem durch unsere Krankheit ausgelösten Muster übereinstimmt. Doch was ist beispielsweise den Krisensituationen eines Krebskranken, eines Transplantierten, eines Blinden, einer trauernden oder traumatisierten Person gemein? Jeder von ihnen leidet unter einem Gefühl des Verlusts, der Angst, der Beklemmung, der Unsicherheit, der Wut, des »Andersseins«, dem Gefühl, weniger wert zu sein. Sie alle ziehen sich zurück, ihre Lebensqualität verschlechtert sich vorübergehend oder anhaltend – dies alles gehört also zum Muster ihrer Krankheiten dazu. Auch die Märchen sind voller Figuren, die in ähnlicher Weise beeinträchtigt sind: angefangen mit dem Lahmen, dem Einäugigen; der Figur, der die Hand abgehackt oder die auf andere Weise verstümmelt wurde, über die vertriebenen, verachteten, misshandelten, kranken und für dumm gehaltenen Figuren bis hin zu den verspotteten, ausgestoßenen und missachteten Helden. Die »verletzten Märchenhelden« müssen aus dieser Position heraus zu Helden werden. Ein Held kann aber nur derjenige sein, der sich im Folgenden eine Fähigkeit, ein Wissen aneignet, über das er zu Beginn des Märchens nicht verfügt hat. Der über seine eigenen Grenzen hinauswächst, sich über seine Situation erhebt und um den Preis großer Kraftanstrengungen das ins Wanken geratene Gleichgewicht wiederherstellt. Auch ein Mensch, der sich in einer Krise befindet, sehnt sich nach genau dieser Wiederherstellung des Gleichgewichts, daher kann ein Märchen ihm als Halt dienen. Doch welches Märchen ist das richtige?

Zur Auswahl des passenden Märchens müssen wir im ersten Schritt jene Geschichten zusammensammeln, in denen verletzte Märchenhelden vorkommen. Im zweiten Schritt schränken wir den Kreis auf jene Märchen ein, die eine Ähnlichkeit zum Muster unserer Krankheit aufweisen. Als Drittes suchen wir aus diesem eingegrenzten Kreis das Märchen bereits auf der Grundlage unseres eigenen persönlichen Musters – unserer Gefühle, Ängste, Wünsche – aus.

Eine Krankheit durchläuft unterschiedliche Phasen, und in jeder dieser Phasen geschieht mit uns etwas anderes. Daher sollten wir, wenn wir uns selbst im Laufe unserer Krankheit mit Märchen begleiten, jeweils andere Märchen heranziehen, sobald die Zeit dafür gekommen ist. Die Geschichten können uns dann am effektivsten helfen, wenn sie den gesamten Prozess vom Ausbruch der Krankheit bis zur Rehabilitation begleiten. Die Reihenfolge der Märchen kann bei dieser Arbeit nicht abgeändert werden. In der ersten Phase – zu Beginn der Krankheit – sollten wir noch nicht unbedingt nach solchen Märchen suchen, in denen verletzte Märchenhelden vorkommen. In diesem Krankheitsabschnitt brauchen wir eher ein Märchen, das unser Ich stärkt und uns Mut macht. Es braucht Zeit, bis wir verstehen und akzeptieren, was mit uns geschehen ist. Solange wir nicht in der Lage sind, die entstandene Situation zu akzeptieren, finden wir auch kein Märchen, das uns helfen könnte. Zur Ich-Stärkung und Ermutigung sind außer den Tiermärchen auch jene Zaubermärchen gut geeignet, in denen dem Helden irgendeine Fähigkeit fehlt, er jedoch auf einem anderen Gebiet mehr kann als jeder andere. Dieser Typ Märchenheld kennt die Lösung für eine verfahrene Situation einfach deshalb, weil er die Welt anders wahrnimmt. Wenn wir in der Lage sind, über unsere Krankheit und die Gefühle, von der sie begleitet wird, zu sprechen, können wir zur zweiten Phase übergehen. Hier brauchen wir ein Märchen, das uns dabei hilft, uns mit dem Verlust auseinanderzusetzen. Ich halte das deshalb für wichtig, weil auch die Märchenhelden erst nach der Konfrontation mit einer Verlustsituation eine Entscheidung darüber fällen, wie sie im Folgenden agieren: ob sie zu Opfern werden oder ob sie ihr Schicksal in die Hand nehmen. Entscheiden sie sich für Letzteres, kommen sie so lange nicht weiter voran, bis sie ihre Verluste angemessen betrauert haben. Bei lang anhaltenden oder chronischen Erkrankungen verlieren wir nämlich nicht nur unsere Gesundheit, sondern auch vieles andere, etwa unseren bisherigen Lebensstil oder die Möglichkeit zu ungetrübter Freude … In diesen Fällen bieten die Schöpfungsgeschichten die größte Hilfe, vor allem jene, die mit dem Satz beginnen: »Am Anfang war das Nichts.« Diese Schöpfungsgeschichten formen unseren aktuellen seelischen Zustand, der häufig mit Gleichgültigkeit, Apathie oder Resignation einhergeht, zu einem Bild. Die Schöpfungsgeschichten schweben eine gewisse Zeit in diesem »Nichts«, doch dann ändert sich auf einmal alles. Das Nichts wird bevölkert. Bei der Arbeit mit Märchen dieser Art schaffen wir die Möglichkeit, uns diesen Schwebezustand *eine Zeitlang* zuzugestehen. Gerade so lange, wie es uns auch die Schöpfungsgeschichte erlaubt. Nach einer bestimmten Zeit verlagert sich die Betonung jedoch darauf, dass die Zeit des Handelns gekommen ist, und das Märchen zeigt, was man aus der gegebenen Situation herausholen kann, was anstelle des »Nichts« erschaffen werden kann. In der Geschichte *Das Mädchen aus dem Himmel* liegt die größte Chance darin, dass es dabei hilft, das Gleichgewicht wiederherzustellen: Es soll »nicht allzu schlecht und nicht allzu gut« sein. Dies ist bei jeder Krankheit der entscheidende Augenblick; ist man einmal an diesem Punkt angelangt, lässt sich der Absprung aus der Resignation und Stagnation finden, damit ein neues Zukunftsbild entsteht, noch dazu mit neuen Lebensstrategien. Im Laufe eines solchen Prozesses kann es auch dazu kommen, dass wir ein Märchen neu schreiben oder abändern, das heißt uns ein neues Drehbuch für unser Schicksal schreiben. Genauso, wie es meine Klientin, die nach ihrer Operation nach neuen Lebensmöglichkeiten suchte, getan hat.

OHNE MANTEL, OHNE STIEFEL, OHNE FLÜGEL

Märchen in der Trauer

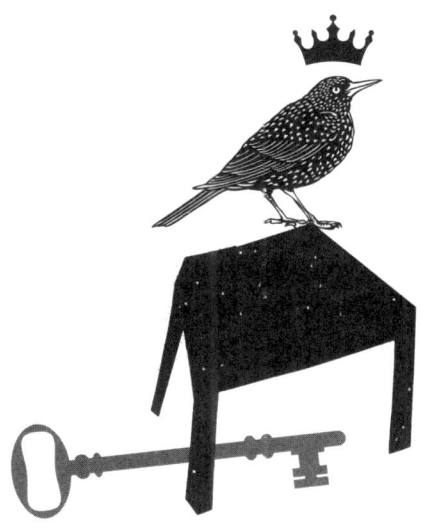

Mein neuer Klient ist ein hochgewachsener, eleganter Mann um die 70. Er ist von Kopf bis Fuß in Schwarz gekleidet. Während er sich vorstellt, drückt er mir kräftig und sanft zugleich die Hand. Er legt Mantel und Hut ab. Seine Bewegungen sind langsam, fast mechanisch. Sein Gesicht wirkt gequält, seine Züge sind eingesunken, in seinen Augen steht Schmerz, der Mund lächelt nicht. Er befindet sich augenscheinlich in tiefer Trauer. Sein kurzes graues Haar streicht er zurück. Es ist, als wäre er gar nicht hier. Als lebte er gar nicht.

Einen Monat zuvor hatte mich seine Tochter angerufen und mir gesagt, dass es sich um einen älteren Herrn handle, sie fragte, ob ich ihren Vater als Klienten annehmen würde. In solchen Fällen antworte ich meist, dass ich den Betreffenden, wenn er selbst um einen Termin bittet, gerne erwarte, und füge erklärend hinzu, dass Menschen, die auf Vermittlung Dritter zu mir kommen, selten an einer gemeinsamen Arbeit interessiert sind. Sie kommen dann meist aus Höflichkeit zu den ersten beiden Sitzungen, doch danach sehe ich sie nie wieder.

Auf die Anfrage der jungen Frau habe ich dennoch anders geantwortet. Das Miteinander aus Verzweiflung und Hoffnung in ihrer Stimme ließ mich zögern, sie sofort abzuweisen. Ich fragte sie: »Warum meinen Sie, dass Märchen Ihrem Vater helfen könnten?« Sie seufzte und sagte, dass alle Versuche, seine Trauer auf rationale Weise zu lindern, zu keinem Ergebnis geführt hätten. Es gehe ihm immer schlechter, derzeit verspüre er ein Herzstechen, und auch sein Blutdruck sei gestiegen. »Aber das wird er Ihnen sowieso nicht erzählen.« Als ich ihr einen Termin für ihren Vater gab, war sie erleichtert und verabschiedete sich damit, dass sie das Gefühl habe, hier könnten nur mehr Märchen oder ein Wunder helfen.

Als ich mir die mechanischen Bewegungen des Mannes bei seiner Ankunft und sein äußerst verschlossenes Gesicht ansehe, habe

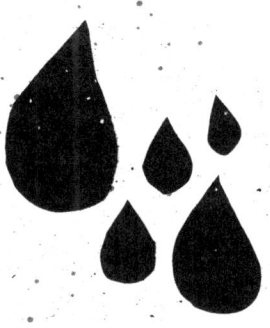

ich für einen Moment den Eindruck, dass hier vielleicht noch nicht einmal mehr das helfen kann.

Er setzt sich auf das schneeweiße Sofa, der Kontrast zu seiner schwarzen Kleidung hebt seine Respekt einflößende Gestalt noch stärker hervor. Er wartet nicht ab, dass ich frage, was ihn zu mir führt, sondern will den ersten Satz hinter sich bringen. »Meine Frau ist vor einem halben Jahr gestorben«, sagt er, »seitdem finde ich meinen Platz nicht mehr.«

In Notfällen kommt es häufig vor, dass ein »Erste-Hilfe-Märchen« benötigt wird. Es kann verschiedene Zwecke erfüllen: die Aufmerksamkeit vom Schmerz ablenken, einen mentalen Absturz stoppen oder einfach nur das Grundvertrauen schaffen, das für ein weiteres Gespräch erforderlich ist.

Mein Besucher spricht vom Tod seiner Ehefrau, als wäre es vor fünf Minuten passiert. Es ist unmöglich, mit einer simplen Beileidsbekundung zu reagieren. Da seine Tochter erwähnt hat, dass sie schon viele Male besprochen hätten, was geschehen ist, kennt mein neuer Klient vermutlich jede Art von Trost und Ermutigung, alle üblichen Gemeinplätze. In seinem Gesicht spiegelt sich ein solch tiefer Schmerz, dass ich vorerst weder Höflichkeitsbekundungen noch die dem Therapieprotokoll entsprechenden Fragen für angemessen halte. Ich sage gar nichts, lasse seine Worte den Raum erfüllen. Ich zünde die Kerze auf dem Tisch an und lehne mich in meinem Sessel zurück. Die Stille verbindet uns allmählich miteinander, wir sehen in die Flamme. In meinen Gedanken suche ich nach einem Märchen, mit dem ich an seine Trauer anknüpfen könnte. Ich will ihn nicht trösten, sondern einen Funken Hoffnung aufschimmern lassen. Glücklicherweise wissen die Volksmärchen über den Tod und die Trauer ebenso viel zu sagen wie über die Liebe und die Ehe. Schließlich entscheide ich mich für ein Märchen, in dem niemand stirbt, der Verlust aber dennoch riesengroß ist. Dieses Mal stelle ich meinem Klienten nicht die sonst so wichtige Frage: »Mir ist eine Geschichte dazu eingefallen. Darf ich sie erzählen?«

Ich beginne einfach zu erzählen.

Er schaut mich nicht an. Sogar vom Kerzenlicht wendet er den Blick ab. Er starrt ins Nichts. Starrt das Nichts an.

Ich aber schließe die Augen und erzähle die Geschichte sehr langsam. Ich kann sie nicht an der Stelle beenden, an der das ursprüngliche Märchen endet, sondern füge noch fünf Sätze hinzu, obwohl ich selbst nicht weiß, warum. Wahrscheinlich sind sie mir schon in den wenigen Minuten in den Sinn gekommen, in denen wir gemeinsam die Flamme betrachteten.

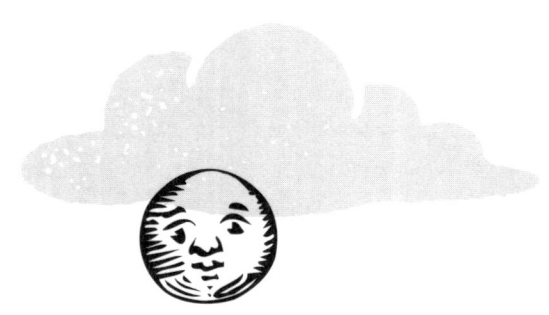

Lotilkos Flügel

Es lebte einmal ein Mann, der konnte fliegen und hieß Lotilko. Er hatte zwei Flügel, mit deren Hilfe er oft hoch über dem Wald umherflog. Er stieg ganz bis in die Wolken hinauf, ja höher, und es geschah immer wieder, dass er zu weit von seinem Zuhause wegflog.

So trug es sich einmal zu, dass er wieder sehr weit geflogen war und die Nacht über ihn hereinbrach. Er musste an einem fremden Ort landen. Der Abend war kalt, und der Wind rüttelte heftig an den Bäumen des Waldes.

»Hier muss ich irgendwo die Nacht verbringen. Ich werde erst am Morgen nach Hause fliegen«, beschloss er und kletterte auf einen hohen Baum, um sich umzusehen. Nicht weit von dort erblickte er die Lichter eines Dorfes. Schnell stieg er von dem Baum hinunter und schlug die entsprechende Richtung ein.

Doch hätte er auf der Suche nach einem Nachtquartier wenigstens bei guten Leuten angeklopft! Zu seinem Pech stieß er gerade auf Teventej.

Zuerst empfing dieser Lotilko freundlich, bewirtete ihn sogar. Doch als er sah, dass Lotilko seine Flügel von den Schultern nahm und neben sein Bett legte, wurde er wütend.

»Wozu braucht er Flügel«, dachte er. »Er hat doch Beine, kann also gehen, hat Hände, kann also arbeiten. Wozu braucht er dann die Flügel?«

Als Lotilko in tiefen Schlaf gefallen war, nahm Teventej die Flügel an sich und versteckte sie.

Am Morgen wachte Lotilko auf und suchte seine Flügel.

»Teventej, wo sind meine Flügel?«, fragte er.

»Ich sage es dir, nur gehe ich erst auf die Jagd.«

Also ging Teventej auf die Jagd, zog in ferne Lande. Zu Hause blieben außer Lotilko noch Teventejs Frau und seine Kinder zurück.

»Verrate mir, wohin dein Mann meine Flügel gesteckt hat«, bat Lotilko Teventejs Frau.

»Das weiß ich wirklich nicht«, erwiderte die Frau. »Doch selbst wenn ich es wüsste, würde ich es dir nicht sagen!«

Die Frau hatte nämlich große Angst vor ihrem Mann.

Lotilko ging hinaus auf den Hof und sah, wie die Vögel fröhlich durch die Luft flatterten.

»Vögelchen, he, meine Brüder, wisst ihr nicht, wohin meine Flügel geraten sind?«

»Wir dürfen es dir nicht sagen, Teventej würde uns töten!«

»Verratet es mir, und ich bringe euch ein dickes Rentier dafür! Die ganze Schar wird satt davon!«

Die Vögel erwiderten:

»Bring das Rentier, dann sagen wir es dir!«

Lotilko erbeutete ein dickes Rentier und bereitete den Vögeln ein großes Festmahl. Sie stürzten sich wie eine dichte Wolke auf das Rentier, und kurz darauf glänzten auf dem Hof nurmehr die weißen Knochen.

»Jetzt aber sagt mir endlich, wo meine Flügel sind!«, bat Lotilko erneut.

Woraufhin die Vögel antworteten: »Suche sie zuerst an dem einen Ufer des Flusses, dann an dem anderen!«

Da wurde Lotilko nun wirklich böse.

»Dass euch der Schnabel auf ewig krumm bleiben soll!«, rief er in seiner Wut.

Der Fluch fruchtete sofort. Der Schnabel dieser Vögel und ihrer ganzen Gattung krümmte sich in demselben Augenblick, und so blieb er auch bis zum heutigen Tage.

Seitdem heißen sie krummschnabelige Dohlen.

Teventej kehrte von der Jagd heim, und Lotilko bettelte: »Sag mir jetzt endlich, wo meine Flügel sind, damit ich heimkehren kann!«

Doch Teventej lachte boshaft: »Gib mir deine Stiefel, dann gebe ich dir deine Flügel zurück!«

Lotilko kam ins Grübeln, er betrachtete seine warmen Lederstiefel. Wie würde er ohne sie zurechtkommen? Allerdings bekäme er seine Flügel zurück, und dann käme er auch ohne Stiefel aus!

Also zog er die Stiefel aus und reichte sie Teventej. Der aber versteckte auch die Stiefel und begab sich erneut auf große Jagd.

»Gib mir meine Flügel zurück!«, rief ihm Lotilko hinterher. Doch auch jetzt lachte Teventej nur.

Da ging Lotilko zu den Menschen, um sie um Hilfe zu bitten: »Gebt mir ein Paar gute Stiefel. Ihr seht, ich bin ohne Schuhwerk!«

Doch die Menschen schüttelten nur mit dem Kopf: »Wir haben kein einziges Paar Stiefel über!«

Sie gaben ihm keine, weil auch sie sich vor Teventej fürchteten.

»Dann sagt mir, wo Teventej meine Flügel versteckt hat.«

Die Menschen sahen Lotilko an.

»Wir sagen es dir, wenn du uns deinen Mantel gibst.«

Lotilko musterte seinen Mantel. Er fragte sich: »Der Winter ist sehr kalt, der Mantel sehr warm. Was wird aus mir, so ohne Mantel?«

Doch dann dachte er: »Wozu brauche ich einen Mantel, wenn ich meine Flügel zurückbekomme?«

Also zog er seinen Mantel aus und gab ihn den Menschen. Die aber schnappten ihn sich und rannten weit weg.

»Wir können dir nicht sagen, wo deine Flügel sind! Teventej tötet uns, wenn er heimkehrt!«

Da stand Lotilko nun mitten im Dorf. Ohne Stiefel, ohne Mantel, ohne Flügel. Ganz allein.

Er sah schon, dass er von niemandem Hilfe zu erwarten hatte und nur sich selbst helfen konnte. Also zog er los in den Wald, um Vogelfedern zu sammeln. Er brauchte viele, viele Federn, um sich neue Flügel zu bauen.

Aber er sammelte sie zusammen und fertigte die neuen Flügel an.

Gerade als er sie sich auf die Schultern schnallte, traf Teventej von der Jagd ein.

Lotilko erhob sich in die Höhe, Teventej aber rief ihm hinterher: »Lotilkooo, Lotilkooo! Wo willst du hin?«

»Ich fliege nach Hause, in meine Heimat!«, ertönte von oben die glückliche Antwort.

Teventej staunte nicht schlecht, als er sah, wie Lotilko hoch oben über der weiten Steppe wie ein riesiger Vogel mit den Flügeln schlug … er flog und flog und wurde immer kleiner. Schließlich verlor Teventej ihn endgültig aus den Augen.

Da spürte auch er den unbezwingbaren Wunsch, so wie Lotilko in die Höhe aufzusteigen.

Er rannte an den Ort, wo er Lotilkos Flügel versteckt hatte, schnallte sie sich auf die Schultern, schwang sie und versuchte zu fliegen, aber es ging nicht. Er konnte einfach nicht von der Erde abheben! Auch seine Frau versuchte es, doch vergebens. Auch sie konnte nicht in die Luft aufsteigen.

»Diese Flügel sind nicht einen roten Heller wert«, sagte sie zu ihrem Mann. »Wirf sie ins Feuer, wir müssen sie verbrennen.«

Teventej nahm Lotilkos Flügel, warf sie ins Feuer und verbrannte sie. Bis zum heutigen Tage hat er nicht gelernt zu fliegen.

Lotilko aber kehrte unversehrt heim. Er ruhte sich aus und machte sich dann erneut auf den Weg. Er achtete zwar nun immer sehr darauf, stets rechtzeitig zu Hause anzukommen. Doch er hatte vor nichts mehr Angst. Er wusste, ganz gleich, was ihm widerfahren würde, neue Flügel könnte er sich immer bauen.

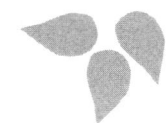

Warum habe ich dieses Märchen gewählt? – Die objektive Deutung des Märchens

Die Geschichte beginnt mit einer schmerzhaften Lebenssituation: Dem Helden des Märchens wurde etwas sehr Wichtiges mit Gewalt entwendet. Ein echtes Verlustmärchen, das bei fast allen Krisensituationen, die im Zusammenhang mit einem Verlust stehen, gut anzuwenden ist; darüber hinaus funktioniert es gut bei Menschen unterschiedlichen Alters.

Verluste begleiten uns ein ganzes Leben lang, sie gehören zum menschlichen Dasein dazu. Schon in der Kindheit beginnen wir, den Umgang mit dem Verlust zu üben, wenn wir unser Lieblingsspielzeug verlieren, in den Kindergarten oder in die Schule kommen, also von den Eltern getrennt werden, umziehen oder wenn auf einmal die Großmutter oder der Großvater uns nicht mehr besuchen. Die vorübergehende Trennung von den Eltern oder ein Wechsel in den äußeren Lebensumständen bedeuten für ein kleines Kind ein ebenso großes Problem, als würden Erwachsene in irgendeinem Lebensbereich einen Verlust erleiden oder bei der Verwirklichung ihrer Pläne gehemmt. Wir erleben es als Verlust, wenn wir irgendwo nicht akzeptiert werden, unseren Arbeitsplatz verlieren, der Familienfrieden dahin ist, wir durcheinanderkommen, aus unserem Rhythmus fallen, verlassen werden, uns scheiden lassen, erkranken, pleitegehen oder Opfer einer Naturkatastrophe werden. Und natürlich verlieren wir, je älter wir werden, immer mehr nahe und entfernte Verwandte und Freunde. Es gibt Märchen, die darauf fokussieren, was man in einer solchen Situation tun kann, wie es möglich ist, sich Kraftquellen zu erschließen und mit den Schwierigkeiten der Krisensituation fertigzuwerden. In Lotilkos Geschichte liegt die Betonung in erster Linie auf der Bewusstmachung und Akzeptanz des Verlustes sowie auf dem Gewinn, den man aus einem Verlust ziehen kann. Auf dem, was man machen kann, wenn es so scheint, als sei alles verloren.

Im Laufe des Märchens wechseln sich in Lotilko Verbitterung, Hoffnungslosigkeit, Wut und Entschlossenheit ab. Die heilende Kraft der Geschichte besteht darin, dass sie nicht nur ein genaues Bild von den Gefühlen in Zusammenhang mit einem Verlust vermittelt, sondern dass sie auch die Möglichkeit weiterzukommen in sich birgt. Die schmerzhafteste Wahrheit des Märchens ist, dass es für Lotilko keinen konkreten Helfer gibt, ganz im Gegenteil stellt sich eindeutig heraus, dass er nur auf sich allein zählen kann: *»Er sah schon, dass er von niemandem Hilfe zu erwarten hatte und nur sich selbst helfen konnte.«* Die meisten Menschen wissen, dass dem so ist, glauben und erhoffen sich aber dennoch lieber das Gegenteil. Lotilko gibt sich jedoch keinen Illusionen hin. Zunächst bittet er noch, schlägt einen Handel vor, dann bettelt er, ist wütend, geht einen weiteren Handel ein, doch schließlich bleibt ihm nichts anderes als die nackte Tatsache: Er muss sich selbst neu aufbauen, um von dem kalten, unmenschlichen, grimmigen Ort fortzukommen, an den er gelangt ist. Bei der Verwirklichung seines Plans kann er nur auf sich selbst zählen. Und hier tritt in der Geschichte die große Wende ein: Nach dieser Erkenntnis macht sich Lotilko daran, die neuen Flügel anzufertigen und bringt diese Arbeit auch zu Ende.

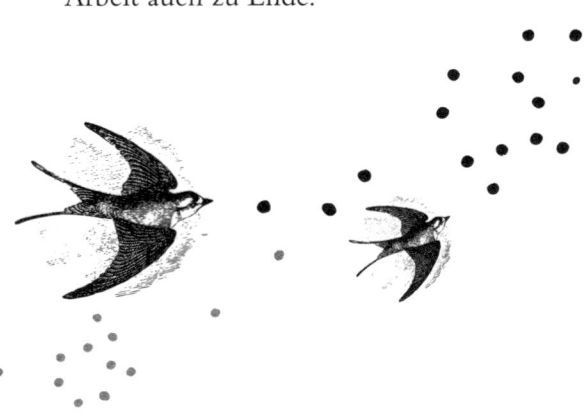

Das Märchen aus Sibirien zeigt trotz seiner Kürze authentisch und genau das Muster des Verlustes, das folgende Charakteristika hat: Man bleibt allein – Es fehlen Orientierungspunkte – Man fühlt sich betrogen – Man erlebt Hoffnungslosigkeit – Man erlebt Wut – Man fühlt sich erpressbar – Man erlebt einen Mangel an Solidarität. Lotilko durchläuft den ganzen Prozess und kann erst danach wieder auf die Beine kommen, und zwar in der folgenden Reihenfolge: Genaue Beurteilung der Situation – Einsicht – Entscheidung – Sammeln – Aufbau – Vorbereitung auf den Weg – Aufbruch.

Die entscheidende Szene des Märchens – oder wie wir in der Märchentherapie sagen: der Punkt des Bewusstseinswandels – sind jene vier Sätze, die den Verlauf des Neuaufbaus einfach und emotionslos zeigen: *»Er sah schon, dass er von niemandem Hilfe zu erwarten hatte und nur sich selbst helfen konnte. Also zog er los in den Wald, um Vogelfedern zu sammeln. Er brauchte viele, viele Federn, um sich neue Flügel zu bauen. Aber er sammelte sie zusammen und fertigte die neuen Flügel an.«*

Beim Erzählen des Märchens klingen diese Sätze hart und unmissverständlich, denn sie enthalten kein einziges überflüssiges Wort. Sie beinhalten alles, was in einer solchen Situation für eine erfolgreiche unterstützende Arbeit oder eine Selbsthilfe notwendig ist. Sie bewegen die Zuhörer sehr, die fast sofort das Gefühl bekommen, bereit zum Handeln zu sein. Denn Lotilko hat wirklich keine anderen Helfer als seine eigene Willensstärke und seinen Fleiß. Seine Gegenspieler sind Kleinmut, Neid, Boshaftigkeit, Angst und Inflexibilität – all diese Eigenschaften zeigen sich in der Gestalt Teventejs und den Reaktionen seiner Umgebung. Im

Zusammenhang mit Verlust und Gewalt bietet das Märchen zwei Lösungen an: Man muss sich neue Flügel bauen und den Ort verlassen, an dem es einem nicht gut ergeht. Mit den neuen Flügeln muss man dann in ein anderes Gebiet fliegen und dort all das kultivieren, was wichtig, lebenswert und beglückend ist.

Ein zentraler Gesichtspunkt bei der Auswahl dieses Märchens war für mich seine Kürze. Ist ein Mensch durch ein Verlusterlebnis in seinem Bewusstsein sehr eingeschränkt, erzählen wir nur selten lange Zaubermärchen, denn unser Zuhörer kann sie nicht wirklich in sich aufnehmen. Er lebt rein mechanisch vor sich hin, funktioniert nur noch gemäß vertrauten Verhaltensmustern. Dieser Zustand lässt sich allein mit kurzen, pointierten Märchen durchbrechen. Ein Mensch, der einen schweren Verlust erlitten hat, erhofft sich nämlich schnelle und effektive Lösungen, er hat nicht die Geduld abzuwarten, bis der Held sich durch zahlreiche Prüfungen gekämpft hat. Erst wenn es gelingt, den Klienten ein wenig von seinem Problem zu distanzieren, können auch längere Märchen eingesetzt werden.

Es gibt umkehrbare und unumkehrbare Verluste. In der Märchentherapie beschäftigen wir uns natürlich auch mit der Unterstützung von Trauernden, die einen unumkehrbaren Verlust erlitten haben. In solchen Fällen ist die Auswahl des richtigen Märchens am kompliziertesten. Die Trauer durchläuft verschiedene Phasen, und kein Trauernder gleicht dem anderen. Experten für Trauer unterteilen sie in sechs psychologische Phasen[13], nach denen wir uns in der *Metamorphoses*-Therapie weitgehend richten, das heißt, in jeder dieser Phasen erzählen wir jeweils andere Märchen. Der Mann, der mich aufsuchte, wäre eigentlich nicht mehr den frisch Trauernden zuzurechnen gewesen, doch seine

---

13. Diese sind folgende: antizipierende Trauer – Schock – kontrollierte Trauer – Konfrontation – Trauerarbeit – Aufarbeitung der Trauer. Vgl. János Pilling (Hrsg.): *Gyász* [Trauer], Budapest 2003.

Reaktionen glichen stark jenen, wie sie am Anfang eines Trauerprozesses zu beobachten sind. Es schien, als würde er in dieser Phase feststecken. Märchen können zwar in jeder Phase des Trauerprozesses eine Hilfe darstellen, doch ist in jedem Abschnitt ein andersgeartetes Märchen notwendig, daher beansprucht die Auswahl gesteigerte Aufmerksamkeit. Das Märchen von Lotilko schien mir in der aktuellen Situation deshalb geeignet, weil Lotilko jede der Trauerphasen durchläuft – so bietet die Geschichte dem Märchentherapeuten auch die Möglichkeit, sich ein Bild davon zu machen, in welcher Phase sich der Klient befindet.

Im märchentherapeutischen Prozess überprüfen wir wiederholt, ob das gewählte Märchen auch tatsächlich jene Situation abdeckt, die wir bei unserem Klienten wieder ins Gleichgewicht bringen wollen. Der Märchentherapeut hört bei der Wahl des passenden Märchens nicht allein auf seine Intuition, sondern fertigt zuvor sowohl ein Muster des Problems als auch eines der Märchen an, die für den Klienten in Frage kommen. Gibt es zwischen dem Muster des Problems und dem Muster einer der Geschichten eine Übereinstimmung, wird die jeweilige Geschichte in die Therapie einbezogen, wenn die beiden Muster eine Deckung aufweisen. Manchmal kommt es aber auch vor, dass ein Märchen weitergesponnen wird oder dass der Klient bestimmte Motive abändert. Vonseiten des Therapeuten erfordert dies eine außerordentliche Umsicht bei der Begleitung, denn mit den Abänderungen des Märchens trifft der Klient im Grunde Entscheidungen über sein weiteres Leben. Im Fall von Lotilko habe ich selbst beim Erzählen die Geschichte »weitergeschrieben«, um neue Elemente ergänzt – und damit an den Zustand meines Klienten angepasst.

Eingangs dieses Kapitels habe ich bereits darauf hingewiesen, dass ich das Märchen nicht an dem Punkt beenden konnte, an dem es ursprünglich endet. Ich hatte das Gefühl, meinem Klienten etwas im Hinblick darauf sagen zu müssen, was aus dem fliegenden Lotilko geworden ist ... ist er zu Hause angekommen? Waren seine neuen Flügel zu etwas nutze? Was hat er danach gemacht? Ich hatte das Gefühl, meinen Klienten bezüglich dieser Fragen nicht im Ungewissen lassen zu dürfen; gleichzeitig konnte ich von ihm noch nicht erwarten, dass er sie selbst beantwortete. Alles deutete darauf hin, dass er dazu noch nicht in der Lage war.

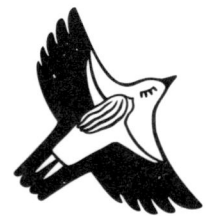

➤➤➤ **Wie wurde das Märchen zu einer heilenden Geschichte? – Die subjektive Deutung des Märchens** ◄◄◄

Nachdem ich das Märchen beendet habe, öffne ich meine Augen. Meinem Gegenüber laufen Tränen übers Gesicht. Er weint stumm. Ich gebe ihm Zeit. Das Märchen hat alles an meiner Stelle gesagt. Jetzt ist er an der Reihe. Ich warte ab, bis er sprechen kann.

Das Märchen reflektiert er nicht, setzt jedoch zu einem langen Monolog an, dessen stärkstes Element die Selbstanklage ist. Sicher sei er am Tod seiner Frau schuld, denn er sei kein wirklich guter Ehemann gewesen und hätte auch mehr dafür tun können, damit sie am Leben bleibe ... Warum sei nicht er gestorben, und überhaupt habe sein Leben so gar keinen Sinn ... Sie seien zusammen ein Ganzes gewesen, was sei das Leben schon ohne die andere Hälfte wert? Äußerungen der Selbstzerfleischung, quälende Fragen; wer weiß, zum wievielten Mal er das sagt. Seinem Tonfall und dem Klang seiner Stimme entnehme ich, dass sein Wortschwall eine Art ständige Selbstsuggestion oder Mantra ist. Unentwegt rattern dieselben Gedanken in seinem Bewusstsein. »Jetzt denken Sie sicher genau wie meine Kinder, dass ich nicht normal bin«, sagt er am Ende.

Ich beruhige ihn, erkläre ihm, dass all das, was mit ihm geschieht, normal ist, ein Teil *seiner* Trauer. Aber ich sage ihm auch, dass die Trauer ein Prozess ist, der einen Anfang und ein Ende hat, wobei Letzteres von dem Trauernden abhängt. »Meine Trauer wird nie ein Ende haben«, erwidert er. Ich beruhige ihn erneut, dass auch das so in Ordnung sei, seine Trauer sei eine solche *unendliche*. Doch es sei nicht egal, womit er diesen unendlichen Prozess fülle, denn die Trauer halte auch Geschenke parat.

Er ist überrascht.

»Wie meinen Sie das?«, fragt er.

Ich frage ihn, ob er sich das soeben gehörte Märchen in Erinnerung rufen könne. Er nickt.

»Was denken Sie – hat das, was mit Lotilko geschehen ist, ihn bereichert?«

»Auf keinen Fall! Man hat ihm ja alles weggenommen. Er stand ohne Mantel, ohne Stiefel, ohne Flügel da!«

Dieser Satz verrät viel über ihn. Im Großen und Ganzen konnte er sich mit der Geschichte offenbar bis zu diesem Punkt identifizieren.

»Aber er ist nicht in diesem Zustand geblieben«, erwidere ich. »Das Märchen war hier nicht zu Ende.«

Er überlegt.

»Meine Geschichte endet hier. Ich kann mir gar nicht vorstellen, dass das Ende woanders sein könnte.«

Ich mache ihm den Vorschlag, es auszuprobieren. Zu schauen,

was für ein Geschenk das Märchen für Lotilko – und vielleicht auch für ihn – bereithält.

»Ich habe meiner Tochter versprochen, mindestens dreimal zu kommen«, weicht er einer Antwort aus.

»In Ordnung«, erwidere ich, »dann lassen Sie uns einen Vertrag über drei Sitzungen abschließen. Und unser Ziel sollte sein, die Antwort auf die gerade gestellte Frage zu finden.«

Ich stehe auf, nehme das Buch aus dem Regal, in dem das Märchen zu finden ist. Ich überreiche es ihm und bitte ihn, die Geschichte zu Hause zu lesen und eine Landkarte davon zu zeichnen, welchen Weg Lotilko im Laufe des Märchens vom Anfang bis zu seiner Heimkehr zurücklegt.

Er schluckt. Erwidert aber nichts. Er nimmt das Buch und bedankt sich. Als er hinausgeht, bemerke ich, dass er sein linkes Bein nachzieht. »Was ist mit Ihrem Bein passiert?«, frage ich. »Es ist eingeschlafen«, antwortet er und nimmt seinen Mantel vom Haken. Er geht so, wie er gekommen ist. Als wäre nichts geschehen.

Beim nächsten Treffen legt er eine Landkarte vor mich hin. »Hier ist, worum Sie mich gebeten haben.« Ich staune über die perfekte Arbeit. Eine sorgfältig ausgeführte Illustration zum Märchen. Die Schauplätze sind mit je einem Piktogramm markiert: Zu Hause – Fremde – Wald – Teventejs Haus – Hof mit Vögeln – Wald mit Rentier – Hof mit weißen Knochen – Teventejs Haus

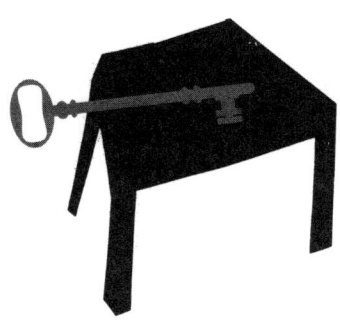

(Stiefelszene) – Dorf (Mantelszene) – Wald mit Vogelfedern – Teventejs Haus (Anfertigung der Flügel) – Aufstieg in die Luft – Über die Steppe in der Luft – Zu Hause – Auf neuen Wegen. Wir besprechen Lotilkos Weg ausschließlich unter dem Gesichtspunkt dessen, was rein faktisch passiert. Ich meine, in den Augen meines Klienten ein Fünkchen Neugierde zu entdecken.

Auch ich habe etwas für ihn vorbereitet. Ich nehme die 15 bunten Federn hervor, die ich aus Pappe in verschiedenen Farben und Mustern ausgeschnitten habe. Genauso viele, wie es Schauplätze im Märchen gibt. Ich bitte meinen Klienten, die Piktogramme der Landkarte auf die Federn zu zeichnen. Er arbeitet schnell und sorgfältig. »Ich war jahrzehntelang Phasenzeichner in einem Studio für Zeichentrickfilme«, sagt er, noch bevor ich fragen könnte.

Er breitet die Federn vor mir aus, und ich bitte ihn, denjenigen Schauplatz auszusuchen, der seine Gefühle am genauesten ausdrückt. Ohne zu überlegen, greift er nach der blauen Feder, auf der ein nackter Mann dasteht, weit von ihm entfernt liegen ein Mantel, ein Paar Stiefel und die Flügel. Auch bei unserer ersten Sitzung hatte er sich an diese Szene am stärksten erinnert.

Ich begreife es als ein vielversprechendes Zeichen, dass auf dem Piktogramm auch der Mantel, die Stiefel und die Flügel zu sehen sind. Weil ich bemerkt habe, dass für meinen Klienten eine systematische, rational-analytische Vorgehensweise sehr wichtig ist, nutze ich die Märchenlandkarte auch als Grundlage für unsere weitere Arbeit. In Situationen, in denen ein Klient unbedingt einen rationalen Halt braucht, ist es zweckmäßig, mit dem Zeichnen einer »äußeren Landkarte« zu beginnen, auf das später die Anfertigung einer »inneren Landkarte« folgt. Das ist ein langwieriger Prozess. Es braucht viel Zeit, bis alle Schauplätze und Figuren des Märchens auf der Landkarte an den richtigen Ort gelangen.

Mein Klient suchte mich letztendlich nicht für vier Sitzungen, sondern acht Monate lang auf, jeweils einmal die Woche. Als die Landkarten fertig waren, setzten wir die Arbeit damit fort, das Verhältnis der Figuren zueinander in Einklang zu bringen. Dass ein Klient auf den Weg der Veränderung gelangt, zeigt sich an einem gewissen Punkt, an dem ein Bewusstseinswandel stattfindet. In der Therapie bleibt es in der Regel eine Zeitlang unklar, wann der Klient diesen Punkt erreicht. In diesem Fall brauchten wir ein halbes Jahr, bis der Mann entdeckte, wo der Wendepunkt des Märchens lag. Während er dorthin gelangte, bekam er jedoch bereits eine Ahnung davon, dass das Märchen etwas mit seiner eigenen inneren Wirklichkeit zu tun hatte.

Der Therapeut kann den Klienten nur mithilfe von Fragen dabei unterstützen, den Punkt des Bewusstseinswandels zu finden. Würde er dem Klienten verraten, wo er zu finden ist, wäre eine der großen Chancen der Märchentherapie vertan: nämlich dass der Klient in der Geschichte den Schlüssel zu seinem eigenen Leben entdeckt. Im Übrigen findet er diesen Punkt genau dort, wo sich die Geschichte wendet und ein neuer Abschnitt im Leben des Märchenhelden beginnt. Alles wird anders, als es bislang war. Die Schwierigkeiten sind aus dem Weg geräumt, weil *jemand* sie aus dem Weg geräumt hat. Die zu Stein erstarrten Menschen werden mit Leben erfüllt, die Tierhäute fallen ab, die Asche bleibt im Herd, weil *jemand* lieber auf den Ball gegangen ist, als in ihr herumzustochern. Oder aber die neuen Flügel sind angefertigt, weil *jemand* sie gemacht hat. In der Märchentherapie entscheidet sich mit dem Finden der Punkte des Bewusstseinswandels, ob dieser »Jemand« nur im Märchen existiert oder ob er auch in der Wirklichkeit zum Leben erwacht. Der Punkt des Bewusstseinswandels im Märchen bekommt im Leben dieses »Jemand« nur dann einen Sinn, wenn er oder sie sich entschließt, die zur Veränderung notwendigen Schritte zu unternehmen. Von da an ist der Punkt des Bewusstseinswandels ein Mittel dazu, das Verhältnis zwischen Märchen und Rezipient so zu verändern, dass die Wirkung des Märchens ein Leben lang fortbesteht.

Ich spürte, dass ich bei meinem Klienten, der in seiner Trauer verharrte, nur mit dieser Technik – mit der Harmonisierung von bewusst und unbewusst, von außen und innen – vorankommen würde. Dabei war mir das kurze Telefonat mit seiner Tochter eine große Hilfe, denn der Mann verriet bei den ersten beiden Sitzungen nur sehr wenig über sich selbst. Er sprach eher über seine Frau und die Beziehung zwischen ihnen beiden, wobei er beides als harmonisch und vollkommen darstellte. Ich konnte seine Aufmerksamkeit nur auf das Märchen lenken, indem ich greifbare, sichtbare »Hilfsmittel« in die Arbeit einbezog – deshalb fertigte ich beispielsweise die Federn aus Pappe an. Ich riet ihm, auf jede Feder seine Anmerkungen zu dem jeweiligen Schauplatz zu schreiben, und zwar mit Bezug auf die folgenden Fragen:

* Was ist dort die Aufgabe des Helden?
* Wer oder was hilft ihm an jenem Schauplatz?
* Welchem Gegenspieler steht er dort gegenüber?
* Welchen Gegenstand würde er selbst von diesem Schauplatz mitnehmen?

Zunächst betrachteten wir das Märchen ausschließlich aus Lotilkos Perspektive, das heißt, wir untersuchten es von Anfang bis Ende objektiv auf der äußeren Landkarte. Diese objektive Untersuchung der 15 Schauplätze nahm zwei Sitzungen in Anspruch. Meinem Klienten gefiel dieses »Spiel«, und obwohl ich in dieser

Phase versuchte, mich nur auf das Märchen zu beziehen, fiel ihm bei jedem Schauplatz eine Erinnerung an seine Frau ein. Erst danach machten wir uns an die Anfertigung der inneren (subjektiven) Landkarte. Natürlich begannen wir mit jener blauen Feder, die ihn schon bei der ersten Sitzung am meisten beschäftigt hatte, das heißt mit dem Schauplatz, an dem er sich selbst in dem Märchen wiedergefunden hatte: »Ich stehe ohne Mantel, ohne Stiefel, ohne Flügel da.« Als Aufgabe stellte er sich an diesem Schauplatz, zu entscheiden, was im Folgenden passieren sollte: Sollte er ohne Flügel bleiben, oder wollte er sich neue bauen? »Ich bin noch nicht imstande, mir neue Flügel zu bauen«, wehrte er spontan ab und beruhigte sich erst, als ich ihm zustimmte. Damals benannte er die Einsamkeit und die Kraftlosigkeit als seine Gegenspieler. Einen Helfer fand er nur schwer, schließlich sagte er, vielleicht würde ihm beim Vorankommen helfen, dass er an diesem inneren Schauplatz sehr friere und es ein sehr schlechtes Gefühl sei, an diesem Ort zu sein. Doch wisse er noch nicht, wie er weitergehen könnte, daher friere er lieber und fühle sich schlecht. Ich bat ihn, sich umzuschauen und mir zu sagen, was er an diesem Schauplatz sehe. »Fußspuren. Fußspuren im Schnee«, antwortete er.

»Wohin führen diese Fußspuren?«

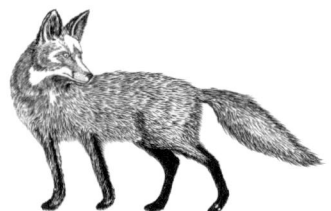

»Zurück.«

»In Ordnung, dann lassen Sie uns diese Richtung einschlagen«, willigte ich ein.

Wir gingen in Zeit und Raum bis zum Kennenlernen seiner Frau zurück. In zwei Sitzungen beschworen wir die Gestalt der geliebten Ehefrau wieder herauf, ihre gemeinsamen Erlebnisse, die positiven Eigenschaften der Frau, die Geburt der Kinder, die schönsten Erinnerungen also. Mein Klient wollte und konnte nur schöne und gute Dinge sagen, erinnerte sich an keinerlei Streitigkeiten, Konflikte oder Probleme.

Der erste Wendepunkt trat ein, als er noch immer die blaue Feder vor sich legte, doch seine Aufgabe bereits weiterentwickelt hatte: »Ich kann hier nicht bleiben, ich muss von hier fort.« An diesem Punkt benannte er Beklemmung, Angst und Verzweiflung als seine Gegenspieler (»Was wird dann?«) und die Hoffnung als Helfer (»Woanders wird es vielleicht besser«). Er sah nicht mehr die Fußspuren im Schnee, sondern den fernen Wald, wo der Sturm an den Bäumen rüttelte. Die »Gewitter« seiner Ehe kamen zur Sprache: ein paar flüchtige Abenteuer, ein Auszug von einigen Monaten, eine drohende Scheidung, eine Abtreibung, ein paar nervige Gewohnheiten. Nach und nach kam das Bild seiner Ehe ins Gleichgewicht, es wurde realistisch, doch dann jährte sich der Geburtstag der verstorbenen Frau, was meinen Klienten neuerlich in Apathie versinken ließ. Da bezog ich die Figur Teventejs in die Arbeit ein. »Er ist der Tod. Er hat mir meine Frau genommen. Er nimmt alles«, sagte er. In seinem Ringen mit Teventej erschienen Wut, Zorn und Todesangst. Schließlich war er auf jeden in dem Märchen wütend: auf die Vögel, auf Teventejs Frau, auf die Dorfbewohner, auf den Wald, auf die Kälte und auch auf Lotilko. Letzteres brachte die nächste Wende mit sich, denn als ich ihn fragte, warum er sich über Lotilko ärgere, antwortete er: »Was steht er da mitten im Dorf herum? Sieht er denn nicht, wie lächerlich das ist?!« Ich schlug ihm vor, sich anzuschauen, was wir seinerzeit bei der Beschäftigung mit diesem Schauplatz auf die äußere Landkarte geschrieben hatten. Er las die oben zitierten hart klingenden Sätze vor. Den Punkt des Bewusstseinswandels im Märchen. Die einzige Möglichkeit der Erneuerung. Inzwischen konnte mein Klient sich diesen Sätzen öffnen, sowohl auf rationaler wie auch emotionaler Ebene. Als er plötzlich verstummte, schloss ich, dass ihm klar geworden war, was als nächste Aufgabe anstand.

Ich fragte ihn, ob er schon genügend Kraft verspüre, um in den Wald zu gehen und Vogelfedern zu sammeln. Die Wut transformierte sich in ihm auf unerwartete Weise zu einem Willen. Er sagte Ja.

Bei unserer nächsten Sitzung erwartete ich ihn mit echten Federn, leicht und weich. Ich verstreute sie im Zimmer, sie sollten fliegen. Dann bat ich meinen Klienten, sich zu überlegen, was er bräuchte, um sich neue Flügel zu bauen. Er begann die in seiner Nähe gelandeten Federn aufzusammeln.

»Die Einsicht, dass aus dem Tod niemand zurückkehren kann.«

»Hinzunehmen, dass es auch ohne meine Frau ein Leben gibt.«

»Mich den Lebenden zuzuwenden.«

»Mit meinem Enkel in den Zoo zu gehen.«

»Nach Norwegen zu reisen.«

Den letzten Punkt verstand ich nicht, ich hakte nach.

»Ich hatte ihr versprochen, einmal mit ihr zu den Fjorden zu fahren. Aber daraus ist nichts geworden.«

Ich sagte ihm, dass er dies höchstens mit neuen Flügeln könnte. Da lächelte er das erste Mal. »Nach dem ersten Jahrestag dann.«

So gelangten wir bis zu der aus brauner Pappe ausgeschnittenen Feder mit dem Piktogramm: Teventejs Haus – Anfertigung der Flügel. Er konnte sich bereits vorstellen, »vielleicht einmal« auch ohne seine Frau ihre gemeinsamen Pläne zu verwirklichen, obwohl er außer der Reise nach Norwegen noch keine weiteren konkreten Vorhaben genannt hatte. Parallel zur »Anfertigung der Flügel« gelang es ihm, nach und nach loszulassen, auch die Wünsche, die ihn mit seiner Frau verbanden. Als er das nächste Pikto-gramm vor sich hinlegte – den Aufstieg in die Luft –, wurde er unsicher. Er sei noch nicht bereit dazu, sagte er, stünde aber kurz davor, sich die Flügel anzuschnallen. Als Aufgabe schrieb er sich auf die innere Landkarte: »Ich muss akzeptieren, dass ich meine Frau und meine alten Flügel wirklich nicht zurückbekommen kann, und muss darauf vertrauen, dass mich die neuen Flügel tra-gen werden.« Als Gegenspieler benannte er die Angst vor dem Absturz, als Helfer hingegen die Luft. »Sie wird mich tragen«, ermutigte er sich. Ich ließ jedoch nicht zu, dass er sich in Illusionen wiegte. »Sie wird Sie nicht tragen«, sagte ich, »auf die Luft kann man sich nur bei gutem Wind und hoch oben verlassen. Zuerst einmal muss man bis dorthin hochfliegen.« Wir begannen, über die gemeinsamen Aktivitäten zu sprechen, die er mit seiner Frau geplant hatte. Welche davon könnte er guten Herzens und mit Freude auch allein durchführen? Obwohl er jetzt bereits konkrete Dinge benennen konnte, dauerte es noch einige Wochen, bis er tatsächlich mit der Verwirklichung begann.

Eine ganze Weile nach dem ersten Todestag seiner Frau traf mein Klient sich allmählich wieder mit seinen Freunden, später nahm er auch Kontakt zu den ehemals gemeinsamen Freunden

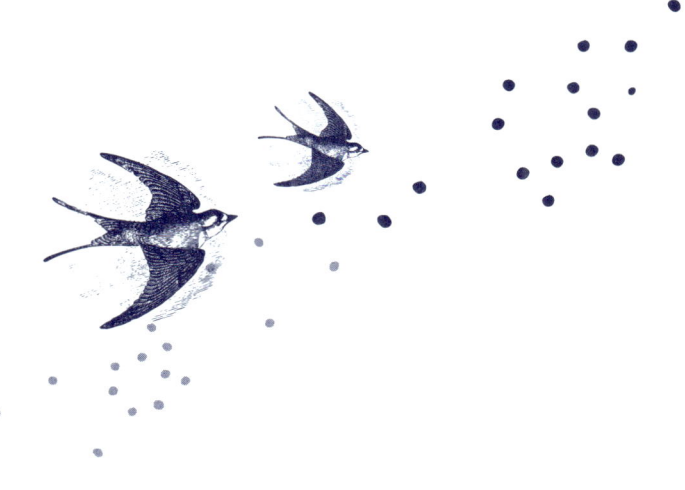

auf. Den Schmuck seiner Frau schenkte er seiner Tochter und seiner Enkelin. Er fing an, Zeichentrickfilme für den Hausgebrauch anzufertigen, zuerst nur zur Unterhaltung seiner Enkel, doch später lud man ihn auch in die Schule der Kinder ein, um die Filme dort zu präsentieren. Er sagte, trotz alledem sehe er noch nicht, dass er fliege. Irgendwo aus der Höhe könne er erkennen, wie Teventej gerade seine alten Flügel auf dem Hof verbrannte, hatte aber nicht das Gefühl, dass er selbst fliegen würde. »Vielleicht sitze ich in einem Flugzeug oder auf einem hohen Baum und sehe das Ganze von dort«, sagte er. Er bat um eine kurze Unterbrechung der Therapie.

Einen Monat später kam er mit einem Flugticket. Er wollte nach Norwegen reisen. Bald darauf schickte er mir eine Ansichtskarte von den Fjorden. Auf ihr das letzte Piktogramm des Märchens: »Auf neuen Wegen.«

Seitdem haben wir uns nicht mehr getroffen.

Die selbstheilende Märchentherapie bietet uns die Möglichkeit, das Märchen in unserem Körper zu verorten. Die Schauplätze des Märchens stellen in diesem Fall keine konkreten geografischen Orte mehr dar, sondern seelische Befindlichkeiten. So pfeift der eisige Nordwind beispielsweise nicht mehr draußen in der Steppe, sondern in uns, und auch die Dunkelheit der Nacht befindet sich nicht mehr außerhalb von uns. In den Märchen knüpfen sich an jeden Ort konkrete Aufgaben. Im dichten Wald etwa *müssen* wir Helfer und den Weg hinaus finden, und wir *müssen* unseren Kampf mit dem Gegenspieler austragen. Wir *müssen* über den Fluss ans andere Ufer gelangen, den bis in den Himmel reichenden Baum *müssen* wir erklimmen, die Asche im Herd *müssen* wir verlassen, auf dem Friedhof *müssen* wir mit den Vorfahren in Kontakt treten, aus der Unterwelt *müssen* wir hinaufgelangen … Wenn dieses vielfache »Müssen« nicht zur Wirklichkeit wird, das heißt nur eine potenzielle Möglichkeit bleibt, dann wird der Held zum falschen Helden, das Märchen hingegen zur Tragödie. Ein Held kann den gegebenen Schauplatz erst dann verlassen, wenn er die Aufgabe, die ihn dort erwartet, erfüllt hat, und so ist es auch in den Selbstheilungsprozessen: Wir können in einer Geschichte nicht vorankommen, bis wir uns nicht gemäß den Erkenntnissen verhalten, die wir aus dem Märchen erlangt haben. Deshalb ist es wichtig, dass wir die Geschichte Lotilkos zuerst mithilfe einer äußeren Landkarte erkunden, so wie im oben geschilderten Fall. Mit der Anfertigung der inneren Landkarte können wir beginnen, wenn wir auf der äußeren Landkarte alle Möglichkeiten der Erkundung ausgeschöpft haben und keine weiteren äußeren Ursachen für unsere Situation finden. An diesem Punkt ist ein Wechsel der Dimension vonnöten, das heißt, die Zeit ist gekommen, dass das Märchen zu einem inneren Weg wird, und die erste Station dieses Weges sollte jener Schauplatz des Märchens sein, an dem wir uns selbst gesehen haben. Dieser Schauplatz steht für die seelischen Zustände, für die Gefühle und Gedanken, von denen unsere eigene Situation begleitet ist, zugleich führt er uns auch aus ihnen hinaus, denn im weiteren Verlauf des Märchens erwarten uns noch viele unerkundete Schauplätze. In einer Krisensituation sieht sich niemand am Ende des Märchens, doch mit dem Zeichnen der äußeren und der inneren Landkarte wird der Weg dorthin leichter.

Die äußere Landkarte können wir auf einfachem Packpapier anfertigen. Auf ihr zeichnen wir auf der Grundlage des Märchens jene Schauplätze ein, die der Held im Laufe seines Weges aufsucht. An jeden Ort schreiben wir, was dort geschieht, und antworten auch auf die Fragen, welche Handlung den Helden von hier weiterführen könnte, welche äußeren oder inneren Hindernisse sein Handeln hemmen und auf wen er bei der Verwirklichung seiner Pläne zählen kann. Das ist zunächst eine vollkommen objektive Untersuchung. Wenn wir damit fertig sind, markieren wir jenen Punkt, an dem wir uns in dem Märchen zuerst gesehen haben, und beginnen die äußere Landkarte zu einer inneren umzugestalten. Die Schauplätze erkunden wir nicht mehr in den äußeren Räumen des Märchens, sondern in unseren eigenen inneren Räumen. Bei der detailreichen Erkundung findet man immer etwas, das man bislang nicht gesehen, nicht gehört, nicht wahrgenommen hat. Bei diesem Streifzug über die innere Landkarte finden wir entsprechend unserer persönlichen Wirklichkeit nach und nach den Einklang mit dem Märchen. So wird etwa zu einer grundlegenden Frage, wie wir zu einem Schauplatz gelangt sind, ob wir von hier einen Ausweg sehen, und wenn ja, welche Richtung einzuschlagen ist. Die Details unserer Vergangenheit offenbaren sich mithilfe der inneren Landkarte ebenso wie die möglichen Richtungen unserer Zukunft. An den unerkundeten Schauplätzen untersuchen wir nicht mehr, was dort genau geschieht, sondern was *wir* dort zu tun hätten. Welche Fähigkeit, welches Wissen *können* wir uns an diesem Ort beschaffen? Was *können* wir lernen? Was *können* wir überwinden, zu welchen neuen Erfahrungen, Anschauungsweisen, Sicht- und Daseinsweisen *können* wir gelangen? In der Schnittmenge aus dem »Müssen« der äußeren Landkarte und dem »Können« der inneren Landkarte aber steht nichts anderes als die Chance zur Entwicklung, Veränderung, zur Wiederherstellung der inneren Ordnung, zur Heilung. Und zwar bei jedem Märchen. Und bei jeder Arbeit mit Märchen. Das ist der Kern der *Metamorphoses*-Therapie.

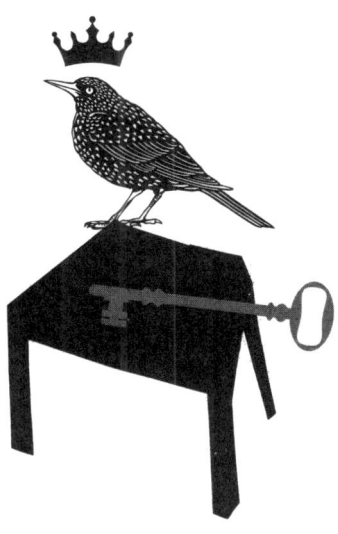

Die in diesem Buch verwendeten Märchen

Der kluge Arzt – *koreanisch*
Die Königin, die unter dem Tisch saß und weinte – *indisch*
Vom Mut eine Probe zu wagen – *persisch*
Die Zaubersamen – *indisch*
Es regnet Kiesel – *bulgarisch*
Die fürchterliche Eisenziege – *maltesisch*
Das geheime Herz der Bäume – *afrikanisch*
Die drei kleinen Schweinchen – *englisch*
Die Kristallkugel – *deutsch*
Die drei Weisheiten des Jungen – *tuwinisch*
Aschenputtel – *deutsch*
Frau Holle – *deutsch*
Der Schäfer mit den Sternenaugen – *ungarisch*
König Lindwurm – *dänisch*
Das goldene Ei – *litauisch*
Das Mädchen aus dem Himmel – *irokesisch, Seneca-Indianer*
Lotilkos Flügel – *tungusisch*

Über die Autorin

Ildikó Boldizsár ist Märchenforscherin, Schriftstellerin, Kritikerin, Ethnografin, Märchentherapeutin und die Begründerin der Story-Therapie-Methode *Metamorphoses*. Bislang sind von ihr 41 Bücher im Zusammenhang mit Märchen erschienen, von denen einige in Ungarn zu Bestsellern wurden. 2015 eröffnete sie das Zentrum für Märchentherapie. Heute lehrt sie ihre Methode an der Universität *Eszterházy Károly* in Eger und bereitet die Gründung eines Lehrstuhls für Story-Therapie vor.

Heilung durch Hingabe

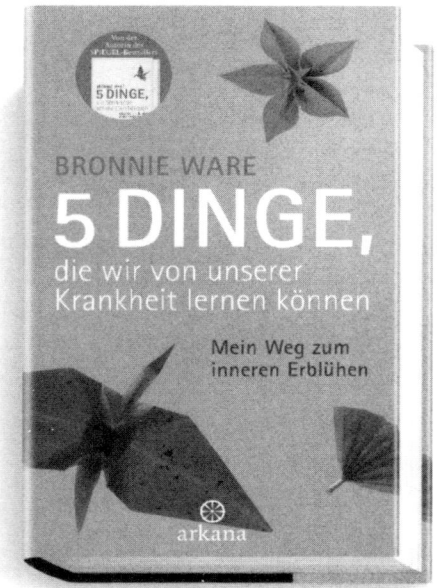

320 Seiten. ISBN 978-3-442-34230-3
Auch als E-Book erhältlich

Bronnie Ware war eine unabhängige Frau mit vielfältigen Leidenschaften. Außerdem erfüllte sich mit über 40 ihr größter Traum: Sie wurde Mutter. Doch dann begegnete ihr die größte Herausforderung ihres Lebens: Rheumatoide Arthritis – eine sehr schmerzhafte Autoimmunkrankheit, die weitreichende körperliche Einschränkungen mit sich bringt. Mit großem Mut und bewundernswerter Hingabe nimmt sie ihr Schicksal an. Und sie zeigt jedem von chronischer Krankheit Betroffenen, wie das Hier und Jetzt zum Lehrmeister werden kann. Am Ende ist das Leben lebenswerter als je zuvor.

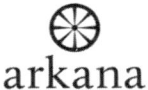

arkana